木村敏対談集1

臨床哲学対話

いのちの臨床

青土社

臨床哲学対話　いのちの臨床　目次

臨床哲学対話　いのちの臨床——木村敏対談集1

1

当事者ならわかる、木村敏。

べてる meets 木村敏

×向谷地生良×西坂自然×清水里香
×宮西勝子×山根耕平

向谷地生良（むかいやち・いくよし）
一九五五年生まれ。北海道医療大学教授（現在）。ソーシャルワーカー。著書に『「べてるの家」から吹く風』（いのちのことば社）、『統合失調症を持つ人への援助論』（金剛出版）、『技法以前』（医学書院）、共著に『精神医学と当事者』（東京大学出版会）など。

向谷地　このたびは座談会の申し出をこころよく受けてくださいまして、ありがとうございました。
木村　いえいえ。このあいだの『技法以前』を読ませていただいてびっくりしました。私の書いたものを引用してくださって、ありがとうございます。
向谷地　勝手に使わせてもらって。
木村　私はべてるの家はだいぶ前から話は聞いていて、ごく初期のころのビデオも拝見したことがあるんですよ。こんなところがあるんだと感心していたんですけど、私の専門とはあまり関係がないと勝手に思い込んでいたんです。そしたらあの本で引用してくださったので「へえーっ」と思って。
向谷地　私たちは先生が専門とされている精神病理学には門外漢なんですが、すごく大事だという感じや親近感を覚えながらも、難攻不落の要塞のようなイメージもあって……。
木村　そんなことないですよ。
向谷地　そこをなんとかよじ登ろうと思ってきました。私はこの三十数年、精神科医療の現場で仕事をすればするほど統合失調症を持っていることの意味だとか、病むことの意味ということを大事なテーマだと思うようになっています。病気や日常的に生きづらさと日々格闘している人たちの世界というのは、木村先生がテーマにしていらっしゃる「いのち」や「時間」というテーマ抜きには、語りきれないんじゃないかという思いがあって。
　ご本人を前にして失礼なんですけど、「木村敏は、木村敏は」って私たちはよく言うんですよ。私たちは「木村先生はこんなことをおっしゃってるよね、これはどういう意味だろう」って実はひそかに議論してまして……。

木村　こわい（笑）。

向谷地　そういう意味では今日ここに集まっていただいた四人というのはまさに自分の臨床哲学を生きている臨床家だと私は思っているんです。みなさんが持っている木村先生の世界観への興味、関心って何ですかね？

「みずから」と「おのずから」

西坂　このあいだ宮西さんから貸してもらった木村先生の本に、「みずからとおのずから」っていう言葉があって。

宮西　「自然について」という論文なんです。（西坂）自然《じねん》ちゃんのテーマは「おのずから在ること」だと思って貸しました。

木村　名前が「自然《じねん》」なんですか？　もともと？

西坂　そうです、父親がつけた名前です。だからというわけではないのですが、「みずから」するっていうのと「おのずから」道にかなうことをするっていうのが私のテーマというか。私の場合、病気が最初に治りそうって思ったきっかけはみんなの中でわいわいがやがや話しているときだったんですよ。私は大学を出て仕事に就かなければもう人生終わり、人間失格だってそれまで思っていたんですけど、最初に入院したときに、みんな年もばらばらだし、経験もばらばらだし、いろんな病気の人が渾然一体になって入っていた。その中にいたら、よくなるんじゃないかなってすごく思えて。それまでは自分の気持ちを殺して殺して生きてきたんですけど、わいわいがやがやした中にいると楽だったんですよね。

木村　そうでしょうねえ。

西坂　みんな自殺未遂をして入院してたり、川に飛び込んで入院してたりするんですけど、お互いに苦労してきたんだねってことがみんなにわかっている感じで。言わないけど、言わなくてもわかってる感じです。うつ病の人が本当に自殺しようとして思いつめて川に飛び込んじゃったんだけど、実はすごく泳ぎがうまくて川岸まで自分で泳ぎ着いちゃったって話をしたら、そこでみんながわーっと笑ったんですよね。

西坂自然（にしざか・じねん）

西坂　私の自己病名は「他人の評価依存型人間アレルギー」です。私の場合はいつも自分に×《バツ》をつけて自信がないので、素の自分よりちょっといい人の顔をしたり、楽しい人の顔をしたり、ちょっと明るい人を演じて人間関係のなかに入っていくんですね。それで人から「いい人だね」って〇《マル》をもらったら、自分がそこに存在してもいいかなって水を一滴飲むような感じで肯定感を得られるんです。でも渇いてきたらすぐ自分に×をつけはじめる。

向谷地　西坂さんは大学で現象学を勉強してたんですよね？

西坂　病気の最中だったんでほとんど忘れたんですけど、メルロ＝ポンティを卒論で。

木村　メルロ＝ポンティをやられたんだ。

西坂　はい。なんか自分が治るために一番メルロ＝ポンティがあってるような気がして。

木村　メルロ＝ポンティって癒されるところがあるんでしょうね。メルロ＝ポンティをやっているんだという方を何人か知ってますけど、みなさんそういう感じを受けておられるんじゃないかな。

木村　あ〜。

西坂　それが嘲笑とか嘲りの笑いではなくて、みんなの苦労をちゃんと受けとめているような温かい感じの笑いだったんです。それがすごくほっとした。自分の気持ちを殺したりしなくても、ありのままでいいんだっていう感じがしたんですよ。苦労していてもいいっていう。

木村　うん。

西坂　自分がどうこうしようっていうよりも、なんかそういう自然にみんなとわいわいがやがやしている中で生まれてくるような、それこそ「おのずから」じゃないけど、わいわいがやがやしてるうちに自分も意識しないうちに自分の苦労をしゃべってたり、自分の本当の気持ちを言っていたり。それまではずっと病気を出したら仲間はずれにされるとか、嫌われるとか思っていて素の自分をすごく隠してたんだけど、みんなのわいわいがやがやの中だと何も考えないで過ごせる。

木村　わいわいがやがやの中で起こるみんなとの自然なつながりと、清水さんが自己紹介（一五頁参照）でおっしゃったサトラレとは関係ない？

清水　私のサトラレは一方的に自分を見られているっていう感覚がどうしても拭えないんです。今は自分の意思と言葉で自分の気持ちを表現することによって、みんなとつながるっていう感覚が私にはあるんだけど、サトラレだと、見られたくないというところを見られてるような気がしててとても安心しないんです。

木村　ああ、そうか……。なにか「自分」というものが成立するもとになるところに今の「わいわいがやがや」や「おのずから」みたいなものがあるんじゃないでしょうか。自分も相手もない、それがまだ分かれていない世界みたいなものがあって、そこから「自分」というものを引っ張り出してくるんだと僕は思っているんですよ。だからサトラレっていうのも、自分も相手もないような雰囲気というのか、「場」というのか、そういうところと絶対に関係があると思うんだけどね。そこで自分がうまく立ち上がってこないような仕方でわいわいがやがやがあると、サトラレているという被害的な受け取り方になっちゃうんじゃないかなあ。そんな気がしてしょうがない。

清水　場の中に馴染んで安心してるところにいるときは、私のいうサトラレってないんですよ。

木村　わかってもらってるのとサトラレは全然違うのね。

清水　そういうことだと思います。私は今年で四〇歳なんですけど、やっと最近になって安心感というか、自分のことを特別に一方的に見られているみたいな感覚がなく過ごせたりすることもあって、そういうときは幸せですね。

木村　ああそうか、微妙なところですね。

大きな「いのち」

向谷地　今のテーマと関連するかどうかわかりませんけど、先生のご本のなかに、治療の目的は治癒とか寛解ではなくて、「私たち生活者の仲間になること」と書かれているところがありますね。私はそこに深く関心を持っているんです。

木村　なかなか言葉でうまく言えないんですよね。

向谷地　そこに、現場に立つものの一番大切な手がかりがあるような気がして。

木村　たとえば、僕がここにこうやって生きているというのは、このからだが生きているわけです。しかし、自分が生きてるなんていうことを包み込んでしまうような非常に大きな「いのち」みたいなものがあると僕は思うんですよね。それが自分のからだの中に流れ込んできて、私のいのちになってるんだろうと思う。その大きな「いのち」をみんなでわかち合っている、それを実感しながら生きるということが、いま向谷地さんがおっしゃった「生活者の仲間になる」ということだと思うんです。何人かいるときにそこに大きな「いのち」みたいなものが働いているというのか、生きているというのか、そのときにみんなはそれに乗っかって、わいわいがやがやになるんだろうと僕は思うんですよね。……それを言葉で言うのは本当に難しい。うまく言えない。その感じをなんとかうまく言葉で表そうとは思うんだけども……うまく表せてはいないんですよね。

西坂　いや、すごくわかりますよ。

木村　ちらっちらっと言ったときに、感じてくださる方は感じてくださる。統合失調症系の方は感じてくださるんです。一般の健常者というか、社会で何の苦労もなしに、もちろんそれぞれみんな苦労はあるんだろうけど、自分と他人の関係というような精神医学的な苦労がない人はわからないんですよ。

清水　私たちはよく「場の力を信じる」って言ってるんですけど、そんなようなことですか？

木村　そうです。場の力を信じるということです。まったくそうなんです。

宮西　この苦悩は世界中の苦悩とつながっている、連帯しているっていうようなことを心の底で感じたりとか。
木村 それもそうだと思います。
山根 木村先生、インターネットで見たらクラシック音楽がお好きだって書いてあったんですけど。
木村 はいはい。
山根 先生は音楽を聴くときは音楽だけですか？ 映像が見えたりとか。
木村 僕はそれは、非常に残念ながらというか、音楽だけです。だけどね、いっぺんLSDという薬の実験をやったことがありまして、そのときは見事に部屋中色だらけになりましたね。「共感覚」って子どもはみんな持ってるんですよね。
山根 僕はあまり成長してないということか（笑）。
木村 いやいやいや（笑）。子どもはみんな持ってるんだけど、大人になると消えちゃうんです。音は音だけ、色は色だけになっちゃうんですね。

清水里香（しみず・りか）
清水 清水里香です。病名は「サトラレ」ですって言ってるんですけど。いつも自分を見られているような……。
木村 人に悟られていると。
清水 はい。外側からだけじゃなくて中側から見られている緊張感を常に持っているというか。今日も京都に来て、久しぶりに飛行機に乗ったりとか外食したりしたんですけど。常にどこかで評価されていたり、いろいろ見られてるという緊張感が拭えなくて。
向谷地 評価っていうのは悪い評価だけ？
清水 いい評価ってないですね（笑）。でも、浦河に来て何年かは住居にいても部屋にいてもトイレにいてもお風呂に入ってもサトラレが消えなかったんですが、最近はちょっと調子がいいんです。自分がサトラレを持って浦河で経験したことが、まわりのみんなの役にも立ってるし、自分にとっても役に立っているのかなって思ったり。

山根　文字か音楽かって違いはあるけれども、自分の感情を表現したいっていうところでは一緒だなと。

木村　僕は今度の自伝(1)にも書いたことなんだけど、学生時代、医者になる前に音楽に夢中になっていたときがあるんです。僕はピアノで、チェロとかヴァイオリンとかと合奏をよくしてたんです。それこそみんなで集まって、わいわいがやがやなんですよ。合唱ももちろんやっていました。声を合わせる、音を合わせる、それで一つのまとまった音楽を出していく。それをやっていて、場というものがどれだけ大事かということがわかりました。場のまとまりというか、それを感じたんですね。どうもそれが精神科医になる大きなきっかけのようなものだったと思うんですけどね。

西坂　自分が楽器を弾いていたらわかりますよね。合奏しているリズムに影響されて自分が弾いて、自分が弾いた音がまたみんなが弾いた音の中にあって、またそこに栄養の循環みたいなのがあって、一つの音楽が成り立つっていうのは面白いなあと思います。

木村　そうです、そういうことなんです。僕はもう実感としてずっと学生時代に感じてましたからね。そしてこれは音楽だけじゃない、こういう普通の会話のやりとりの中でも同じことが起きてるんだと。それを勉強するんだったら精神科の医者になるのが一番いいなと思ったわけです。

西坂　自分で自分を作っていたり、自分をこう人に見せたいと思ってみんなの中にいるとなかなかつながりって感じないんだけど、みんなの中に自分を投げ込んじゃって、そのままみんなから返ってくることに何も考えないで答えていると安心するんだよね。考えないうちに言葉が自然に出てくるから。そうすると本当にみんなとちゃんとつながってる感じがする。

宮西　うん、そうそう。最近浦河から札幌に引っ越したんですけど、札幌にいるとオーケストラじゃないんだよね。合奏じゃなくて雑音なんだよね（笑）。

つながりの手段としての症状

向谷地　同じ危機に瀕しても、いのちのつながりを感じながら直面する危機と、つながりを絶たれた中で感じる危機って全然違いますよね。

宮西　つながりが絶たれたときは、悲壮感の塊になりますよね。悲壮感っていうオブラートに完全に包まれちゃうんです。

向谷地　いわゆる病気の症状って、人に迷惑がかかってしまうような行動がいっぱい起きちゃうけど、それも考えてみれば全部その人なりにいのちを手繰り寄せようとするもがきというか。

宮西　それでつながろうとする。

木村　向谷地さんがおっしゃったけど、症状というものはそのもがきなんですよ。うまく大きな「いのち」に乗っかれないときに、なんとか頑張ってもがいているのがいろんな症状として出てくる。だから本当は症状というのは取っちゃいけないものなんです。もちろん周りの人に迷惑をかけては困るから、そこは難しいんですけどね。「どうやって周りの人に迷惑をかけないように症状を持っているか」というのは非常に難しいんだけれども、症状というのはとるべきではないと僕はずっと前から思ってるんです。

精神医学が、他の内科とか外科とかと大きく違う点はそこなんです。他の医学だと症状なり何なりで本人が苦しいんですよね。本人が苦しむので、本人が医者に行くわけですよ、治してくださいと。精神医学の場合に困るのは、もちろん一番困っているのは本人には違いないんだけれども、迷惑をかけるもんだから、家族とか友達とか周りの人が困るわけでしょう。その人たちが「この人おかしいから治してください」と言って連れてくるわけでしょう。僕らのほうはそれを引き受けて、治せるか治せないかはわからないけども、とにかく症状をとってあげなきゃ依頼には応えられないわけだから症状をとろうとする、そこに一番大きな精神医学の問題があると思っているんです。

宮西　はい、わかります。

木村　たとえば風邪を引いて熱を出したとする。これは熱を出す必要があるから出してるんですね。それらの症状は免疫反応ですから、内科の病気でも本当はとるべきではない。でも精神科の場合はその患者さんの症状をとることが、即その家族なり社会にとっては良いこと、プラスになっちゃう。だから一般の精神科医はいきなり症状をとろうとしてお薬を出す。お薬を出すというのはもちろん今の症状をとる以外の何ものでもないですからね。そこは考えなきゃいけないなと思ってます。

宮西　いきなり症状がなくなったら危ないですよね。

木村　危ないです。僕は何人もそういう患者さんを知ってるんです。妄想幻覚の激しい人で、症状をとったら自殺しちゃった。そういう人も知ってますし。

山根　僕もそうなんですけど、見えたり聞こえたりするのが全部同時に起こってるんですけど、それをとられちゃうと創作活動できなくなっちゃうし。

木村　それもそうだろうな。

薬のない時代

向谷地　数年前に先生が、『朝日新聞』でインタビュー[2]を受けておられましたね。

木村　うーん。何の話をしたか全然覚えていません（笑）。

向谷地　薬物中心の時代になってから、精神病理学がまるで忘れ去られたかのような時代になってる。だけど、やはりもっとも大事なのは人と人との「あいだ」だと。薬一辺倒のありかたは非常に問題がある、とそのインタビューでおっしゃっていました。

木村　きっとそんなことを話したんだろうな（笑）。いつもそう考えてますからね。

向谷地　それは私の中で大事なキーワードとなっています。科学的な根拠があって合理的

宮西勝子（にしみや・かつこ）

西宮　私の病気は何もよくなっていないんです。浦河に引っ越した頃の自己病名が「自爆系統合失調症ミュンヒハウ子（代理）」でした。病気を使って自分いじめをしてるんだということを表現しているミュンヒハウゼン症候群からミュンヒハウ子という名前にしたんですね。でも病気のままで回復したいと私はずっと思っていて。

木村　ほうほう。

宮西　病気は治りたくないんです。

向谷地　宮西さんも木村先生のファンで。

宮西　大ファンです。最初に読んだのが『時間と自己』で、これは向谷地さんに出会う前に読ませていただいたんですが、木村先生は本当は病気じゃないかって（笑）。病気じゃないのにこんなにわかってくれるなんて、びっくりしました。今日は木村先生が本当は病気なんじゃないかということを探りにきました。

木村　（笑）。そうですか。うん、うん。

に説明しやすいことを基盤にして精神科治療が組み立てられようとしている。その反動がいま出てきて、反省期に入っているのかなって気配が……。

木村　どうかなあ。僕はその反省期が早く出てこなきゃいけないと思ってるんだけど。

向谷地　ここ数年の話ですけど、いろんな学会で浦河の話をしてくださいっていう機会が多くなったような気がするんですよ。それも精神生物学的な堂々たる「いかにも」っていう研究発表の合間に、べてるの話をしてくれって声がかかってくる。それは何かの変わり目なのかなって。

木村　向谷地さんがおっしゃってくださったようなことは、実は精神科の医者のかなりの部分が感じてはいるんです。感じてはいるんだけど、それをはっきり言うと科学者としてやっていけないわけですよ。私なんかはもう引退してしまった人間だからいいんだけど、現役の人は言えないんですよ。

向谷地　それはかわいそうだ（笑）。

木村　どこか気になってるだろうと思います。でも、本気になってそれを勉強しようということにはなかなかならないんです。結局みんな出世したいわけですから、若い人たちはねぇ……。

西坂　うちら当事者にとって一番必要なのは、薬とかじゃなくて木村先生がおっしゃってるような、いまここでみんなでわかち合って、からだがこの場所にあって、つながっているっていう感覚だよね。

宮西　うん。

木村　僕は、辛うじてまだ薬のない時代というのを少し知ってるわけです。本当にその境目のところで医者になった。僕が精神科医になったのと向精神薬という薬がどんどん出てきたのは、ほとんど同時なんです。

向谷地　たしか、私が生まれた一九五五年頃に抗精神病薬が出ているんですね。

木村　僕のいた頃の京大精神科はすごく大きくて一三〇床あったんですよ。いまは大学病院の精神科はどこでも三〇床とか四〇床とか、研究用の患者さんしか入院させられないけれど、当時の京大病院はそうじゃなかった。鬱蒼《うっそう》と大木の生い茂った一万坪ほどの非常に広い庭を持ってまして、その中にポツポツポツポツと六つの病棟があって、全部合わせて一三〇人の患者さんがそこに暮らしていた。池があったりテニスコートがあったり、茂みの中にお地蔵さんがあったりで、患者と医者が、大きな一つの生活空間を持ってたんですよ。

そんなところで医者として育ったもんだから、そういう感覚、どう表現すればいいのかよくわかりませんが、患者さんたちと僕たち医者とが、浮世離れした一つの共同の世界に生きているという感覚が、まだ残ってるんだなあ。今でもその感覚を持ってる医者というのは、もう僕らより年上しかいないわけです。だからちょっとかわいそうだと思います、今の若い先生方は。

精神医学化への疑問

木村　僕はね、統合失調症っていうのは個人の病気ではないような気がしてるんですよ。そこは僕も理論的にうまく言えないんですけど、個人とまわりの「場」との関係がおかしくなって――おかしくなってという言い方はちょっといけないのかなあ――そのために個人が個人として住みにくくなっている。そういうところから始まっている病気です。だから個人の脳をいくら調べたって答えは出てこないと僕は思ってるんです。個人と集団、あるいは「場」のようなもの、それとの関係を考えていかなければいけない。

宮西 私は、場を回復するために病気になったのではないかって思うんですが。

西坂 つながりを取り戻すために、ね。

向谷地 統合失調症を持つということは、実は個人と社会のつながりとか、生命的な断絶を取り戻す大事な一つの手がかりになる。そういう感覚を持たずにただ薬だけをその人に飲ませるかのようなことは、一つの生命的なつながりを断ち切ることであって、結局二重に断ち切ることになっちゃうんですよね。

木村先生、私はソーシャルワーカーですが、看護師や精神科医も含めて現場で専門職として役割を担っている人たちのわきまえ、って、どうあるべきでしょうね。

木村 難しいですねえ。精神病といっても神経症も含めてずいぶんたくさんあるわけだから一概には言えませんけど、……一概には言えないけど、統合失調症というものを個人の病気だというとらえ方はしないほうがいいと僕は思うんです。病気だったら治さなきゃいけないということに当然なるわけですから。

あれはフランス革命のころですか、ピネルという人が、それまでは犯罪者扱いで鎖につながれていた精神病者の鎖を切って、病人として扱ったというのが美談として語られていますけれど、美談だけではすまないんじゃないか、と僕は思っています。精神医学の「医学化」というのか、精神病を病気として扱うようになってしまったところで、そもそもの間違いが始まったんじゃないかと思っているのです。

医学として、病気としてとらえたら、病気はもちろん望ましくない状態だから治さなきゃいけないということになる。「治してあげなきゃいけない」と医者が一段上にいて、患者さんがその恩恵を被る、そういう構造にならざるを得ないと思うんですよ。しかしどうもそれが一番根本的な間違いの始まりじゃないかなあという気がしてるんですよ。もちろん僕らも医者として生活していかなきゃいけない、お金をもらわなきゃいけない。そうすると患者さんからの支払いがちゃん

山根耕平（やまね・こうへい）

山根　今回、向谷地さんから電話が来るまで僕は木村先生のお名前を全然知らなくて。ここに来る途中のバスの中で精神病理学という言葉を初めて聞いて、ちょっとよくわかんないまま来ちゃいました。

木村　いや、いいんです。

山根　どんな病気かっていうと、いろいろなものが見えて聞こえてくるんですけど。

木村　見えるほうも見えるんですか？

山根　見えるのも見えて、聞こえるのも聞こえて。うちは芸術家の家系で、祖父が書家だったんです。昔から書を見たときに、同時に音楽も聞こえて色も見えて香りもして、音も映像も香りも触覚も全部つながってるもんだと思って。今も（本堂に飾ってある書を指して）そこの書を見ててオーケストラが聞こえてきたんです。あれを見るとストラヴィンスキーの「火の鳥」が聞こえてきて。

木村　ほう。そういうのは幻覚じゃあないよね。共感覚というやつですね。

となければいけないという構造になっちゃってますからね。しかも患者さんのほうも、自分の病気を病気と認めてくれなければ健康保険を使えない。

やっぱりそういう社会の構造のままだとどうしようもないのかなあという気もしてるんですけどね。しかしやっぱりどうも病気扱いはよくない。「仲間」という発想が、もっとも必要なんじゃないかと思うんです。

山根　浦河日赤の川村先生に言われたのは、「半分はお医者さんたちに治してもらって、半分はみんなで治して」ってことです。全部自分たちでやろうとするとおかしくなっちゃうし、かといってお薬だけだとまた動けなくなっちゃうし、その両者のバランスが大切なのかなって。

西坂　私も最初は病院で寂しくて、世界のどこにも自分の居場所がないって思っていたときに、ひたすらお医者さんのあとをくっついて回ってました。夜間救急外来にも行ってとにかく話を聞いてくださいって言って。とにかく寂しくてしょうがなくって。

木村　お医者さんのつきまといをしてたんだ。なるほどねえ。

西坂　なかなかそのつらさをそのときは言葉では言えなかった。

向谷地　頼るのはお医者さんだけだったんだよね。

西坂　そうなの。薬を注射されたり飲んだりしても、だるくなるばっかりで全然よくなる感じがしないんです。そのときは自分は本当にちっぽけな虫けらみたいなものだと思っていて、とても自分の荷物は自分で持てるわけがないと、ずっとどっか逃げたいと思ってたんです。この世界のどこにも居場所がないっていうか、自分で自分の本音もわかんないし、本音を話せる、苦労を話せる人もいないしって思ってた。べてるにつながって、仲間に苦労を話したり、ちょっと爆発とかもしながらも泣きながらとかでも、つらいんだとか、人間関係がちゃんと作りたいんだけど作れないんだ、とかってしゃべってったら病院の先生につきまとったりっていう症状が少なくなってきたんだよね。

私たちが受け継ぎます

向谷地　浦河では医療の果たす役割っていい意味で急速に慎ましくなっている。

木村　浦河では、っていうことね。

向谷地　里香さんなんかどうですか、自分の生活で医療によって支えられている感覚ってどのくらいありますか。

清水　私はとても医療を大切にしてるんですけど、でも三割くらいかな。

向谷地　宮西さんはどれくらい？

宮西　一％。

木村　一％？（笑）。

宮西　それ以外の自分助けとか仲間とのつながりとか大学生活とか、いろんな人間関係のほうが私の助けになる。でも大事な一％です。消費税みたいなもんです。でもいつ一〇％に上がるかわかりませんが（笑）。

西坂　病気をしている人たちの中で弱さを情報公開したり、こんなことに困ってるんだって言ったりすると、みんなすぐわかってくれるね。ダイレクトにすぐわかってくれて、それが大事なんだよねって。病気を持ってる人のほうがセンスがいいっていうか。

向谷地 まわりの専門家という人たちが、その感覚にフーフー言いながらついてくる感じがあるよね。

宮西 それに比べると木村先生のセンスの良さというものがどこから来てるのか（笑）。

向谷地 すごい偉そうな言い方（笑）。

木村 やっぱり僕らは医療者だからこういう話になると肩身が狭いねぇ。

宮西 そんなことないですよ。

西坂 浦河に行ったら肩身が広いですよ。

木村 どうかなあ。しかしやっぱりね、気持ちとしてはものすごくよくわかるわけですけども、私なんかもう引退しちゃったからいいけども、もし現役の医療者だったらやっていけないもんね、こういう考えでは。

向谷地 そういう世界に実はみんな飢えていますよね。薬だけに頼る現在の医療に飽き飽きしていて、閉塞感を持ってる人たちが確実にいる。私たちが「木村先生に会ってみたいよね」って半分冗談のように、しかし本当はどこかでそれを期待しながら言ってきたのは、木村先生のお考えは一見難解ですけど、そこに統合失調症を持った人の体験とか世界観とか生命観みたいなものを知る重要な手がかりがあるって思ったからです。そこに閉塞感を打破する大事な入り口があると私は思っているんです。そして実際に統合失調症をかかえた当事者たちが、先生のまなざしをちゃんと受け継ぐ担い手としてすでに育ってきているような気がしていたからなんです。

木村　たしかにそうですねえ。

向谷地　それを今日、木村先生に何よりもお伝えしたいなって。先生が新聞で、精神病理学が時代から取り残されて薬一辺倒の時代だっていう問題提起をされたときに、「いや、確実に先生の発想や生命観とかわきまえて受け継ぐ人たちがちゃんといますよ」ってことを私なりに伝えたいと思って来ました。

宮西　私たちが受け継いでますよって。

木村　精神科の医者ではなかなか受け継いでくれないんですが、それはうれしいですね。

註

（1）　木村敏『〈シリーズ自伝〉精神医学から臨床哲学へ』ミネルヴァ書房、二〇一〇年

（2）「インタビュー：純粋な心を見つめてきた」『朝日新聞』二〇〇五年二月二六日夕刊

（初出：『精神看護』二〇一〇年一一月号）

2

看護ケアと臨床哲学

×西村ユミ

西村ユミ（ゆしむら・ゆみ）
首都大学東京健康福祉学部・大学院人間健康科学研究科教授（現在）。看護学。著書に『看護実践の語り』（新曜社）、『看護師たちの現象学』（青土社）、『交流する身体』（NHKブックス）、『語りかける身体』（ゆみる出版）など。

世界の見え方が変わる感覚

西村　早速ですが、お伺いしたいことがあります。この対談のお話をいただいて、改めて木村先生の自伝とも言えるご著書の『精神医学から臨床哲学へ』を、「木村先生はこういうふうにお仕事をされてきたんだ」と思いながら読み返しておりました。私が最初に拝読させていただいたのは『偶然性の精神病理』で、博士課程の学生の頃、ずっと手元に置いておりました。先生のご著書を拝読していると、だんだん私自身の感覚、と言ってよいのかわかりませんが、とにかく世界の感じ方が変わってくるような気がしてくるのです。それを経験することを求めて、ご著書を手元に置いていたのかもしれません。

『精神医学から臨床哲学へ』を拝読していたときのことです。今でも鮮明に覚えているのですが、通勤途中に喫茶店に立ち寄って、一時間くらい本を読んでから大学に向かいました。大学の前にはたくさんの木が立ち並んでいるのですが、そのあいだを歩こうとしたとき、目の前に迫ってくる景色がこれまでとは違って見えてきたのです。そこは毎日通るところなのですが、これまではそのように木々の景色が変わったり迫って見えてきたりしたことはなかったのです。が、このときには、別様の景色が現われてくるのと同時に、私の身体の感覚がグッと下のほうに沈み込む感じと言いますか、別のところに重心が移ったような感じもしました。そんな感覚を覚えて、この数日、数ヶ月、数年かもしれませんが、そういうふうに景色を眺めてこなかったなあと思い、また同時に、何か世界の見え方が変わったような感覚をも覚えました。毎日の忙しさにかまけて、見ようとしたものしか見ずにおり、感じていることも感じずに過ごしてきたのだと、そのときハッとさせられたのです。

それからまた数日間、先生のご著書を読み進め、何が私の見え方や感覚をそのように変えたのだろうと考えていましたが、せっかく先生にお目にかかれるのですから、直接伺ってみようと思いまして、本日参りました。

木村 私にはその答えはありません（笑）。どうして変わったのでしょうね。でも、とても嬉しいことですね。読んだ後で感覚が変わるというご感想は。

西村 ご著書では、例えば患者さんの言葉だとか症状だとか、治療や診療の場面で先生が感じていること、経験されていることを書かれていると思いますが、読み手がそこに触れるということがあるのでしょうか。

木村 その関係については難しいですね。それは診察室でやっていることであり、それを書くのは家に帰ってからです。そしてさらにそれをお読みになる方がいらっしゃる……。

私ももちろん、私以外のどなたかが書かれた本を読んで、何となく世界が変わったような感覚を感じるということはよくあります。

西村 例えばどういう方のものをお読みになったときにそのように感じますか。

木村 ヴァイツゼカーが書いたものは、内容的にはひどく難しいのですけれど、読んでいると、世界に対する見方というか、世界を見る目が変わった感じを受けることがあります。その感覚がほしいものですから、読んでいるとも言えますね。ヴァイツゼカーの世界は、西村さんがよくお引きになるメルロ＝ポンティともおそらくどこかで繋がっていると思います。

西村　実は、私もメルロ＝ポンティを読んでいるとき、そういう感じを受けたことがあります。私は、看護実践に関する語りや場面の分析を進めているのですが、たびたび事象の理解を裏切るような見方に陥ってしまいます。分析をしながらメルロ＝ポンティを読むと、その歪みに気づかされ、その歪んだ見方を棚上げして事象そのものへ眼差しを指し向けるよう促されているような感じを覚えます。幾度もそれを経験してハッとさせられました。

木村　これは大変末梢的な話になってしまいますが、ちょうど第二次大戦の終わりから終戦後の頃、つまりメルロ＝ポンティが『行動の構造』や『知覚の現象学』を書いていた頃、メルロ＝ポンティはヴァイツゼカーのごくごく近くまで来ていながら、ヴァイツゼカーには触れなかった。多少名前は出てくると思いますが、ゴルトシュタインのようには触れていない。ヴァイツゼカーのほうでも、サルトルのことはよく書きますが、メルロ＝ポンティのことは書かない。それは不幸な出会いそこないというか、あの二人がきちんと出会っていたら素晴らしい何かができていたと思うのですけれども。

西村　そうですね。どこですれ違ってしまったのでしょうね。

木村　どうしてなのでしょうね。単にドイツとフランスという交戦国同士の関係だけでもなさそうです。ヴァイツゼカーの理論的な主著は『ゲシュタルトクライス』という名の本ですが、そのためにメルロ＝ポンティがヴァイツゼカーをゲシュタルト学派のほうへ一緒に入れてしまったのではないかとも思います。全然違うのですが。

西村　ゲシュタルトについてはかなり早い段階から触れています。

木村　『行動の構造』にも書いてありますね。

西村　この時代を生きた方々は、世界の見え方を変えるような何かに触れざるをえないような事態を経験していたのでしょうか。

木村　ヴァイツゼカーの場合は、彼自身が医者ですから、やはり生と死でしょうね。それから『ゲシュタルトクライス』という本の副題は「運動と知覚の一元論」です。人間が運動するためには知覚をしなければならないし、知覚をするためには運動しなければならないということです。まさにメルロ＝ポンティも同じことを言うと思いますし、これはヴァイツゼカーの一生を通じての根本的な立場だと思います。ヴァイツゼカーは、神経内科の臨床医だったわけですが、それより前に神経生理学を長らく研究しています。『ゲシュタルトクライス』という本は神経生理学を踏まえた本です。ですから、臨床の話も出てきますが、もっと実験的な話が多い。

西村　私は、六年間ぐらい医療から離れたところで大学院生の共通教育に携わっていたのですが、一年前から看護基礎教育に戻り、患者となった人の状態の理解や看護の方法について教えています。例えばヴァイツゼカーが「運動と知覚は統合されていて別のものではない」と言っておりますが、私の領域では、この両者を分けて教えているように思います。患者さんの状態は、見る側の看護師の視点と分離して対象化し、その状態をいかに客観的に捉えるか、根拠を持って分析するのかを、議論をしながら身につけてもらいます。この分析した患者さんの状態を統合してから、具体的な看護方法を検討します。見ること（＝知覚）と援助をすること（＝行為）とを区別して実践を組み立てていくのです。初学者にとってこのような思考法は必要だと思いますが、こうした見方に浸っていると、私たちが知らず知らずのうちに感じていることや対象化とは別の理解の仕方から距離を置いてしまっているようにも思います。それがかわるようになる頃（三、四年生）を狙って、それ以外の見方を議論に組み込んでもいますが……。そういう状況のなかにいて先生のご著書に出会い直したため、何かに引き戻されるような感覚を覚えたのかもしれない、と今思いました。

木村　私の自伝のタイトルは『精神医学から臨床哲学へ』ですが、これは言ってみれば精神医学を離れて臨床哲学のほうへ入ってしまったという経緯を書いた本です。精神医学の現状は私にとってはこの上なく居心地が悪い。エビデンス・ベイスドとか、ああいう話は困ります。もう精神医学ではやっていけないな、と思っているのですね。ただ、私は患者さんと会う機会だけはなくしたくないものですから、無理やり頼み込んで今でも週一回だけ臨床はさせてもらっていますが、今の精神医学は私の居場所ではなくなった。

西村　自伝の後半では、今、先生がおっしゃっている精神医学に対するお考えと、なぜ「臨床哲学」へお仕事の名称を移されたのかということが書かれていましたね。

木村　西村さんも鷲田清一さんのところにいらして、臨床哲学という名前は随分前から耳にしておられると思います。私は去年の暮れに東京で「臨床哲学とは何か」というシンポジウムをやりました。鷲田さんと私とがシンポジストで。そのとき私も申しましたし、鷲田さんもおっしゃったのですが、私と鷲田さんはずっと前からの知り合いではあるのですが、臨床哲学という言葉を使うことに関しては、まったく独立していました。偶然にもほぼ同じ時期に同じ言葉を使い始めたのですね。

鷲田さんの場合、医者ではありませんから、哲学が街へ出ていこうというのが臨床哲学についてのモチベーションでしょう。私の場合、臨床で患者さんと会って話しているときに、その話をいわゆる精神医学のパラダイムとして捉えるのではなく、もう一つ別の哲学的な枠組みのなかで捉えなければならないということを考えておりました。そう思いかけたのは私がごくごく若い頃からです。それがいつの間にか、臨床哲学という言葉を使うようになったということなのです。たまたま去年のそのシンポジウムで、鷲田さんが出された題が「哲学と臨床」で、私の出した題が「臨床と哲学」でした。そういう関係なのですね。

それから中村雄二郎さんは以前から「臨床の知」という言い方をされていますね。いつからなのかは調べてはいませんが、かなり前からでしょう。私が臨床哲学という言葉を使うようになった頃には、「臨床の知」という中村さんの言葉は知っていました。ですから、その一つの言い換えでもあると思っています。中村さんは「パトスの知」とも言われますね。

ちなみに、先ほどから話に出ているヴァイツゼカーが最後に書いた本は『パトゾフィー』という題名です。それこそ「パトスの知」、あるいは「パトスの哲学」ですね。

西村　木村先生や鷲田先生、中村先生が、それぞれのお仕事において、哲学のほうから臨床に接近しようとしたり、あるいは臨床から哲学のほうに向かわれたりされていた。私は、そのような動きからたくさんの刺激を受けてきました。そういうのは日本における特異な動きだったのでしょうか。あるいはドイツからの影響を受けた動きだったのでしょうか。

木村　ドイツだとかフランスだとか、ヨーロッパには一応ずっとありました。私の師匠である村上仁先生はウジェーヌ・ミンコフスキーの紹介者です。ミンコフスキーはビンスヴァンガーと並んで現象学的な精神病理学をやっていた人です。しかしその頃はまだビンスヴァンガーは日本で紹介されていませんでした。それで村上先生が私にビンスヴァンガーの『精神分裂病』という本の翻訳を東京の先生方と一緒にやるように言われた。それがおそらくビンスヴァンガーが日本に紹介された最初ではないでしょうか。やはり村上先生のミンコフスキーと、私どものビンスヴァンガーでもって現象学的精神病理学が日本に入ってきたのだと思うのですね。そのときすでに臨床哲学と言ってもよかったのですが、何となくおこがましくて言わなかっただけです。

また、私の場合、そこに西田幾多郎が入ってくるのですね。西田も人によっては現象学だと言います。それはその通りだと思います。私も西田を読んでいて、「これこそ現象学だ」と思う部分がたくさんあります。

西村　例えば「行為的直観」という言葉がありますね。

木村　それももちろんそうですね。ただ西田の場合、独自の論理にものすごくこだわったので、あまり論理が突出した論文は現象学的ではないと言われるかもしれません。しかし西田の論理は「場所の論理」ですから、これはアリストテレス的なといいますか、頭で考えた論理とは全然違います。それこそ「あいだ」といいますか、世界と自己との関係性をどう論理化するか、どう語るかということです。だからそれは現象学なのですけれど。

西村　西田哲学は私たちに、世界の見え方や理解の仕方を考えるための視点を与えてくれます。具体的な看護師さんの実践や患者さんを理解する方法、あるいは動き方のなかに、西田が提唱した行為的直観と言える事柄はたくさん見られます。とはいえ、行為的直観は対象化ができませんので、そういう動きや振舞いを言葉で表現することはすごく難しいです。私はフィールドワークでそのような実践に出会うのですが、その場で起こっていることを記録するのはいろいろな意味で容易ではありません。また、対象化によってでは見えないことがあり、それに関わる概念に触れていなければ、現場でそういう事態に遭遇してもそれを拾い上げることはできません。とはいえ、概念を使って説明することは私の仕事ではありません。

木村　それは私の仕事でもありませんね。

中動態、あるいは「あいだ」の文体

木村　今日はこの対談で話題としてもいいなと思ったのは、「中動態」のことです。例えば「見る」という動詞について言うと、「見る」が能動態、「見られる」が受動態になりますが、そのどちらでもない「見える」という態のことを中動態と言うんですね。このところ私はこの中動態についてよく書いているのです。これについてはたまたま坂部恵さんや野家啓一さんも一斉に興味を持ち始めていて、私たちのやっている『臨床哲学の諸相』シリーズ（河合文化教育研究所刊）での私との対談でも、いつも話題になっています。

そういえば西村さんも、ＮＨＫ出版のご著書（『交流する身体』）だったと思いますが、「見えてくる」という書き方をしておられますね。

西村　学生さんも新人看護師さんも経験を積んだ看護師さんも、「見えてくる」ようになるという表現で話してくださるので。

木村　メルロ＝ポンティの『見えるものと見えないもの』にも如実に表れていますが、「見える」という日本語はヨーロッパ語と比べると大変特殊な言い方なんですね。近代の西洋語は「見る」か「見られる」かのどちらかですから。ヨーロッパの言葉は中動態を表すために「自己」の語を補って、代名動詞や再帰動詞のかたちにします。ドイツ語の“sich sehen”など、「自らを見る」という言い回しを使って、「見える」ことを表わしている。しかし日本語にはまったくそのまま「見える」という言葉がある。見る／見られるではない、つまり能動／受動ではない、もう一つのモードを日本語は持っている。これを中動態と言うのですね。

ハイデガーが『存在と時間』のごく初めのほうに、現象学の定義を書いています。あのなかに中動態についての言及が出てきます。ドイツ語には中動態という言葉はないものですから、「自らを示すものを、それが自らを示す通りに見えるようにする（sich sehen lassen）」のが現象学だ、と言うのですね。中動態がないから、「自らを見させる」なんて持って回った言い方をしなければならないのです。しかしハイデガーは括弧書きで、これはMedium、つまり中動態だということを言っています。ですから現象学とは、中動態的な、能動でも受動でもなく、「主体が客体を」でも「客体が主体を」でもない、主体と客体が一つになってしまったというか、主体がむしろ再帰的な事態の起こる場所になってしまったものなのです。

例えば「ここからは比叡山が見える」、「今、音楽が聞こえてくる」という言い方をしたとき、私でなくとも誰にでもここからは比叡山が見えるわけですし、音楽は誰であっても聞こえてくる。そういう個人の個別的な主体性をどこかで超えているのですね。個人以前と言うのか、個人を超えていると言うのか、そこは難しいのですが。

西村　「見える」とか「見えてくる」は私たちが日常的に使っている言葉ですが、例えばメルロ゠ポンティであればこれを「両義性」という言葉で説明するかもしれません。しかし両義性とは、先ほどの能動と受動という言葉の枠組みがあって初めて意味を持つのであって、日本語の「聞こえる」や「見える」はそのどちらでもないですね。

木村　両義ではないです。まったく一義的な言葉です。

西村　もちろん医療の現場ではナースのほうから見ようとする姿勢を持っているわけですが、向こうからやってくるような感覚を強く覚えるという方もいらっしゃいます。

木村　それは先ほどの行為的直観もそうであって、やはり向こうから「見えてくる」「聞こえてくる」ためには、こちらから出ていく契機がなくてはならないと思いますよ。

西村　出ていかないと向こうからは勝手に来ないわけですね。

木村　はい。そこは両義的と言えば両義的かもしれないけれど。

西村　例えば「比叡山が見える」という例がありましたが、それは誰もがそこにいれば見えるという意味で、「私が比叡山を見る」という文法とは全然違うのですよね。

木村　全然違いますね。その場所にこそ本当の意味の主体がある。西田はこれを「場所的自己」と言うのですね。

西村　そこから、ということですね。

木村　西田幾多郎であれば「場所的論理」と言うわけですが、その場合は見ている人物はどこか背後に退くというか、ヨーロッパ語で仮に言えば、主語のところには立たない。“I see”や“ich sehe”といったかたちで主語のところには立たないで、「私にとって〇〇が見える」というかたちになるのです。西田はそれを「主語的」ではなく「述語的」な自己という言い方でも言っています。

西村　一つ伺いたいのですが、その場に立てば確かに比叡山は見えるのでしょうけれど、比叡山を見ようと思うこと、あるいはその方向に注意を向けることが、「見える」ということを成り立たせているように思います。その場にいる誰もが見えるということは可能性としては成り立つのでしょうが、その場を通り過ぎてしまう人もいるわけですよね。

なぜそう思うかといえば、昨日参加した研究会にお子さんを連れてきた方がいたのです。ベビーカーを持ってはいたのですが、子どもが歩きたがるので、その知人は子どもと一緒に歩き、私はベビーカーを押して駅までお供しました。そうすると、いつもと同じように新宿駅を通っているのに、ベビーカーを押しているがためかいつも通っている道を狭く感じたり、いつも使っているホームの見え方や行こうとする方向が違っていたりというように、注意の向き方がまったく違ってしまうのです。同じように歩いていたとしても、ベビーカーを押しているだけで、見えてくることやその場の雰囲気が全然違っていたのですね。

それと同様に、その場から比叡山が見えるという事実があったとしても、見ることを促す何か、そちらに注意が促される状況があって初めて「見える」が成り立つようにも思うのです。比叡山とは別の方向や事柄に関心が向いている人にとっては、そこは「見える」舞台としては成り立ちませんよね。

木村　臨床やケアの場合には、看護師さんでも見えてこない人には見えてこないと言うべきでしょうね。私たち医者もそうです。これから話題にするであろう「直観診断」にも関係するのですが、見ようとするから見えてくる。この頃のＤＳＭやＩＣＤの教育を受けた人にとっては、まるで埒外の話ですね。

西村　それから、「見えるようになりました」ということをおっしゃる方もいます。同じような状態の患者さんを見たり、同じように病棟にいて、私たちも同じように何かをしているはずなのに、最初はそれに気づきもしないし、そのような意味を持って見えてこなかったのに、時間をかけてその場に関与し、あるいは馴染み、その場自体を自分でつくり上げていくという事態が、「見えるようになる」ことを浮かび上がらせているようにも思います。「見える」という言葉や「聞こえる」という言葉も、その世界に馴染むということ、その世界の見え方を学ぶこと等々と深く関わっているのではないでしょうか。ただ慣れればよいわけではないとは思いますが。

木村　そこはどうなのでしょうね。今出てこなかった言葉で、やはり日本語の中動態としてよく挙げられるのは、「なる」という言い方です。西洋の「する（do）」という言葉が大きな意味を担うのに対して、「なる」というのは、例えば「私どもは今度結婚することになりました」というように使いますね。これはやはり中動態だろうと思います。自然に結婚をするわけではないので、結婚をする予定であるということになりますが、とにかく場所のほうがそうなってしまうという受け取り方をする。ですから、「見えるようになる」というのは、二重の意味で中動態的ですよね。

西村　確かにそうですね。訳しにくい言葉ですが。

木村　西洋語には訳しにくいですが、私たちとしては非常に自然なかたちで理解できるわけだし、自分でも使えるわけです。

私は「共通感覚（sensus communis）」ということを前からしきりに言っていますが、これはアリストテレス以来ある、個別の感覚を底のほうで束ねているような感覚です。英語で言うと〝common sense〟ですが、これがいつの間にか「常識」という意味になってきたのですね。「常識」と言うとまるで知識のようですが、そうではありません。特に統合失調症の場合は common sense のところに大いに問題がある――と言うと患者さんは「常識を失っているわけじゃない」と大いに怒りますし、実際その通りでもあるのですが。私たち臨床家はそれをキャッチしないといけないのです。二人のあいだの場のあり方として、患者さん個人の常識の障害ではなく、そこに医者が立ち会ったときに二人のあいだで生じる何かに問題がある。

それで世界の見え方が変わってくる。最初に西村さんがおっしゃったように、私と出会っているときにではないけれど、私の本を読まれた後に世界の見え方が変わったのだとすれば、それはやはり中動態的なできごとで、私にとってはとても嬉しいことですね。

西村　今のお話は、私なりの解釈ですが、先生が臨床で実践されている「直観診断」をはじめとしたほとんどすべてのことに関わると思います。先生が患者さんと関わるとき、向こうの側の何か、こちらの側の何かというよりも、むしろそのあいだで生じている事柄に、統合失調症の患者さんの場合であればいわゆる common sense の問題が二人のあいだに現われており、それを直観することが診断とじかに結びついている。木村先生のご著書は、この直観診断そのもの、つまり「あいだ」の経験が書かれていると思います。文体もそうなっていると思います。このような本の読み手に求められるのは、対象化することや知識を得ることではなく、この「あいだ」の文体に即した読み方なのですね。それに自分を委ねて読んでいる、その感覚のままで通勤をしたために、大学の前の木立も別様に現われた。ですから、そのとき私は景色を対象化して見たわけではなく、木々のなかで感じていること、これまで感じていても自覚していなかったことに触手を自ずと伸ばしていくことで、そのあいだに関わるような事柄が感じられた。複雑ではありますが、そういったことが進行していたのではないかと思います。

木村　よくわかるのですが、それを「こういうことが起きていたのです」と対象化しては説明できないですよね。

西村　そうですね。対象化して説明しようとすると、非常に複雑になってしまったり、長くなってしまったり、事実を歪めてしまったり……。

木村　それから日本語でよく使う中動態としてはもう一つ、「できる」という言葉がありますね。「私にはフランス語ができる」と言うときの「私に」は、「私はフランス語ができる」の「私は」とは少し違う。「私」がちょっと引いて場所になってしまっているのです。

西村　学生さんの書いたものを添削することがあるのですが、「私は○○ができます」ならよいのですが、「私には」というように、どうしてもそこに「に」を入れないと文章のリズムとして難しいような場合があります。それで「に」を書き加えるのですが、なぜそれが「に」なのかをうまく説明できない。

木村 中動態的な文脈というか、文体になるのですね。

西村 主体を自ら明確に語らないというか、「私は〇〇です」、「私は〇〇します」としない。もちろん仕事においては責任が配分されておりますから、自分の責任範囲は明言しますが、多くの場合には主体を明確に話さずに済んでいるように思います。

木村 日本語は主語なしでも通る言葉ですからね。

西村 通ってしまうということが、逆に、日常的に行っていることや専門家の実践の仕方をかたちづくっているような気がします。日本で暮らし日本語を話すというわれわれの方法のもとでは、お互いに主語を話さなくても今何をすべきかがわかるのですが、そこに異文化の習慣を持っている海外の人が加わると、一つずつ確認していかなくては伝わらない。

木村 そうですね。海外の人が入って、しかも日本語でしゃべるということになると、大変です。私の書いたものがフランス語やドイツ語に翻訳されていますでしょう。訳者と私とで訳文を検討するときに、やはり「私」とか「自分」とか「自己」とか、そのあたりのところで随分と感覚にずれがあることがわかりました。

西村 なるほど。木村先生も先生が出会った個別の事例を紹介し、私も一人一人の経験を紹介するという仕事のスタイルでありながら、それが個々人の経験に収まらない……。個別の経験でありながら、みなの経験とも交差すること、それは中動態で語ることと少し関係しているのかもしれないと、今思いながら伺っていました。あまり日本語の特徴を強調しすぎると言葉や文化の問題に還元されてしまって、適切ではないのかもしれませんが。

木村　どうなのでしょうね。どこかで関係がありそうな気がします。そういうときにフランス語だと"on"、ドイツ語では"man"という、誰でもない「ひと」という主体が出てくることがあります。日本語にはそれがないものだからちゃんと考えたことはないのですが、それは重要なことかもしれませんね。

西村　そうですね。メルロ゠ポンティはまだ誰とは言えない人称的な個別化に先立つ「非人称のひと」「根源的なひと」というあり方、その経験を考えます。ですから私と他人とを区別して事例などを議論すると、そこで議論されたことはその人のみに生じたことになり、その一例の経験が他人にも当てはまるか否かという問題を生み出してしまいますが、誰でもない〝ひと（on）〟という次元から経験を捉え直すと、まずは、例えば〝感じる〟ことそれ自体が問われ、「誰」に感じられるのかは二次的な問題になります。つまり、それは誰かに生じる手前ですでに生じているのです。私の理解では、この"on"が共通感覚と関係していると思っています。

木村　大いに関係していると思います。

西村　それからもう一つ、共通感覚に関して思い出すことがあります。私は静岡の大学に勤務をしていた頃、すでに九年くらい前のことですが、そちらの先生方や大学院生たちと一緒に「身体論勉強会」を始めまして、最初に市川浩先生の『精神としての身体』、次いで中村雄二郎先生の『共通感覚論』を読み、そこで先生が著されていた「解説」の表現――「自分の心でじかに感じとった問題をそのまま原点にとって、そこから四方八方へ手を伸ばして思索を広げてゆく」――にとても励まされ、「木村先生の本を読みましょう」という声も上がりました。

木村 私の本で身体のことを主題的に書いている本がありましたか。

西村 『自覚の精神病理』や『分裂病の詩と真実』などの一節を読みました。これらのテキストでは、身体というよりも、「自己」の存在の否定というあり方について議論しました。この勉強会は、市川先生やメルロ゠ポンティの言う〈身体〉に関心を持っているメンバーが集まって、月に一回ずつ、一〇年余り読書会を続けております。メンバーのなかには、木村先生の臨床やご著書に関心を持っている者がたくさんおりますので、しばしば先生の思想が話題に上がります。その勉強会には、大学の教員、近隣の病院に勤める看護師さん、音楽療法士さん、心理士さん、大学院の修了生などが集まってくるのですが、みなが口をそろえて、勉強会で議論をしていると「いつも仕事をしているときとは違う感覚が経験できる」。この場に来ないと味わえないようなものがあるから来ている」とおっしゃいます。みんなで読みながら、「ここで言われている共通感覚とは、臨床の場ではこういうことを指すのではないか」といった議論をしてきました。

木村 そうでしたか。私も身体のことをまったく書かないわけではないのですが、ほとんど書いていませんね。市川さんとは親しかったから、いろいろとお話はしましたが。

西村 私の理解では、例えばメルロ゠ポンティの言う「身体性」は、木村先生が「自明性の喪失」や「共通感覚」で論じられていることと同じで、われわれが世界と接触する、始原的な次元の何かを議論の出発点にしているように思うのです。

木村　メルロ＝ポンティでは「肉」ということになるのでしょうね。あれは非常にわかりにくいのですが、しかしそういうレベルの身体ですよね。

西村　共通という言葉は相応しくないと思いますが、問題にしようとしている次元がとてもよく似ている。

木村　そう思います。メルロ＝ポンティが最後に書いたのは『見えるものと見えないもの』ですが、「見えないもの」とは一体何だろうと考えたわけですよね。「見えるもの」というのは中動態としてよくわかる。しかし「見えないもの」とは何か。私はメルロ＝ポンティのことをまったく知りませんが、やはり対象的には見えてこないもののことなのでしょうね。

感覚や行為を手がかりとするということ

西村　実は私は、博士論文（『語りかける身体』）を書いているときに、先生の直観診断にすごく影響を受けました。ヘルムート・フェッターという方が講演をされたもののなかで木村先生のことにも触れられています（「現存在分析」）。より正確には、山口一郎先生が教授資格論文のなかで木村先生に触れられていることを取り上げ、「ここで言っている分析というのは、相手を対象化して分析することではなく、むしろ現存在の分析論のアナロジーで、現存在分析の出発点は人間の世界であって、テーマは人間の世界開示性の様態なのです」と書かれています。この文章をきっかけに、先生の直観診断に関心を持ちました。

私が関心を持っていた遷延性植物状態にある患者さんは意識の徴候がはっきり見て取れない、また客観的にそれを評価しようとすると意識がないことになってしまうような状態の人たちですが、私たち看護師がそういう患者さんと接したとき、応答をしたのではないかと感じることがあるのです。先生の診ておられる患者さんとは状態が違うので、まったく同じではないとはいえ、「そういうふうに感じる」ということが相手の状態の理解の一つの手がかりになっているということが、看護師さんの語りのなかにも見られました。それは、私たちの領域ではこれまで主観と呼ばれ、相手(患者)から隔てられた私の側の思い込みと言われていたものです。しかし、先生の直観診断と出会ったとき、感じるということ自体がすでに相手の何かを反映してしまっているということを知り、相手の状態と私の感じることは分けられない、一つの「あいだ」の経験であることを私なりに読み取りました。看護師さんたちが、意識がないと言われている人たちと接しているとき、思い込みだと言われたらそうかもしれないけれど、でもそうとしか言えない、決してそうではないと否定できない事実として経験していることを掬い上げていくのに、直観診断はすごく力になりました。

先生が最初に、直観診断が手がかりになるとお考えになったきっかけは何だったのでしょうか。

木村　ごくごく若い頃、まだ私がほとんど論文などを書いていなかった頃、統合失調症の方は初対面でパッと見たときに「あ、これは統合失調症だ」ということがわかると、先輩方がそういう話をしていたのです。しかもそれは受持ちの患者さんとして何回も面接を重ねていくと見えなくなってくる。初診のときに患者さんがドアを開けて入ってこられますよね。その瞬間に一番よくわかるというのです。そういう感覚みたいなものが確かにありまして、当時の精神科医はみんなそれを感じていたと思います。そして二回目以後、いえ一回目でも、ドアを開けて入ってこられて私の前に座られて少し話をしているともうわからなくなってしまう。ところが、その人が入院したとします。そうすると、教授回診というのがありますね。私は主治医としてその患者さんの側にいるわけですが、そこへ教授が回診に来て問診をします。その途端にまた妙な感じがパッと出てくる。そういうことにとにかく昔から気づいていていたし、他の先輩方も言っていた。

それを当時「プレコックス感（Praecoxgefühl）」という名前で呼んでいました。「プレコックス」とは当時の「早発性痴呆（dementia praecox）」という「精神分裂病」のもう一つ前の名前に出てくる「早発性」というところからとったものです。一体プレコックス感覚とは何だろうということで、精神神経学会でシンポジウムが持たれたこともありました。私もシンポジストとして出していただいてしゃべった経験があります。そのシンポジウムでは、道ばたのお地蔵様みたいなのを写真に撮ってきて、「こういう奇妙な感じだ」と言われた先生もありました。その先生は写真に撮影できるものだと思ったのでしょう。しかし私はそのときから絶対に対象化できないものだと思っていました。完全に診察者の主観そのものであり、診察者の主観をリトマス試験紙みたいに使って診断をするやり方だと考えていました。

後になって私は、ビンスヴァンガーが「感覚診断（Gefühlsdiagnose）」ということについてそれより随分前に論文を書いているのを見つけました。それによると、感覚診断は実は内科医もやっているのだと言っています。高熱以外の症状がはっきりしない患者を診たとき、それが肺炎なのかチフスなのか、全体的な感覚を頼って（nach dem Gefühl）診断することがある。しかし統合失調症の感覚診断はそうではなく、感覚そのものが道具なのだと言うのです。「感覚を頼りにして（nach dem Gefühl）」ではなくて、「感覚を用いて（mit dem Gefühl）」診断するわけです。精神医学的な直観診断、感覚診断というのは後者のほうだということになります。そういう感覚を道具にしてものを見るという見方は、先ほどの中動態の問題とも関係してくるでしょうね。

西村　まさに感覚自体が相手とのあいだで生起してきているわけで、単に私の側のことではない？

木村　私の側のことではあるのだけれど、感覚しているのは私なのだけれど、その感覚の主体はすでに二人の「あいだ」に出てきてしまっているというか、そんな状況ですね。だからその場面では患者の側でも、周囲の人に対して、われわれが「プレコックス感」と呼んでいるのと同じ感覚を感じているかもしれないのです。ブランケンブルクはそんなことを言っています。

西村　「私の側のことではない」と言って否定してしまうのも違い、私の経験でもありつつ、その主体は「あいだ」としか言いようがない……。言葉で表現するのはなかなか難しいですが、どういった経験なのかは感覚的にわかります。

先生の直観診断と私の研究している事象とが違っているのは、例えば植物状態と呼ばれる患者さんをケアしている看護師たちの語りでは、その状態にある患者さんと出会ったばかりのときは、患者さんの状態がよくわからないらしいのです。初めて出会ったとき、患者さんの表情はみな同じに見えてしまう。私が調査をしていた病院の場合、五〇人の植物状態の患者さんが入院しておられたのですが、彼らは筋肉が動かないので顔の表情がつくれないのと、患者の側から働きかけてくる感じが最初はわからないので、みんな同じように見えてしまうと言っていました。しかし、毎日関わっていくうちに、一人一人が違うこと、個性を持っている人たちだということがだんだんわかってくる。

さらに、手術が必要になった植物状態の患者さんへの説明を通して、「私は、この人はこのくらいの言葉がわかる人だと思っていたんだ、そのように患者さんのことを理解していたんだ」と話してくれた人もおりました。この言葉は、看護師たちが患者さんを対象化して分析して理解しているのではなく、患者さんを前にして話しかけたり何らかの関わりをしたりする、その自分の言葉や行為を介して、患者さんのことを理解していること、この場合はその自分の理解に気づいたことを語っているのです。初めて患者さんと出会うときを重視する先生の直観診断とは多少違いますが、いずれにしても自分の感覚や行為が患者さんの状態の理解をそのまま表しているというところはあるように思います。

木村　一人一人の個性が見えてくるというとき、「関わっていくうちに」とおっしゃいましたが、個人的な関わりも当然起きているわけですよね。ナースの方は五〇人なら五〇人全員に関わるのではないですよね。

西村　五〇人を三つのブロックに分け、それぞれのブロックにナースたちは所属するかたちになります。そしてナースたちが交替しながら二四時間のケアを行っていく。受持ち（プライマリー）として一人の患者さんを担当してはいるのですが、とはいえ毎回の勤務の際に同じ患者さんを受け持つわけではなく、五〇人の三分の一のなかのさらに何人かを日によって受け持っていくかたちです。もちろん、受持ち患者さんは担当できるようにしています。

木村　そうすると、ナースのほうから言うと、自分がまだ関わったことがない人はやっぱり個性がないというふうに見えるのでしょうか。

西村　はい、個性がわからないままのようです。一言で植物状態とは言っても、いろいろな状態の方がおられます。少しだけ動く方もいるし、少しだけ表情が変わる人もいるのですが、いくら動いたり表情が変わったりしても、自分がたびたび担当する患者さんのほうがいろいろなことがよく見えてくるようです。そしてよくわかっているのではないかと思ってしまう。

木村　事実わかっているのではないのですか。

西村　植物状態の患者さんはほとんど意識の徴候が見られないのですが、ナースが関わったときのちょっとした雰囲気の違いや瞬きの仕方の違いで、自分が問いかけたことに対する返事かどうかというのを見極め、そのなかで意識はどれくらいあるのだろうかとか考えるわけです。動きの大きさは関係なく、関わりの時間や関わったときに起こるさまざまなできごとが影響しているのかなと最初は思ったのですが、何か出会ったときに今日の調子がわかるとか、そういうわかり方をしているらしいのですね。ただそのナースにはわかることでも、例えば医師の診断からは見えてこず、他のナースにわかるかというと、わかるナースもいればわからないナースもいる。第三者にもわかるとよいのですが、それが成り立たない。そのため「確かにわかっているのですか」と聞くと、「それはちょっとわかりません」とおっしゃる。

一番象徴的だったのは、そういう重度の植物状態の方をケアしているナースが語ってくれたことです。その患者さんは交通事故による頭部外傷で植物状態となり、抗痙攣剤などを胃に通したチューブで内服していたのですが、食道がんに罹ってしまったために薬の投与法をチューブではない方法に変えざるをえなかった。その準備中に痙攣の重責発作を起こしてしまい、意識状態（全身状態）もガクッと悪くなってしまった。そこからまた回復してきたのですが、その患者さんの状態を見て、他のナースは「前の状態に戻った」と言っていたらしいのですが、発作の前にも、そこからの回復の過程にも関わった担当のナースは、「ぱっと目を覗き込んだとき、私が映っていない」、「真っ暗でその先に何もないような気がした」と言うのです。この経験から、逆に、痙攣発作の前には「目を見ながら話して、やっぱり目がわかっているような気がする」ということが、確かにあった、それを確信したともおっしゃっていました。このように長い経過からわかることもあるので、先ほどの直観診断とは確かに水準は違いますが、このあたりの理解も、直観診断やメルロ゠ポンティの思想が手がかりになりました。

木村　一回的なできごとである直観診断とは違うけれど、やはり感覚を道具にして用いているという感じはしますね。主治医が面接を重ねることによってプレコックス感が感じられなくなったのに、回診のようなできごとが挿入されると、それがまた前景化してくるとか。そんなとき、主治医の感覚も必ず変化しているのに違いありません。

西村　先に紹介した、手術が必要な植物状態の方の場合、意識障害がありますから、どのように説明をするのかということについて担当のナースはすごく悩んだわけですね。家族は「がんであることを伝えないでほしい」とも言いました。そのナースはいろいろ考えて準備をして、いよいよ患者さんに説明しようとしたとき、それまでの準備がどこかに飛んでしまって、その場でその人の目を見ながら説明をし始めたようです。その自分自身の言葉を聞いて、自分自身の患者さんの理解の仕方がわかった、と。ですから、感覚を手がかりにするだけでなく、自分の行為も理解の手がかりになる。そういうことも起こりうるのではないでしょうか。

木村　起こりうると思います。ひどく説明が難しい事柄ですが。

経験の場所を現象学的に捉えるということ

木村　実は厳密に言うと、直観診断の問題を含む現象学的精神病理学は、フッサール以来の現象学一般の標準的な定義からするとちょっとおかしいのではないか、と自分では感じています。患者さんの意識など、本来現象学が扱うべきではないような、現象学の範囲を逸脱した何かをそこへ入れ込もうとしているわけですから。しかしその逸脱は、私が言うところの「現象学的」精神医学の場合、絶対に落とせないものです。もしそれを落とさなければいけないとしたら、現象学と言うのはちょっと困るということになる。

西村　私もよく指摘されます。木村先生が中村雄二郎先生と監修された『講座 生命6』に掲載していただいた論文（「交流がかたちづくるもの」）の書評を書いていただいたことがあるのですが、その方も現象学の扱う範囲を超えているのではないか、とコメントをしておられました。現象学がある種の手がかりになっているとはいえ、私にとっては現象学が扱う範囲が問題なのではなく、具体的な看護実践やその経験の成り立ち方を記述し、その理解の仕方を捉え直していきたいという目的があります。フッサール以来の現象学一般からすれば、かなり外れているのかもしれませんが。
一つ確認させていただきたいのですが、先生がおっしゃる「現象学の範囲を逸脱した」というのは、どのような意味においてなのですか？　もう少し詳しく伺いたいのですが。

木村　現象学は本来は自分自身のことについてのものですよね。意識、志向性、あるいはノエシス／ノエマなどというのは、研究者自身の意識作用についてのものです。そうすると、そもそも他人である患者さんの意識状態についての現象学をやるというのは、本当は許されることなのだろうかというのが第一にありますよね。それと、患者さんの意識状態についての記述をやっているにもかかわらずそこへ診察者である私の感覚や何かが入り込むとなると、余計にややこしくなります。そういう意味で、現象学の範囲内に収めてよいものかどうか、ということなのですが。

西村　私もおそらく同様の逸脱をしていると思いますが、私の場合、私の経験というよりもむしろ、ナースがその先にいる患者さんの意識状態をどう理解したり経験したりしているかということを、さらに私が理解し経験しているという構造で捉えようとしています。

木村　そうですね。それも問題といえば問題ですね。村上靖彦さんのやっていることもそうでしょう。西村さんの場合、ご自身が看護師さんだから、以前のご経験もおありでしょうし、病棟へ行ってもナースとしての目で見ておられるだろうけれど。村上さんの場合、ナースにインタビューしてそれを研究の素材として使われる。あれも厳密には一般的な現象学と言えるのかどうか。
しかしやはり先ほどの中動態の話に戻るのだけれど、その経験の場所が現象学的に捉えられていれば現象学と言ってよいのではないでしょうかね。

西村　その場所が現象学的に捉えられているかどうかが一番大事な部分ですよね。

私は、当初は植物状態の方に関心があり、その理解は看護師たちが長く関わっていくなかで実現するということが途中でわかったので、看護師さんの経験をインタビューとフィールドワークで理解していくというスタイルをとりました。ナースたちは一年、二年ではわからないことも多く、数年間関わり続けるなかでわかってくることがあるとおっしゃっていたので、ナースたちの実践を見せてもらいながら、彼らにその経験を語ってもらうというスタイル（＝インタビュー）をとったという次第です。

そして、その延長線上で行っている現在の研究では、看護師さんたちが複数人で協働実践をどのように編成しているのかを記述することを目指しています。その前の研究では、グループ・インタビューというスタイルで、自分たちの実践を語ることに触発されて、それまで気づかなかったことや言葉になり難い実践を生み出していく、という試みをしていました。そこで語られることは、語っている一人一人の経験というのではなく、複数のナースたちのその場での経験であると位置づけ、相互に触発しあって一つの経験が生まれてくるさまを探究しました。

木村　そうやって触発しあうのはいつのことですか。やはりそのグループ・インタビューのさなかですか。

西村　はい、グループ・インタビューの場で生まれてくるものです。もちろん現場で働いている経験でもあるのですが、その場でお互いがお互いの話を聞きながら触発しあう。実際の経験がどうだったかというよりも、その場でどんなふうに語りが生まれてくるのかということを探究するというスタイルです。そのファシリテーターをしていたのが私なのですが、その話のなかに身を置いているうちに、ナースたちと「一緒に動いてみよう」と思い立ち、次の研究（＝現在進めている研究）ではフィールドワークという手法を採用しました。フィールドワークはナースの動きそれ自体に同伴して私も動き、それを書き留めていくものです。結果的に、私の経験になるというか、ナースたちの経験でありながら、それを一緒に見る私の経験がメモされていく。

木村　それはやはり個別主体と集団主体の関係という問題ですね。

西村　はい。同伴をさせてもらっている個別のナースたちの実践でもあるのですが、彼らの動きも患者や他のスタッフたちの動き等々を反映しておりますし、それを私が追いかけているのですから、行為主体を個に還元することには無理があります。調査の仕方としては、そのナースが何を感じているのかを彼女たちに聞くわけにはいかないので、一緒に動きながらナースがどちらに視線を送っているのか、つまり何に関心を向けているのかを追ったり、ナースの動きに一緒についていったりしながら、何をしているのかを見ていくしかない。そしてどうしてもわからないところを質問する。

木村　そのとき西村さんが一緒に加わっているということはそのナースたちにかなり影響を与えているのでしょうか。

西村　どこまで影響を与えているかは定かではないのですが、すでに六年以上同じ病棟で調査をしていますので、互いに慣れてきているように思います。それに、気にはしていると思うのですが、たぶん気にし続ける余裕はなく、ときどきまるでフェイントをかけられたような状態で取り残されております（笑）。

このスタイルの調査は、志向性、つまりナースが何にどう関心を向けながら動いていくのかということを一緒に経験しながら記録をしていきます。そうしなければわからなかったようなことも、いくつかありました。ナース自身も自分がどう動いているかはあまりはっきり覚えていないことがよくあります。

それについて興味深い例があります。ある患者さんが、がんの骨への転移のために、腕や手に痛み（＝がん性疼痛）や痺れがあって、モノに接触した感覚がわからなくなっていました。その手を、どこかにぶつけてしまったようで、指に青あざができていたのです。本人はそれを見つけて「あれ、これどうしたんだ？」と驚いていました。一緒にいたナースは「青くなってますね。どっかにぶつけました？」と尋ねたのですが、患者さんは「知らんよ。ぶつけてもわからん」と応じます。そうするとそのナースは自分の手――患者さんの手ではなく――をベッドサイドにバンと打ちつけて、「こうやってぶつけてあざになったかもしれないから、ぶつからないように気をつけないと」とやる。患者さん自身がぶつけて痛いという経験をできないからなのか、ナースは自分の手を打ちつけて、「痛い」と言ってその手を覆いながら、痛みを確認しあう。でもそうしていたことを後からナースに聞くと、「私、そんなことしていました？」と言っていました。

またこれも面白い例ですが、廊下を急いで歩いていく看護師さんの後をついていったのですが、急にある病室に入っていった。一緒に歩いていた私には、その病室の変化は何も見えていなかったし聞えなかったのに、フェイントをかけるようにある病室に入っていったのです。そのときのことについて、「さっきなぜ急にあの病室に入っていったんですか？　何か見えたんですか？」と尋ねたら、「たぶん」と言って考えながら、「ナースコールが鳴った覚えがなかったんです「鳴った覚えがないというのは?」と尋ねると、「いや、顔がチラッと見えたような気がしたんですけど、いつもナースコールを押してお手洗いに行く人が押さずに動いている気配が見えたので」と。さらにいつもともに成り立っていたことの一つが欠けていた、それがナースコールだったのです。しかし、これらははっきり自覚されていたわけではありません。これを読んだ他のナースたちは、あまりはっきり記憶していないけれども、こういったことはよくあります、と教えてくれました。

木村　集団主体というのはそういうものですよね。ある集団に属している個人が何かの行動をする。その本人は自分がどうしてそんな行動をしたのか、自分でもわからない。しかしその行動はその個体の集団への所属性が前提になって初めて可能になっている、というような……。

西村　これらを現象学的な取り組みと言ってよいかどうかは、私にはよくわかりません。が、現象学にヒントを得ているのは事実です。

木村　今おっしゃったようなことをすべて含められる現象学は哲学ではまだ考えられていないのではないでしょうか。私自身はそういう個別主体と集団主体の違いを取り払ったような、個別主体でありながら同時に集団主体の一例でもあるような主体の現象学をやりたいとずっと思っているのです。だからこそ渡り鳥の話や合奏の話を書いてみたりしているのです。人間をそれぞれ単に個別主体的に動き感じていると捉えるのは間違いではないかとも思っています。必ず同時に集団主体の一員として行動したり、感覚したりしている。

〈生〉＝〈死〉からの問い

木村　それからこの頃は私は「生と死」の話をよくしています。「あいだ」、しかも個別主体的な自己と自己自身との「垂直のあいだ」と、集団主体の内部での自己と他者との「水平のあいだ」、この両方が備わった「あいだ」の関係に立ってしまった人にとっては、純粋に個別主体的な生や死という問題はもはや抽象的にしか扱えない。

ただ、西村さんも私も医療者として臨床の場面にいるわけで、そうすると患者さんの死はあくまで個別の死ですよね。ヴァイツゼカーは生（Leben）に関しては、個別の生ではない「生そのもの」、誰の生でもない、それこそ“on”のレベルの生についてしきりに書いています。ヴァイツゼカーは、人間が身体を持つことによってそういう生命一般――私はこれを〈生〉と書きます――が個別の人の生――これには山括弧はつきません――のなかに入ってくるのだ、という言い方で、身体を非常に重要視します。そしてこれがヴァイツゼカーの言葉で、よく私が引用するものですが、「生そのものは死なない。死ぬのは個々の生きものだけだ」と言います。ところが、そういう生命そのもの、〈生〉は死なないということを考えると、〈生〉と〈死〉――死そのもの、あるいは誰のものでもない死――は区別がなくなる。つまり、身体を持つことによって大文字の生（＝〈生〉）が小文字の生のなかに入ってくるのだとすると、身体を持つことによって大文字の死（＝〈死〉）が小文字の死のなかに入ってくる、と読んでも一向に差し支えない。私はそう思うのです。

ところがヴァイツゼカーは、やはり医者だからかもしれませんが、大文字の死のことを全然書かないのです。彼は神経内科の医者なので、しょっちゅう患者さんの死と向かい合っていました。私は精神科の医者なので、精神疾患で患者さんが死ぬということはあまりありません（自殺だけは重大な例外ですが）。そういう違いがあるのかもしれませんが、とにかく彼は死のことを言うときには必ず個別の死のことを言います。これは私にとっては理解しがたいことなのですね。

西村　大文字の生は大文字の死の裏返しという理解でよろしいですか。

木村　はい。私は人間というものは大文字の死から生まれてきてそこへ向かって死んでいくものだと思っています。ですから、小文字の生が生まれてくる源みたいなものが大文字の生でもあり大文字の死でもあるということです。だから私はどうしても大文字の死というものを、論理的・観念的にでなく、どこかで感覚的に捉えたい気持ちが非常に強いのです。ヴァイツゼカーから大きな影響を受けている私ですが、彼が大文字の死についてあまり問題にしないことには批判的なのです。

フロイトが「死の欲動」ということを言いました。フロイトのそれについての説明は何か納得できないものがあるのですが――というのもそれが小文字の死であるかのような書き方をしているからですが――、彼が確かに見て取っていたのは大文字の死だったろうと思うのです。大文字の死というものがわれわれ個人個人の小文字の生をそこへ引きずり込むような力を持っている。私はときどき論文のなかに「葬式躁病」のことを書きますが、これは身近な人が亡くなったとき、お通夜やお葬式のさなかに何か気持ちがフワッと浮く感じがすることを指すものです。このようにお通夜やお葬式に参列した人の気持ちをちょっと浮き立たせるような力が大文字の死にはあると思うのです。

西村　少し違うかもしれませんが、ふと思い出したことがあります。われわれにとっては一人一人の患者さんが亡くなるという事実は事実として明らかにありますし、「○○さん」という人が確かに小文字の死として個体として亡くなる。例えば、以前グループ・インタビューをやっていたとき、あるナースが受持ち患者さんが亡くなったことを繰り返し話すということがありました。その患者さんは急性骨髄性白血病で、約一年の闘病を経て、自殺をして亡くなられたのですね。骨髄移植後の副作用に長らく苦しみ、自ら自死を選んだ。お話しくださった看護師さんはその方の担当だったので、勤務のたびに一時間ほどお話を聴いていたようです。できるだけ落ち着いて闘病ができるように気を配っていました。亡くなったときは、その看護師さんが準夜勤を終えて深夜勤に引き継いだ後でした。その患者さんは、いつもは睡眠薬を飲んでから休まれていたのですが、「今日はいつもより苦しくないから薬はいいです」とおっしゃったので、薬を渡さずに別れたわけです。そしてその後に病室で亡くなられた。その看護師さんが繰り返し話すのは、「その患者さんに対して、私は何をしていたのか、私の看護にはどのような意味があったのか」ということでした。その患者さんの苦しみがいかに大変であったか、それにもかかわらずいかに頑張っていたのかを、何度もグループ・インタビューの場で話しながら「何もできなかった」と振り返るのです。しかし、他の看護師がそれに対していろいろなコメントをしていくうちに、何回目かのインタビューで、次第に彼女は、「今受け持っている患者さんの前にちゃんと私はいることができているかということを、亡くなった患者さんのことを思い出すたびに自分に問うている」ということをお話されました。彼女が言うには、「今受け持っている患者さんの前にちゃんといることができているのかということを、亡くなった患者さんに問われている気がしてならない」と。その意味で、その患者さんは亡くなってはいない。

この看護師さんの場合、その患者さんの小文字の死が引っかかっていたわけですが、その人への関わりを繰り返し問うことを通して、誰のとは言えないような「死」が今の彼女の実践に問いかけてきているように思われるのです。それを大文字の死と言ってよいかどうかわかりませんが、目の前にいる患者さんとただ物理的に接触しているだけではなく、そこにちゃんと〝いる〟ことができているかどうかを、木村先生の言う大文字の死のほうから問いかけられているように思われるのです。

木村 「いる」というのも中動態ですね。

西村 そうですね。個別の死は確かに経験するのですが、個別の死は個別の死に留まらないかたちで、われわれに経験されている。

木村 大文字の死というのは個人の存在を根底から揺さぶるような何かとしてある。

西村 もしかすると小文字の死と大文字の死は明確に区別ができなくて、小文字の死の先、あるいは根底に大文字の死があり、その大文字の死が生でもあるということは、私たちにとって小文字の死を経験することは、同時に大文字の生でもある私たちの存在そのものを大きく揺さぶるような経験でもありうるということでしょうか。

木村 ナースもそうだし医者もそうなのですが、医療ということに従事している人は、必ずそういう大文字の生＝死の持っている強烈な引力みたいなものを、特に意識しないでも感じ取っているのだろうと思います。ただ、精神科医の場合、自分自身そういう場に医者として立ち会う機会は、あなた方ナースと比べると非常に少ないのです。それでも例えば患者さんに自殺をされたときの痛切な感覚はずっと持っているのですが、しかしやはり個別の小文字の死として受け取ってしまっている。

西村　実は、私も直接そういう場面をあまり経験していません。ときどき調査で病院に行っているときに患者さんの容体が急変して亡くなられることはあるのですが、そのとき私たちはその患者さんと関わってきているわけではありませんので、ナースたちが感じている何かには手が届いていないように思っています。

普遍は個別的な具体性の底に

西村　私にとって今取り組んでいる研究がなぜ現象学的かということに繋がることですが、私は調査をする際に、いつもあらかじめ〝このテーマ〟を分析しようと思って事象を見聞きしているわけではありません。例えば痛みに関する研究をしたことがあるのですが、そのときも、痛みの研究をしようとしてフィールドワークを行ったのではなくて、調査の期間中ずっと、ナースたちがある一人の患者さんの痛みに関心を向け続けており、その関心に私たちの関心が促されたために、〝痛み〟というテーマが浮かび上がってきました。ナースたちの関心に私たちの関心を重ねながら研究していくというスタイルですので、そのテーマは外側から持ち込まれたものではなくて、実践の内側に視点を置くものと言えるでしょう。その意味で、この研究のスタイルは現象学的と言えると思っています。

木村　例えば西田幾多郎は「書くことが考えることである」と言います。私もまったくそうで、書かなければその問題について考えたことにならないというところがあります。あらかじめ何かを考えておいたうえでそれを書きつけるというのではなく、実践的な行動をすることが何か考えを呼び出すことになる。

西村　これは個別と普遍の問題にも関わると思います。もともと事象のなかのある事柄がわれわれを引きつけるわけですから、いくら個別のことであってもすでに〝みな〟の関心がそこに向かっており、しかもその関心は複数の人のあいだの関係として成り立っていると考えると、その関係に関心を向けていくということは、個人の主観や個別の事例がそこで起こっているというよりは、すでに普遍性が宿ったものなのではないかと思います。木村先生はご著書の『偶然性と精神病理』のなかで、「真理の認識は、「個別」(singular)を「特殊」(particular)に変え、「普遍」(universal)を「一般」(general)に変える。個別と普遍の生命的な「根拠関係」(フォン・ヴァイツゼッカー)を、特殊と一般の論理的な包摂関係にまで変質させる」というご指摘をされていたかと思います。

木村　これもやはり西田哲学から教わったことだろうと思います。西田は「具体的普遍」という言葉を使うのですが、本当に普遍と言えるものは、個別そのものの個別的な具体性の底にしかないということですね。例えば芭蕉は「松のことは松に習え」と言うわけですが、松というのがどんな木なのかは一〇〇本の松の木を見比べてその共通点を取り出すよりも、一本の個別的な松の木を直観することからしか見えてこない、ということなのでしょう。

―― 弊誌二〇一〇年一〇月号の「臨床現象学」特集では、西村さんと松葉祥一さんに対談をしていただきましたが（「看護における『現象学的研究』の模索」）、そのとき松葉さんにはあえて「現象学的研究は『役に立つ』か」という問いを立てていただきました。そしてそれへの回答として、一つには今のお話のように「個別の事例のなかに普遍的な本質を直観しうる」という言い方があり、またもう一つには「それを読んだり、次の実践に適用するときに、経験の解釈（理解）の更新が起こる」という言い方がありうるとのことでした。ただそれについては、ここまでのお話でも西村さんが言及されたように、受け手・読み手側の受容の仕方、つまりどう受け取り、どう読むかによっても変わってくることだろうと思います。その点についてはいかがでしょうか。

木村 役に立つか立たないかはそれを読む人次第ですよね。今の精神科医の普通の医者たちはおよそ私たちが書いたり話したりすることを役に立てようとして読んでいないですから、まるで役に立たないと思います。彼らにとって役に立つのは、知識のレベルで客観的に誰にでもわかる記述だけですから。現象学が要請しているような感性のようなものは無縁なのですね。

西村 木村先生の臨床哲学的な患者理解から来る言葉、例えば「タイミング」という言葉が患者さんの理解のための手がかりになったり、患者さんの発した一つの言葉が、あるいはその場で感じ取った事柄が、ある種の診断の手がかりになるということがある。そしてそれは実際には医師たちもどこかでしているはずなのに気がついていなかったり、なかったことにして、普段のフレームを患者さんに当てはめて診断をしてしまっている。けれども既存のフレームだけではあらかじめわかっていることしかわからない。

木村　しかしそれが今の「科学的」なやり方ですから。

西村　私は多少ポジティブに考えています。私の書いたものを読んでくださるのは看護師さんが多いのですが、他に医師や社会福祉、教育関係の仕事をしている人がいらっしゃいます。そして最近は介護をされている人からメールもいただきました。自分たちがいつもしていることで言葉にしていなかったことや、感じているのだけれどそれを自覚してそれに意味を持たせてはいなかったことが書かれているのを見つけてハッとした、そういう事柄がもしいろいろな現場を動かしていたり、患者さんの前に立つために必要だとわかれば、患者さんの見え方や関わり方が変わり、今までしていた行為が別の意味を持ってくるような気がする、と。私たちの領域にも科学的看護論という言葉がありますから、科学的に患者さんを対象化して分析して……という枠組みを一方で教えるのですが、もう一方で現象学的研究などの書き物を読むことで自分の枠組みを自覚させられたり、経験していたけれども気づいていなかったことに出会い直したり、あるいは大文字の“on”が触発されて世界の見え方が変わったり……患者さんの理解の仕方や態度が変わると、実践自体も大きく変わっていくのではないかと思います。現象学的な研究についての書き物は、ある知識を提供しその知識を応用してもらうためのものではありませんから、それにはなかなか時間がかかるのですが。

ここで最初の、私の先生への質問に戻ってみたいと思います。先生のご著書を拝読した際、それまでとは木立の見えてくるその現われ方が変わったような感覚を覚えた。そのような経験をしたわけですが、それと同じようなことが現象学的研究の記述を読んでくださる方に伝わっていくことが、それも内容が伝わるのではなく、読んでくださった方の実践や経験の更新として実現することが期待されるのではないでしょうか。

木村　ごく少数でよいからそういう人がほしいですよね。そうしたらきっとさらに多くの人に伝わるだろうと思います。現象学というのは、何かの知識がほしいからというのではなく、普段から自分が感じていることの意味をどこかで探し求めているという準備状態があって初めて伝わるものです。

西村　準備状態がどうできあがるかが問題ですね。

木村　そうですね。難しいですけどね。

――そういう準備状態を「教育」し「学習」することができるのか、あるいはそもそもそういう発想はナンセンスなのか。

西村　もともとは直接患者さんと出会ったときに感じていることなので、過剰に枠組みや知識を注入する教育が準備状態に覆いを被せてしまうこともあるでしょうね。

木村　医者の例で言うと、あまり頭のいい人は駄目ですね（笑）。私は大学を離れた後も私的なゼミをいくつかやっていますが、そういうところに集まってくる人は当然私などからの影響を受けようとして集まってくるわけですから、あらかじめ準備ができているような人たちです。

西村　そういう意味で少しずつ伝わっていくように。

木村　仲立ちをしてくれるという意味では、やはり個人の力は大きいと思います。特に現象学と言う必要もないのですが、私がやっているような臨床哲学をさらに拡げてくれる人がいつか出てきてくれるだろうと、期待はしています。そういう意味では私は全然悲観はしていません。

（初出：『現代思想』二〇一三年八月号）

3

統合失調症と自閉症の現象学

×村上靖彦

村上靖彦（むらかみ・やすひこ）
一九七〇年生まれ。大阪大学大学院人間科学研究科教授（現在）。哲学。著書に『仙人と妄想デートする』（人文書院）、『摘便とお花見』（医学書院）、『レヴィナス』（河出ブックス）、『傷と再生の現象学』（青土社）、『治癒の現象学』（講談社メチエ）、『自閉症の現象学』（勁草書房）など。

──現象学や臨床の議論に入る前に、お二人の共通点と言えば、学生時代の音楽経験が挙げられますね。

木村 私は学生時代には、音楽をやりに大学へ入ったのか医学の勉強をしに入ったのかよくわからないくらいでした（笑）。ピアノを弾いていたんですけれども、演奏のほうはいい加減なもので、音楽学みたいなものをやれればと思っていたんです。そして医者としては耳鼻科医になろうかと思ったりしていました。

村上 私も学生時代はオーケストラでフルートを吹いていて、本当に勉強しませんでした。

木村 そうでしたか。私は個人の演奏を主体とするクラブを自分で立ち上げたりしていたのですけれども、京大のオーケストラにも入っていた。オーケストラではティンパニーなんかの打楽器をやっていました。先年亡くなったユング心理学の河合隼雄さんはフルートを吹いていて、その頃の仲間でした。

いずれにしても、私の場合、音楽をやっていなかったら精神科医にはなっていなかっただろうと思うし、精神科医になっていたとしても、今のようなことは考えていなかっただろうと思います。

村上 木村先生の議論の核になる部分は音楽の合奏についての議論ですね。

木村 私は遅くからピアノを弾き始めたものだから、指は動かないのですが、ただ私がピアノを弾くと歌が歌いやすい、楽器が弾きやすいというので、不思議と「伴奏屋」としては重宝がられました。それからもちろん室内楽の合奏もやります。そういうときの経験みたいなものでしょうね、私の現象学の始まりは。

合奏音楽のことは『あいだ』という本に詳しく書きました。「人と人とのあいだ」「自己と他者とのあいだ」がそのまま「自己と自己とのあいだ」でもある、自己の内部のタイミングの問題である、という意識は、その頃からかなりはっきりと感じていました。

村上　自伝〔『精神医学から臨床哲学へ』〕を拝読させていただいて、改めてそうだったのだなと思いました。私自身音楽をやっていましたから、最初に木村先生の本で文字通りに感激したのは『あいだ』の初めの部分の記述でした。これまで音楽について書かれたものの中で、私にとっては一番説得力のある議論でした。

現象学へ、現象学から

――そのように音楽経験という伏線が一方にありつつ、木村先生の場合、その後具体的にハイデガーや西田幾多郎の「現象学」に触れられることになりますね。そこに至る経緯はどうであったのか、また、いかなる問題意識から現象学へと導かれたのか、まずはこのあたりのことからお話しいただけますか。

木村　外面的なことから申しますと、これは実に単純なことです。私は医学部へ入る前の三高時代からドイツ語をやっていて、「今度入って来た木村はドイツ語ができるらしい」という評判が立てられていたものですから、師匠の村上仁先生からビンスヴァンガーの『精神分裂病』の翻訳を仰せつかったのです。自伝にも書きましたが、ハイデガーのことを知らなければビンスヴァンガーの翻訳なんてできるわけがないのに、無謀にも引き受けてしまって、それで辻村公一先生にハイデガーを教えていただくことになった。ちょうど辻村先生がハイデガーのところから帰ってこられたばかりの頃だったのですが、精神科の何人かで読書会を開き、『存在と時間』を八年かかって（もっともその間、私自身は二年間留学のために抜けていますけれども）読みました。そのときに辻村先生がハイデガーを読みながら、あちこちで「ここは西田先生だったらこう言うだろう」というふうに、西田との対比をずっとやってこられたのです。「ここは西田先生だったらこうは書かない」「ここは西田先生だったらこうは書かない」。私にとってはそれが非常によかったと思う。ハイデガーと西田をそこでまとめて勉強させていただきましたから。

つまり、現象学ということで言えば、ハイデガーの前には当然フッサールがあるわけですね。しかし私はフッサールをすっ飛ばしてハイデガーから始めたことになります。もちろん『存在と時間』はフッサールの弟子としてハイデガーが書いているわけですが、明らかにフッサール批判的なところがちらちら見えますよね。それも辻村さんに教えていただいた。フッサール批判だけでなくヤスパース批判のようなところもありますね。後でフッサールについても一応は勉強したのですが、どうしても馴染めませんでした。ハイデガーから現象学に入ったということが大きかったのでしょうね。

村上　先生はハイデガーを読まれるときに、「存在論的差異」の部分に特化していますよね。私がハイデガーを教わったのは東大の門脇俊介先生からだったのですが、ドレイファス経由の行為論としてハイデガーを読むということを教わりました。ですのでだいぶ異なる理解をしています。

木村　存在論的差異のところへ特化するというのは、辻村先生もそうでした。おそらくその影響が大きいのだろうと思います。“Sein”（存在）という言葉を語ったとき、それを名詞で語る以上、それを一種の「存在者」、「在るところのもの」としてイメージしてしまうのは人間の宿命ですよね。Seinを日本語で「存在」と訳したら、これはもうどうしようもなく「存在というもの」ですよね。だから辻村さんは“Sein und Zeit”を『有と時』と訳しておられる。自分は絶対に「存在」とは訳さないということをはっきり仰っていました。そしてなぜ「存在」と訳さないかということから、いきなり存在論的差異の話になりました。Seinという「もの」があるのではないのだ、Seinというのは「あるということ」なのだ、と。ですからあるということとあるところのものとははっきり区別しなければいけないのだというのは、どうも辻村先生から“Sein und Zeit”を教わった一番初めからそういう話になったのではなかったでしょうか。

村上　今回木村先生のお仕事をもう一度勉強し直して気がついたのですが、先生はハイデガーからの強い影響を語るものの、実際にはハイデガーとは大きな違いがあるように思います。私の理解ではハイデガーはある意味凄く経験的な部分が残っている人です。決して超越論的な現象学の発想はとろうとしませんでした。その結果、『存在と時間』でも「道具」について語ったり、「不安」や「死」について語ったり、あるいは三〇年代にギリシアやヘルダーリンの話をするときも「ゴッホの靴」ですとか「ギリシアの神殿」や悲哀の気分など具体的なものを使って語ることが多い。ところが木村先生の場合、そういう経験的なものを全部すっ飛ばして、一番コアに彼が隠していた部分、あるいは背後で考えていたような部分について、一点突破しようとなさっている。ある意味、存在論をあえて超越論的に読もうとされているように見えます。

木村　なるほど。「現存在分析論」をどうして自分の方法論としてやるのかといえば、結局Seiendesではない Sein、「あるもの」としての「存在」ではない、「こと」としての「ある」そのことを取り出したい一心でやっていたのだろうと思います。そしてそのためには、「ある」ということをそのまま生きている人間という現存在の生き方に尋ねなくてはならない。それが「現存在分析論」ということだ、と。辻村先生がそう読んでおられたし、私も全くそうだと思いながらやっていた。

だからでしょうね、私は実はハイデガーにはかなり批判的なところもあるのです。「本来性」とか「頽落」とか、ああいう概念を出してくるところです。私はメダルト・ボスと長いお付き合いをすることになって、ボスの編集したハイデガーの『ツォリコーン・ゼミナール』も私の手で翻訳したのですが、そのときボス経由のハイデガーに対して非常に違和感を覚えながらやっていました。ボスは教条的にハイデガーを語るのですが、ハイデガーの真髄は絶対そんなところにはないのだという気持ちを持っていたのです。

ボスの場合、外来だけの精神療法家として神経症や心身症を主に扱っていて、統合失調症をあまり扱っていなかったですから余計にそうなのでしょうが、精神障害は現存在の頽落形式なのだという理解なのですね。ですからそれに本来性を取り戻してやらなければいけないのだということになる。絶対にそうではないですよね。私の場合は統合失調症をやっていましたから、統合失調症の患者さんは頽落しているのではなくて、一般人として、「ひと」(das Man) として頽落したくてもできないから苦しんでいるのだ、もっと頽落が簡単にできるものならあんなに苦しまなくてよいのだ、と思っているのです。ですから本来性を取り戻してやろうなどと医者が思うなんて大間違いだと思っています。

村上　統合失調症の患者さんたちは、逆にある意味本来性に直面しすぎてしまっている人々なのだという理解でしょうか。

木村　そうです。本来性に直面したらそれこそ自殺する以外なくなってくる。

だから、ハイデガーという人は世紀の大哲学者だとは思うのですが、その真価は、極言すれば専ら存在論的差異一つにかかっていると思います。あれを発見しただけではなくて、とにかく言ってのけた。しかも、存在 (Sein) と存在者 (Seiendes) との存在論的差異こそ実は Sein そのものなのだということを言うでしょう。しかもその場合、Sein を Seyn と綴ったり、あるいは Sein に×をつけて抹消したりする。ああしか言えなかったのだろうと思うけれど、これはたいしたことですね。西田なら「絶対無」と言っただろうし、絶対無こそあるということなのだということになるでしょうけれども。

村上　もう少しハイデガーにこだわると、結局ビンスヴァンガーと木村先生の差異というのは今の部分にかかっていて、おそらくビンスヴァンガーは結局人間学であって、ハイデガーの経験的な部分を取り入れています。先生の場合にはもっと存在論的というか超越論的な部分にこだわった。

木村　ハイデガーの話とは少し外れるのかもしれないけれど、ビンスヴァンガーは「感覚診断」（直観診断、Gefühlsdiagnose）のことを書いていますよね。統合失調症の診断はいろいろな症状を確認して診断するのではなくて、いきなり直観的に、ある種の感覚で感じ取るのだと。しかもその直観的な感覚というのは単なる勘でも直感でもなく、明らかに何かを見て取っているのだと。そこのところを強調して言うのですよね。私はこれが精神医学における現象学というものの本当のあり方ではないかと思います。

ビンスヴァンガーは初めフッサールから入っています。もちろんフッサールは本質直観ということを言うわけだけれど、しかしフッサールの本質直観には、ビンスヴァンガーが問題にしたかった患者という人間のあり方についての指針は見つけられなかった。それでビンスヴァンガーはフッサールからハイデガーへ行った。ハイデガーの現存在分析論、特に「世界内存在」という概念の中に、自分の求めていたものを見出したのだと思います。精神病患者の病理性は、患者が自らの世界の内にあるあり方の異常にあると考えたわけです。

しかし他ならぬこの点で、ビンスヴァンガーは、ボスとハイデガー自身からの激しい批判を受けることになる。というのは、ビンスヴァンガーはハイデガーの「世界内存在」を手がかりにしたのだけれども、それだけでは足りない、精神医学で二人称的な他者関係を問題にする以上、現存在は「世界の内にある」だけでなく、「世界を超えて」いなければならない、と考えて、「世界内存在」に「世界超越存在」を補って、「世界内・世界超越存在」（In-der-Welt-über-die-Welt-hinaus-Sein）という言い方をしたんですね。ボスとハイデガー自身が最もビンスヴァンガーを批判しているのは、この点なんです。つまり、ハイデガーの「世界」というのを個人の内面的世界の意味に取ってしまった。だから他者である患者と出会うためには、そのような世界は超えなければならない、というわけです。やはりこれは、ひいき目に見てもビンスヴァンガーのハイデガーについての誤解でしょうね。しかし、この「誤解」の中には、治療者としてのビンスヴァンガーの姿勢がはっきり物語られている、と私は思っています。だから私は、字句の上でハイデガーに忠実なボスよりも、ビンスヴァンガーの肩を持ちたくなるのです。さらに言えば、個人個人の存在者的（ontisch）なレベルでの「世界内存在」に、出会いの場で初めて開ける存在論的（ontologisch）な「世界超越存在」を添えたという点に、ビンスヴァンガー自身の存在論的差異についての感性を見ているのです。

村上　ここのところビンスヴァンガーも読み直していたのですが、ビンスヴァンガーが存在論的差異を射程に入れていたという今のお話は、気がつきませんでした。テキストを読んだだけでは彼が何を考えていたのかひょっとしたらわからないのかもしれないですね。例えば彼はフッサールやフロイトについての解説や、空間や夢について図式的に綺麗な文章を書いていますが、今先生がお話になった部分はなかなか見えてこない。

木村　私の深読みかもしれないですけどね。『精神分裂病』という私の訳した本、例えばあれの中にはそんなことは書いていません。

村上　先生はビンスヴァンガーが持っていた可能性を引き継いで深化したというふうに言ってしまってもよいですか。

木村　そうかもしれない、と思います。もちろんビンスヴァンガーの現象学理解は不正確ですし、『精神分裂病』という本も決して素晴らしくよく書けているとは思わないのですが、私としてはビンスヴァンガーから何かを引っ張り出して自分自身の中へ取り込んだという気持ちです。

村上　なるほど。先生がどういう立ち位置だったのか少し不思議だったのですが、なんとなく見えてきました。

木村　それともう一つ、ブランケンブルクという人がその横に触媒的にいましてね。彼はそもそも精神科医になったときからビンスヴァンガーに私淑していた人です。そして私が彼と最初に出会ったときに非常に驚いたのですが、私と非常によく似たことを考えていた人なのです。

村上　彼はでもどちらかというとフッサール寄りです。

木村　ええ。しかし彼もやはりフッサールに飽き足らずに、ハイデガーに惹かれたのではないでしょうか。

村上　なるほど。木村先生とブランケンブルクは現象学的と言われる人たちの中でも際立って現象学的です。

木村　ブランケンブルクも私も自分の方法のことを「人間学的」とも形容するわけだけれど、人間学は現象学とはちょっと違いますよね。私の教わった先生で言うと、テレンバッハは人間学的ですけど、あまり現象学的ではなかったと思います。ブランケンブルクや私が人間学的だというとき、二人に共通してヴァイツゼカーへの親和性がありますね。ヴァイツゼカーは人間学そのものですから。現象学的ではないですけれども。

村上　ただし彼の場合は別の意味で突き抜けてしまっている人ですね。

木村　ええ。私の場合は現象学にヴァイツゼカーの人間学を加味したものと言ったらよいでしょうかね。そういうことをやってきました。特に先ほどの存在論的差異の問題を私なりに追いかけているうちに、どうしても生と死という生命論のほうへ行かざるを得ないことになって、そうなるともうヴァイツゼカーの出番ということになります。

——一方で村上先生が精神病理学に関わりを持つようになった経緯はどうだったのでしょう。レヴィナス研究から精神病理学的なものへの関心の遷移についてお話しいただければと思います。

村上　実はそれも木村先生と凄く関係があります。私はフランスでレヴィナスについての博士論文を準備していたのですが、そのときいくつかの偶然が重なりました。

一つはレヴィナス自身の思想の中に精神病理学的な要素を見つけ出したということです。後期の『存在するとは別の仕方で、あるいは存在することの彼方へ』という本の中に単語のレベルでもすでに「妄想」「心的外傷」「傷つきやすさ」といったテーマが出てくるのですが、それが文字通りに精神病理学の問題として読まれるということはありませんでした。専ら一つのメタファーとして読まれていたのですが、それはそうではないのだということに気がついたのです。レヴィナスは家族のほとんどを収容所で亡くして、とりわけ生き残ったことの罪悪感を持っている人ですので、本当にPTSDだったと言ってもよいと思います。今でこそショアーについての思想家としても論じられますが、実は戦後二〇年間ショアーにともなう自他の苦痛についてはほとんど語っていないのですね。その事自体、傷の深さを示しています。そして一九六六年以降にようやく語り始める（『固有名』所収の「無名（旗なき栄誉）」）。そこから『存在するとは別の仕方で』の非常に奇妙な、「苦痛の現象学」を作るようになります。終戦後二〇年かけて、なんとか心的外傷をシステムの中に組み込んだ現象学を作ることで持ち堪えたのだと、私自身は思っています。

これらのテーマを発見したのがフランスにいた頃で、そのときに読み始めたのが木村先生とブランケンブルクの本でした。ですから最初に木村先生のご本を読んだのはフランス語だったのです。しかも私の師匠のマルク・リシールが先生と知り合いで、先生のお仕事に凄く興味を持っていましたので、それで「ちょっと読みなさい」みたいなことになったんです。もちろん先生は当時すでに大家で、今から思えば失礼な言い方なのですが、「ああ面白い人がいるんだな」と思いました（笑）。それで日本から本を送ってもらって、『あいだ』の音楽論や『分裂病と他者』を読んだという次第です。結局レヴィナスを現象学のテキストとして読んだ博士論文も、ブランケンブルクのアンネ・ラウの事例と木村先生の議論も組み込んだかたちで書いています。そしてレヴィナスを精神病理学に関わる主体の理論というかたちで読みました。さらに二冊目のレヴィナス論では、全面的に精神病理学の基礎理論を作った人としてレヴィナスを読み直しています〔*Hyperbole – pour une psychopathologie lévinassienne*, 2008〕。

それからもう一つ、帰国後に精神科医の先生方とのお付き合いが始まります。中学からの友人である鹿島直之さんが精神科医になっていたことがきっかけで、精神科医の先生方と勉強させていただく機会を得られたのです。

それから個人的に非常に大きかったのは、前に勤めていた大学で学生相談室の係を担当したことです。もちろんスクール・カウンセラーの方が学生の話を聴くのですが、不在のときには補助的に教員も話を聴くことになっていました。それ自体よいのか悪いのかよくわかりませんが、ただ私自身にとっては非常に大きな経験で、今考えるとさまざまな診断名がつくような学生さんたちのお話を聴くようになって、しかもみなさん本当に困っていました。特に「死にたい」と言う学生さんが非常に多い。それで真剣にお話を聴かなければいけないし、真剣に勉強しなければいけないと思ったのです。それで精神病理学というよりはどちらかというと心理臨床に関する本を読んだり、鹿島さんや前任校の臨床心理士の先生方に教えていただいたりするようになりました。これらのことが非常に大きなモチベーションになっています。

　そのときに特にウィニコットを読み始めて、今でも二〇世紀最大の思想家だと思っているくらい感銘を受けました。そしてウィニコットとレヴィナスの間にいくつか親和性があるものですから、ある種の精神分析、特にフロイトとラカン以外のテキスト、それも理論ではなく臨床事例こそ現象学の問題として読み直すことができるということに気がつきました。最近『現代思想』で書かせていただいている論文はその成果です。

　さらに、大学時代のオーケストラのパーカッションの友人である広瀬宏之さんが小児科医になっていて、久しぶりに会ったら、「ちょうど今病院で自閉症の子供を臨床しているのだけど、見学に来ない？」と言われたのがきっかけで自閉症のお子さんたちとお会いするようになりました。そのときは自閉症について何も知らなかったのですが、行ってみたら大きな哲学的な問題がありそうだということに気がついて、その後はまってしまって結局四年半くらい、途中からは毎週病院に通っていました。

木村　最初に自閉症に出会われたのはいつ頃ですか。

村上　二〇〇三年です。本当に何の予備知識もなく飛び込んでいったかたちです。認知科学系の議論や療育の議論はいろいろあったのでその後もちろん随分読んだのですが、今考えると当時自閉症の精神病理学というのはある意味なかったのですね。その意味でまだ考える余地はいろいろありました。

それから凄く幸運だったのは、成育医療センターでお世話になった宮尾益知先生が非常にオープンな方で、手とり足とり、自閉症のお子さんとの付き合い方を教えてくださりました。本で学ぶより前に、小児科医の先生方がどうやって自閉症のお子さんたちと接してそのお子さんたちの可能性をひらいていくかというのを教えていただくことができたのは本当に幸運なことでした。そしてそのままズブズブとやることになってしまいましたが、非常に楽しい経験でした。

ですから本当に偶然が重なって、自閉症の勉強と心理臨床の勉強を並行してやることになったというのが個人的な経緯です。

それからこれは後でお話しする機会があるかと思いますが、私の本〔『自閉症の現象学』〕を読んでいただいてお気づきかと思いますが、自閉症研究自体は、非常に認識論的な仕事になってしまっています。フッサール的と言ってもよいかもしれません。

木村　カントも随分出てきますね。

村上　そうですね。それはある意味自閉症の子供たちが要請する必然でした。もともと興味があったのは学生相談のほうだったので、よりハイデガーの事実性に近い問題、あるいは、最近書いているような「触発の現象学」とでも名づけたい、認識論というよりは情動や身体性などの問題でした。しかし、自閉症に関しては逆に自分の感情や身体感覚を感じる力が弱かったり、対人関係を持つことが困難だったり、認識のほうがもともと優位な方たちだったので、本を書いてみたら認識論の仕事のようになったという経緯です。

　少し話を戻しますと、私が木村先生の本を読み始めたのはちょうど私の師匠が自分が主幹をしているコレクションで『あいだ』のフランス語訳の出版を考えていた頃だったんです〔二〇〇〇年にミヨン社から出版〕。フランスにいたときはですからリシールと木村先生の話をよくしていました。そういえば当時タイトルを迷っていて、「*Entre* だとよくわからないし、*Aida* だとオペラの本になっちゃう」と言ってました。

　それから、木村先生はフランスで非常に読まれています。すでに翻訳は二冊出ていて、論文もいくつか翻訳されていますし、雑誌の特集でも出たことがあります〔*Études phénoménologiques*, no.25, 1997〕。フランスでは現象学が強いということと、タトシアンの弟子筋を中心に現存在分析の伝統が残っているということがあります。

木村　ダステュールさんなんかがソルボンヌのセミネールで私を主題的に取り上げてくださったりして〔註：パリでは、現存在分析の研究会が継続的に開かれていた〕。

村上　あとアンリ・マルディネが先生のお仕事を高く評価しています。

木村　マルディネはよく知っています。あの人はフランス人としては非常に珍しくヴァイツゼカー好きの人ですね。しかも彼は、ビンスヴァンガーの病院でしばらく勉強していたのですよね。

村上　木村先生のお名前を最初に見たのはマルディネの本の中だったんです。彼は七〇年代からすでに木村先生のお仕事を引用していたと思います。

木村　私のフランス語の最初の本〔"*Écrits de psychopathologie phénoménologique*"〕の中にもマルディネさんは論文を一つ書いてくれました。

村上　マルディネはフランスでは非常に影響力のある人で、そういう意味でも木村先生のお仕事がフランスで知られるきっかけとなりました。そしてマルディネの思想自体、木村先生と非常に近い部分があります。

木村　そう思います。あの人の言うことも細かいところはよくわからないのだけれど（笑）。

村上　難しいですよね。ただ先生が「こと」ということで言おうとしていることと彼が"transpossibilité"（超可能性）ということで言おうとしていることはかなり近いところを狙っていたと思います〔「超受容性について」『現代思想』二〇〇九年一二月臨時増刊「総特集フッサール」参照〕。

精神医学における現象学的直観

――さて、少し前に言及していただきました感覚診断あるいは直観診断のことを改めて取り上げ、蝶番のようにしつつ、具体的な臨床の局面へと入っていきたいと思います。ここがまさに哲学的現象学と精神医学的現象学の分水嶺になるわけですが、そもそも病理をはらんだ患者という他者に対して、医療者はどういう権利の下に、いかなる仕方でもって、関わり合う疎通路を拓きうるのでしょうか。

言い換えると、患者という他者の他者性を確保しつつ、しかし患者の意識や存在の様態を私のこととして現象学的な直観を行うことが可能なのはどのようにしてなのでしょうか。

木村　ハイデガーは『存在と時間』をフッサール門下として書いているわけですが、そこで自分の立場は現象学だとはっきり書いているわけですよね。そして現象学とは何をするものかということに関してハイデガーなりの定義をしています。「自らを示しているものをそれが自らをそれ自身から示す通りにそれ自身から見えるようにする」と。これがどうもハイデガーの理解した現象学らしいのです。その「見えるようにする」(sehen lassen) が私には非常にぴったりくる。「自らを示しているものをそれ自身において自らを示している通りに見えるようにする」ということですね。直観診断というのは要するにそれだろうと思います。そこに何かが自らを示し現れているということでしょうか。何かが現れている、それを現れているままに見えるようにする、これが現象学ということでしょうか。

村上　しかもその見えてくるものが経験的なものではない。見えないものが見えてくる。

木村　ええ。統合失調症の患者を目の前にしてそれをやることが統合失調症の直観診断だということになります。ビンスヴァンガーはそんなこと書いていませんし、私の思いにすぎないのですが。

私が直観診断に興味を持ったそもそもの始まりですが、六〇年代の日本の精神医学会で「プレコックス感」(Praecoxgefühl)、つまり統合失調症患者の独特の人間的印象がよく議論されたことがあったのですね。オランダのリュムケがプレコックス感ということを言い出し、一体それは何だろうということになった。われわれのようなＤＳＭに毒されていない昔の精神科医は、だいたい統合失調症の患者さんを診たら一見して統合失調症だということがパッとわかる、その感覚を大切にしていたのですね。特に私の属していた京都大学の精神科では、教科書的な症状のレベルでは統合失調症と区別できないけれども、長期の予後は全然違う、「非定型精神病」という臨床単位を持っていましたから、それと本当の統合失調症とを的確に見分ける必要があったのです。リュムケはいろいろな言い方をしているのですが、とにかく「対人接触本能」が欠落している印象だとも言います。人間には対人接触本能があり、それが欠落しているのをプレコックス感という感じでこちらが感じ取っているのだ、と。それからいろいろ文献をあたっていたら、先ほどのビンスヴァンガーの感覚診断（Gefühlsdiagnose）にぶつかった。それで、対象的には見えてこないのだけれどそれ自身を示している現象をそのまま見えるようにするのが現象学の仕事ではないかと思ったのです。

村上　私自身が理解している現象学は今先生にご説明いただいたものと同じようなものですが、おそらくそれは統合失調症に限定されるものではないのではないかと思います。何か対象があったとき、目に見えてはいないけれどそこに動いているものを見させる、というのが現象学の働きですから。ただ個人的には、そこで構造を記述したくなってしまうのですね。背後で動いているものに入り込んで、その構造を取り出したくなってしまう。ただおそらく、統合失調症の場合、それが非常に難しいものなのでしょうね。

木村　非常に難しいですね。

村上　本当に見えないもの、捉え難いものを、捉えようとしている。もしかすると統合失調症は、現象学の可能性の限界に位置する出来事かもしれません。

木村　個人の意識のレベルを超えていると思います。例えば鬱病や何かだと個人レベルの現象学である程度までやれるのではないかと思うのですが、統合失調症の場合、そして自閉症も、個人レベルの問題ではないと思っています。逆に言うと、個人の問題ではないからこそ、患者という他者の問題なのにわれわれ精神科医の一人称的な直観でもってそれに関われる。そういう構造になっているのではないでしょうか。

村上　それは先生が強調される西田の「絶対の他」に関する議論ですね。

木村　西田の「私と汝」という論文ですね。「絶対の他」同士だからこそ通じ合っているような部分があるという。フッサールがいくら「間主観性」と言っても、ここには絶対に届かないだろうと思います。彼自身の中ではそういうことを言わざるを得なかったということがあるのでしょうけどね。

村上　私はフッサールは軽度の発達障害を持っていたと思っています。（もちろん、一九世紀の心理学理論の影響はあるでしょうが）あの間主観性の議論は発達障害を持っている方たちの対人関係の取り方と非常に似ていますから。

木村　なるほど。そういうお話は初めて伺いましたけれど、そう考えれば合点が行く点は多々ありますね。他者認知の理論とかね。

村上　最初に身体像 Leibkörper があって、それが生きている身体 Leib だと感じ取るかどうかとか、あるいは自分の身体と相手の身体が似ているか似ていないかとか、相手の位置に立ってみたとしたらとか、そういうところから出発して対人関係を議論しようとするものです。逆に言うと、彼はあくまで正確に自分の経験を記述したのでしょう。彼の他者論に対する従来の批判は不当だと思いますし、無理に定型発達の対人関係を読み込んで擁護するのも違うと思います。

木村　私はフッサールは本当に少ししか読んでいませんが、これでは直観診断などの問題に届きそうもないと思います。

村上　そうですね。相手に巻き込まれてしまう部分はフッサールでは弱いですし、あれだけ他者経験について論じながら、アイコンタクトについて語ることがありません。これらは自閉症の方たちも困難を抱えている部分です。

ともあれ自閉症の話は措くとして、他者に対して現象学を行う権利の部分ですが、木村先生はそれを統合失調症の問題として特異的に捉えようとされていました。しかし、繰り返しになりますが、必ずしも統合失調症に限られないのではないと思います。先ほど自閉症の方々は対人関係を取るのが難しいと申しましたが、そうは言ってもなにがしかのコンタクトは取れるように感じています。それがない限りおそらく自閉症研究はできません。重度の自閉症のお子さんたちと私とでは明らかに経験の様式が違うわけですが、それでも通じる何かを感じます。共通の地盤と差異のある場面、つまり巻き込みと距離、その両方があったときに現象学が可能になるのではないかと思っています。

逆に、自分自身を題材にする場合ですら、ある意味で自分を「他者化」できない限り「隠れた構造」が見えてこないので、「あらゆる現象学は他者についての現象学である」と言いたい誘惑にも駆られます。現象学における「超越論的」とは、この「巻き込みと距離」を利用して背後の生成プロセスを見て取る仕組みのことではないでしょうか。

また統合失調症に限られないのではないかということで言うと、先生が翻訳されているヴァイツゼカーは統合失調症について語ったわけではないですが、「生き物を問題にする学問とは、われわれと対象とが共通の（認識しえない）根拠を持っているがゆえに自然科学と別の仕方で語らざるを得ないような何かである」というような趣旨の議論をしています〔木村敏訳『精神と主体』八九頁参照〕。

木村　それが「生命」ということだろうと思います。

村上　それは先生が捕まえようとしていることと非常に近いですよね。

木村　非常に近い、というよりずっと私がものを考える原点になっています。『ゲシュタルトクライス』の中に、「生命を研究しようとする者は、生命に関わらなければいけない」という、一見当たり前のことがテーゼとして書いてある。「生命を研究しようとする者」ということで言われている「生命」と、「生命に関わらなければいけない」という部分で言われている「生命」はちょっと次元が違うのではないかと思って読んだのです。

もう一つ、ヴァイツゼカーの自伝に書いてあることですが、「身体性（Leiblichkeit）でもって生命が生命の中へ入ってくる」と。この二つの「生命」も明らかに違う。入ってくる側の「生命」と入ってこられる側の「生命」がある。身体性でもって／身体性とともに（mit der Leiblichkeit）、生命が生命の中に入ってくる（kommt Leben ins Leben）。仮に「小文字の生命」と「大文字の生命」という言い方をしますと、大文字の普遍的な生命が、人間が身体を持っているがために、小文字の個別的な生命の中に入ってくるわけです。だから生命を研究しようとする者はとりあえず小文字の生命を研究するわけです。つまり個々の具体的な生命物質の生命活動ですね。しかしその研究は「大文字の生命と関わらなければいけない」とヴァイツゼカーは言うわけです。

村上　それは先生の「ゾーエー」と「ビオス」に関する議論ですね。

木村　はい。それを私はゾーエーとビオスという言葉で呼んでいるわけです。

村上　そこが木村先生の難しいところで、正直などころ違和を感じるところでもあります。他者からの巻き込みがあるということは実感としてわかるのですが、この巻き込みがなぜ生命と言われるものなのか、ピンと来ていません。例えば「あいだ」や「メタノエシス」というかたちで議論されているこことがなぜ生命／ゾーエーというところに飛ぶのかというところです。

木村　これもヴァイツゼカーなのですが、われわれは個人として生まれ、生まれてきた以上は生きなければいけないから、実際一生懸命に生きようとして、いろいろなことをしているわけでしょう。それはもちろんビオス、小文字の生命のレベルです。しかし小文字の生命というのはそのまま大文字の、ゾーエー的な生命に突き抜けてしまっている。ビオス的な生命はゾーエー的生命から、西田的な言い回しを使えば「自己が自己自身を限定する」という仕方で生まれてくるのですから。しかもその大文字の生命というのは、自分だけではなくて自分の前にいる他者とも通底しているわけですね。

村上　そこが難しいところです。私はもう少し即物的に考えてしまいます。二人の間に「あいだ」が開かれて何かを一緒に作り出すという場の動きはわかるのですが、それをなぜゾーエー／生と言えるのか。

木村　例えばフロイトの話をするときに、私はほとんど「死の欲動」のことしか言いません。人間に限らずあらゆる有機体は死んでどこかへ帰っていこうとしているわけです。フロイトはそれを「無機界へ」と言いましたが、私は決して無機界へだとは思いません。有機体の活動はすべてフロイトが言っているように死の欲動の表れだとなると、その行き先はゾーエー的な生命しかないと思うんです。生命体がそこから生まれてきて、そこへ向かって死んでいく。

村上　そのロジックはわかるのですが、それがなぜ二人のあいだの場なのかがわからないのです。

木村　私はときどき今西進化論を持ち出して動物の種的・集団的な行動みたいな話もするわけだけれど、二人の人間が関係を持つということは、そこで一つのミニマムの集団を形成するということですね。この二人は集団的な生命みたいなものに動かされる以外ないのではないか。哲学的・論理的にどう考えられるのかはわかりませんが、そういう本能的な直観はあるのです。

村上　なるほど、今の説明は何となくわかった気がします。どんな個体であれ個体が二つ出会って感応しあうときに、この感応を生命と名づける、それが場合によっては生物種のレベルまで拡張されうるということでしょうか。

木村　メルロ＝ポンティがこれと非常に近いところで考えていたのだろうと思います。

村上　彼の「肉」という概念がまさにそうですね。世界と私の体が同じ肉というかたちで繋がっている。非常に奇妙な概念で、正確に記述するのは難しいのですが。ただ彼の場合には美の経験が大きかったので、「肉」を「見えるもの」というかたちで言い換えてしまっている。先生の場合だと生命というかたちに行くのですが、彼の場合には見えるものにしてしまうので、他者ではなく世界による巻き込み、つまり「森が私を見つめる」という経験に行ってしまう。そこが違うとは思うのですが。

木村　それから先ほどのレヴィナスの他者論で出てくる「汝殺すなかれ」ですが、あれも唐突といえば唐突ですね。しかしこれも当然、ゾーエー的生命と関係がある。ゾーエーは大文字の生命であるだけでなく、大文字の死でもありますから。「死の欲動」は「死への欲動」以外の何ものでもない。

村上　ただレヴィナスは「通底している生命」のような次元を考えたことはおそらくないと思います。

木村　そうでしょうね。それが西田だと「絶対の他」になります。

村上　おそらくそこは先生のレヴィナスに対する批判点でもあると思うのですが。
　ともあれだんだんクリアになってきました。概念化するのは非常に難しいですけれど。

木村　本当に難しい。どうして生命なのかと言われると困ってしまう。でも、われわれ人間存在の源泉は、生きているということでしょう。ゾーエーのビオスへの自己限定として生きている。これが人間の一切の活動の前提となっている。

村上　ここまで生命やゾーエーに対して少し批判的なことを申し上げてきましたが、ただあの次元をどこかで考えなければいけないとも思っているのです。私自身は社会的な現実の中である仕方で病に追い込まれるという経験的な現実による触発から出発して考えていたのですが、それだけでは足りなくて、社会的な次元が全部反故になってしまったときに現れてくるもの――死や生命そのもの――がやはりそのさらに先に見えてきました。そういう次元についての現象学的な語りをもう一度考え直さなければいけないだろうと思っています。一方で、ミシェル・アンリやメルロ゠ポンティなど、現在存在するこの次元に関する議論に対しては違和感がありますので。

そうすると、生と死そのものに向き合う延長線上に宗教の問題が出てきます。ある意味一九世紀末から二〇世紀初頭の西欧で成立した精神医学や心理療法は宗教の代替物として成立したという経緯もあると思います。精神医学や心理臨床が成立した時期というのはちょうどキリスト教が市民の間で衰退した時期と重なっています。要するに、救済宗教の代替物としてこれだけカウンセリングが流行っているというのは間違いない。中沢新一さんが意識していることではないかと思いますが、現生人類は五万年前のクロマニヨン人から生きてきてずっと何かの宗教を持っていたのに、多くの人が宗教を持たなくなったのはここ五〇年ほどの都市部でだけです。何かとても不思議なことが私たちに起こっている気がします。私たちは宗教とともに何を失ってしまったのか。この問題と関係して、死や生命との関係も何か変質しているでしょうし、それをもう一度関係づけるかたちで、宗教学とは別に哲学の問題として議論してもよいかなと思っています。

木村　全くそう思います。ヴァイツゼカーが彼の自伝〔『出会いと決断』（*Begegnungen und Entscheidungen*)〕で、「祈り」についてとてもよいことを書いています。祈りというのは超越者としての神様のようなものに対してのものではなく、相手の全くないものなのだ、というのです。自分ひとりで、相手なしに、ただひたすら祈るだけなんだと。私も何となくそうだと思います。そういう祈りが可能になる場、それはやはり大文字の生命なのではないでしょうか。

私はこの頃、スピノザをいっぺんきちんと勉強しようかと考えているところなんです。「神即自然」

というやつですね。「無神論的汎神論」と言いましょうか。私は根本には自然ということを考えますから。根源的自発性、つまり「おのずから」の「から」、「自然（じねん）」の「自（から）」ということですが、これが私にとっては生命の別名ですし、「能産的自然」(natura naturans) としての神の別名でもあるのです。

統合失調症と自閉症の現象学的区分

木村　統合失調症という病気については、妄想だとか幻覚だとか、言語を巻き込んだ臨床症状がたくさん出てくる。それが自閉症の臨床像とは違うのだけれども、そういう「症状」として表に出てくる事態は、全部、統合失調症の患者が、あるいはその生体が生きていくために、もちろん無意識にですけど、頑張っている姿なのではないかと思うんですね。臨床症状というのは個人の病理です。しかし先ほども言ったように、統合失調症という事態は、私の考えでは個人の病気ではない。ということは、それはビオスとゾーエーの接点のところに生じた病的な事態なのだということです。個人のビオスと集団のゾーエーが、患者と呼ばれる当事者の生きていく場所で、自然にスムーズに繋がっていないのだと私は考えています。そして、その点では自閉症も同じことではないかと思うんですね。

ビオスとゾーエーの接点での出来事だから、その発端はもちろんその個人の出生以前、あるいは発生の時点にまでさかのぼります。しかしその時点では、当然まだ症状は形成されない。症状というものは、その個体が、世界内存在としてと言ってもよいと思うのですが、自分のビオスを生きようとしてさまざまな困難に遭遇する、その段階で、その困難に対する対処の方策として形成されるのだろうと考えています。だから症状の形成ということになると、思春期までの十数年ともかくも健常な子供時代を過ごしたか過ごさなかったか、なによりも言語を自然なかたちで習得したかどうか、そういういろいろな事情で違ってきて当たり前でしょう。

村上 なるほど、自閉症の場合も確かに集合的な生命が個体へと個別化するところで、その生命との連絡がうまくいかないような個別化をしてしまっている、と言えそうです。ただし社会性の水準ではなく、もっと生物学的な水準の生命の個体化が焦点になっていそうですが。

先生の概念で説明するならば、自閉症の方たちはゾーエーに関わる次元を最初は感じることができなかった人たちと言えるでしょうか。統合失調症の方たちは、その次元の何かが見えているけれども、見えたがゆえに何かが壊れてしまった方たちなのかなと思っています。かたや自閉症の方たちは、最初の段階でその次元は存在しなくて、後から見えてくる。

木村 統合失調症の人は、思春期くらいまでは、非常に脆弱とは言われるけれども、よく見ればいろいろ問題をはらんでいるけれども、普通に成長していきますからね。

——今の木村先生のお話は、統合失調症臨床のご経験から、症状の出方はともかく、統合失調症も自閉症も基礎障害は同じというか、根っこのところは共通しているのではないか、ということですね。

木村 いちばん根っこのところは一緒なのではないでしょうか。すぐそこから分かれるだろうと思いますが。

――村上先生はかたや自閉症のフィールドワークをされてきたわけですが、そこから見えてきた自閉症児の自己の成り立ちや基礎障害についてはどうお考えですか。

村上　私は個体から出発して記述的に考えようと思います。まず一つ、重たい自閉症のお子さんたちに何が起こっているかを考えると、対人関係では初めは他者がいない世界に住んでいます。もう一つは自分の身体の感覚が非常に弱いか、あるいは、ない。例えばおしっこに行きたいというのがわからなかったり、お腹が空かないとか、そういう原初的な自分の感覚が全くない。身体的な自己感というものがないのですね。つまり、定型発達のような対人関係の中での自己は形成されないし、内側からの身体感覚としても自己が形成されないという状態の中に生きています。そうすると、好きな色や形や音、あるいは触覚などと一体化して世界すなわち自己と言えるようなものを作り上げていくというふうに思えます。

もう少し発達してある程度対人関係が持てるようになった方たちでも、このような自己の名残を残しています。例えばドナ・ウィリアムズが自伝の三巻目の中で書いていますが、鏡に映っている姿で自分を作り上げていたとか、あるいは他の人と接する場合にも、他人のまねをしながら歩いたり食べたりしていたとか、何を食べてよいのかわからないので隣の人と同じものを注文して同じように食べていたとか、そういう話をしています。そして後になって真の意味でのボーイフレンドができて初めて対人関係ができあがって、自分の中から自分の身体を動かせるようになったと。定型発達と同じような自己を作り上げる出来事が三〇歳近くなってから起こったということになります。ですからおそらく重たい自閉症のお子さんから自閉度の強いアスペルガーの方たちまで、感覚というか感性的な直観が優位に立つかたちで自己のようなものを作り上げるということをしているのではないでしょうか。

ここで木村先生のお話と接続すると思います。自閉症のお子さんたちはパニックをよく起こすのですが、そのパニックは何か得体の知れないものが侵入してくる感覚だろうと思います。そのときに何が起こっているのか。彼らの世界はもともとは外部のない世界、自分の感覚だけで閉じている世界です。つまり、自分の経験が閉じた球体でできているので、それを超えてしまうような何かというものが論理上は存在し得ない。ところがその論理上存在し得ないはずの外部が突然入ってきたときに、それが彼らのパニックになっているのではないかと思います。そこが統合失調症の方たちと違うところではないでしょうか。

木村　そうでしょうね。

村上　統合失調症の方たちは外部をリアルに感じているのではないでしょうか。彼らは死やゾーエー的な次元をある意味ヴィヴィッドに感じてしまっていて、自閉症の方たちはむしろそれがない状態で何かそれを暗示させるようなものが侵入してきてしまうときにパニックになってしまう。今のところはこの「外部」は、基礎的な対人関係（視線触発）の可能性そのものと関係していると考えています。

ともあれ、両者ともに得体の知れない外部に脅かされるとしても、その作りが異なるように思えます。

木村　結局は個体化の極めて早い段階で「発症」した、つまり世界に対する対処行動を開始した統合失調症だとは考えにくいでしょうか。

　高機能の自閉症なりアスペルガーは、私が現役で大学にいた頃はまだほとんど問題にならなかった。子供の自閉症は問題になっていましたが、ご存知のように、当時から児童精神医学は成人の精神医学から独立していました。ですから私たち大人の精神医学をやっていた精神科医には、そういう子供を診る機会がなかったのですね。高機能の発達障害やアスペルガーについては、もちろん現在だったら経験できるだろうと思いますが、私が現役の頃には残念ながらまだ問題になっていなかった。そんなわけで私には発達障害と総称される病態についての臨床経験がないのです。臨床経験のないことは語らないというのが私の大方針なのだけれど、この際はしょうがないので教えていただきながら理論的に推測していく以外ないのですが。

　「高機能」ということは簡単に言ってしまえば言語が発達しているということでしょう。しかしその言語の「発達」ということ一つをとってみても、これはわれわれ「定型」の人が身につける言語発達とは構造が全然違うのではないか。それはひょっとすると、私たちが外国語を習うのと同じようなかたちで身につけているのではないのでしょうか。村上さんも書いていますが、一回目は音が聞こえ、二回目に声がして、三回目に意味がわかる、と。これはまさに覚え立ての外国語ではそうですよね。私がドイツに留学したときに二人の子供を連れていったのですが、子供たちがドイツ語をどうやって覚えるのだろうと思って、一生懸命見ていました。要するに、必要な道具をどんどん拾い集めてくるのだなと思いました。それと同じなんでしょうね。

村上　確かに道具のように使いますね。

木村　そうでしょう。知能さえよければ、必要な道具をどんどん拾い集めてきて、結構言語ゲームはできるわけです。普通に日本人の子供が日本の両親のもとで日本語がしゃべれるようになるのと、およそ違うのではないかと思います。

村上　全く違いますね。人によって重い・軽いはいろいろあるのでしょうが、とにかく定型発達の場合、言語は養育における情動や愛情といったいろいろなものの中で発達するものなので、まずは視線触発に基づいた情動的な交流があって、それに浸透するかたちになるのだと思います。ところが自閉症の方たちは、そういった愛着の関係が薄いので、それがない状態で言語構造だけを持ってくる。

さらに、例えばテンプル・グランディンという自閉症の方の手記を読むと、映像でいったんものを考えてから、それを文法的に英語に翻訳し直すということをしています。まさに先ほど先生が仰ったように、道具を拾い集めて外国語のように翻訳し直すということをやっている。自閉症の方で話すタイミングが少し遅れる方がいますが、そういう操作をしている可能性があります。

木村　なるほど。だから論理というのも結局そういうことなのだろうと思います。普通の定型発達の人には論理なんて第一次的には不必要なものですよね。

村上　やりたいことと感情が伝わればいいですよね。そう言われてみると、そこはどうなのでしょう、統合失調症とは大きく違う気もするのですが。

木村　大きく違います。大きく違うのだけれども、結局それは発症に至る過程の違いではないかと思うのです。いずれにしても、言語機能は脳の言語中枢の働きに依存しているわけですけれども、定型発達の子供は生まれた直後から（ひょっとすると胎内にいるときから）感情を伴った言語という媒体の中にすっぽり浸っていて、それが言語中枢の発達を待って言語機能として現勢化してくるのでしょうね。それと違って高機能の発達障害の子供は、言語機能というものを、まるで外国語を覚えるように、外部由来の道具として、ほぼ純粋に知的な操作として身につけるのではないかと思うのですが。

村上　感情と結びつかないまま道具のように言語が発達する、というのはその通りだと思います。ただし、「外部由来」かどうかはまだよくわかりません。彼らからするとまさに言語中枢の発達にともなって、暗号を解読するように自力で発見したように思えているかもしれません。

一つ思い出したのは、一九七〇年代くらいまでの精神分析において、統合失調症の原因をごく早期のトラウマに求める議論があったことです。要するに、言語を獲得する前に受けたトラウマが後になって症状化するのが統合失調症なのだという、今では捨てられている理論ですが。

木村　そうですね。統合失調症がこの頃軽症化してきているとよく言われますし、私は数も減っているのではないだろうかという感じを持っているのですが、これはそれとも関係がある。先ほどの私の生命論と強引に結びつけると、集団的でゾーエー的な生命とビオス的な生命とのバランスが時代によって随分と違ってくるのではないかということを思っているわけです。これは完全に私のスペキュレーションですけれども。しかしそちらから考えることはできないでしょうかね。

村上　そのように説明されると、自閉症というのはどうなるのでしょうか。

木村　今の社会はビオス優位の、ゾーエーの力が非常に弱くなった状態ではないでしょうか。統合失調症は一八世紀終わり頃に出てきて、一九世紀を経て二〇世紀の中頃まで非常に多かった。私が医者になったのが一九五六年ですが、その頃までです。逆に自閉症というのは当時はまだあまりなくて、その頃からだんだん出始めてきた。それまではゾーエー優位の時代、個人の主体性よりも集団の主体性が強い時代だったのではないでしょうか。全体主義的な国家形成みたいなものがあったわけですし。それが二回の世界大戦を経て二〇世紀の中頃からは、逆にビオス優位、個人優位の生き様に変わってきているのではないかという気がするのですけどね。そのことと、統合失調症の衰退とは関係があるんじゃないか、という気がしてならないのです。

村上　自閉症については非常に議論が難しくて、現場の先生方も、今、凄く議論されているところだと思います。まず一つは、やはり器質的な要因が非常に重い病気だということです。

木村　と、言われていますよね。

村上　それが大きいことは大きいです。診断基準を緩く取った場合、一卵性双生児で八割九割とする研究もあるようですから。統合失調症では四割でしたか。

木村　せいぜい五割ですね。それにしても九割というのは大きいですね。

村上　それが一つです。しかしそれにもかかわらず、診断基準が緩くなったというのでは説明できないほど増えているとも言われて、それについては今議論されていますし、結論もないと思います。だから難しいところですよね。私には全く答えがないのですが。

木村　私も完全に思弁的なことしか考えられないのですが。ただ器質の問題は、これはいつも出てくることなのだけれども、私は脳の発達というのはその前に……

村上　どちらが原因でどちらが結果かということですね。

木村　そうなんですよ。脳の器質的な変化も、原因ではなくて結果として出てきたものではないのだろうかと思うのですが。

村上　その可能性はありますね。それから見逃せないのは、先ほどは大多数が器質的だと言ったのですが、少数ですが、出産前後の重い身体的な病気などによって自閉症に近い状態になる方もいるのです。

木村　「自閉症に近い」というのは、自閉症ではないということですか。

村上　今の基準では自閉症だと診断されます。ただ、熟練したお医者さんが診断されると、また違って見えることもありますね。ただ、今のＤＳＭの基準では明らかに自閉症と診断される方の中にも、そういう何らかの病気なりが要因になった方がいるわけですから、そう考えると、自閉症の状態は何かの結果でしかないということになってきますよね。

木村　そうだと思いますね。ですから本当に、もう一歩下がったところで何を考えるかということです。

それと家族の問題がありますよね。遺伝ということも含めてよいのですが、育て方や家族環境の問題を全く手つかずに放っておいて、果して自閉症論ができるのかということです。これは極めてデリケートな問題で、議論がしにくいのですが、いずれは避けて通れなくなるでしょう。統合失調症や自閉症を個人の器質的な病ではないと言い切るからには、いくらデリケートでもこの問題から逃げているわけにはいかない、と私自身は考えています。

村上　自閉症に関する育て方の影響はやはり二次的なものであって一次的ではないと思います。自閉症の素因を持っていてすでに発現した方で、さらに育て方や療育がうまくいかなかったときに、より社会の中でうまくいかなくなってしまうということです。環境や社会への適応がうまくいかなくなる方がいるのは事実ですから、そのような二次的な適応と学習の問題になら家庭は関わってくるのかなという気がしています。

それから統合失調症についてですが、昔の議論は家族についてのものが非常に多かったですよね。

木村　家族因説がかなり強かったですね。それも「統合失調症を作り出す母親」(schizophrenogenic mother)というような乱暴で露骨な言い方がされたりしましたよね。

村上　今は否定されているのでしょうか。

木村　否定というか、議論そのものが敬遠されています。ベイトソンのダブル・バインド仮説をはじめとして、家族研究は私が現役だった頃には結構ありました。ベイトソンの議論に関して私はやや首を傾げるところがあるのですが。ただある時期から――自閉症の家族因説がタブーになった頃とほぼ同じ時期なのですが――、家族研究そのものがタブーになってしまいました。これは学問としては由々しきことだと私などは思います。

私はあくまでも統合失調症の場合に限ってしか発言できませんが、これは個人の病気ではないということは先ほども述べましたでしょう。統合失調症は、患者というかたちでわれわれの前に出てくる個人をめぐる、その人を直接に取り巻く対人環境全体、その個人の精神活動がそれの限定として現勢化してくる「あいだ」の病理だろうということです。ほとんどは家族と言ってよい、人間集団の問題だろうということです。それがある個人に統合失調症を生み出すようなコンステレーションを持っている。そこからある人が、言ってみれば「犠牲者」になって出てきてしまう。

村上　弱い部分に歪みが出てきてしまうということですね。私がよく読む文献なのですが、ジゼラ・パンコウやフランソワーズ・ドルトといったフランスの精神分析の人たちが全く同じようなことを言っています。二人とも独立して同じことを言っているのですが、統合失調症は三代にわたる病気であって、少なくとも親は強迫神経症の人が多くて、その人が子供を取り込んでしまって、つまり母子分離が全くできない状態で、自分の体の一部として子供を扱っているときに、子供は発症しやすいという議論です。

木村　そうですか。それは同じことが自閉症にも言えないかなという気がしているのですよ。

村上　いや、自閉症の原因はそういうような家族環境の影響ではないと思いますし、そもそも発現がもっと早いんですよね。自閉症になるのは出産前後、生まれる前です。

木村　だからこそです。私は統合失調症も生まれる前だと思っていますよ。

村上　なるほど。いや、でもごくごく普通の、うまくいっているご家庭の場合も多々あります。お子さんに大変な愛情を注いで育てている親御さんはもちろんたくさんいらっしゃいます。ですから二次障害に関しては影響がある場合もあるとは思うのですが、一次的には違うと思います。

木村　個人の病気と思われますか。

村上　そうですね。しかも外傷があったとしても、心的な外傷というよりは、もっと器質的な大きな病気です。それから、折れ線型と言われる一歳前後で自閉症になるタイプが一万人に一人くらいの割合であるのですが、その場合には引っ越しなどがきっかけになる場合があるのではないかと、小児科の先生方の勘のレベルでは言われています。ですから遺伝などで素因をお持ちの方で、何らかのショックがある場合でしょうか。

木村　家族内の誰か特定の個人、例えば母親の育て方というのではなく、私は集団現象だと思っています。ある集団全体が病理的な布置を持っていて、その中の誰かが、つまりそこから生まれてくる子供が、運悪く自閉症という結果を一身に背負うことになったのではないかと思っています。しかし私は、何遍も言いますが、自閉症もアスペルガーも臨床経験を持っていませんから、統合失調症からの類推でしか考えられないのですけれども。

しかしそもそも私は村上さんのご本〔『自閉症の現象学』〕を読ませていただいて、これはすべてまるまる「統合失調症の現象学」としても読めると思ったのですよ。

村上　そうですか！

木村　そもそも私の統合失調症研究というのは普通の精神科医とは少し違うかもしれませんからね。DSM的な症候論を一切無視して、なるべく症状のない「寡症状性統合失調症」をプロトタイプとして選んでいるからでしょうけどね。いわゆる妄想や幻覚といったものはすべて「エポケー」してしまいますから。ただ「自我障害」と言われているような、「作為体験」や「思考伝播」についてはかなり重要視しますけれども。

村上　もう一つ統合失調症と自閉症とで違うと思うのは、自閉症の方たちには未来という感覚がなかったり、先ほどの「外部」の話にも関わりますが、例えば部屋の向こう側という感覚もない人がいます。そこで私はカントを使ってカテゴリーが創設されていないとしたのですが、そうしたことは統合失調症の方の場合はどうなのでしょうか。渡辺哲夫先生の事例で、「部屋の外に出た人はすべて死んでしまうから外側は空虚な宇宙なのだ」というような統合失調症の方の事例が紹介されてはいますが〔『知覚の呪縛』〕。

木村　確かに統合失調症では私が「アンテ・フェストゥム」と名づけたような行動を示しますが、それはあくまでも結果で、やはり未来がないのだと思います。そもそもあれだけ未来に集中するのは未来が薄いからでしょう。隣の部屋がどうかというのは、私はあまり考えたことがないのですが。

村上　なるほど。では未来が全くないか薄いかというところで、近いと言えば言えるのでしょうか。そこでまたフッサールのことを思い出したのですが、彼は何千頁もの時間論を書いていますが……

木村　でも未来がない。

村上　そうなんです。ないわけではないのですが、過去のアナロジーで語っています。定型発達の人にとっては未来と過去は質的に異なる現象だと思うのですが。

木村　彼の言う未来は、過去を単にひっくり返しただけですね。

村上　非常に自閉症的です。

それからもう一つ、文献を読む限りでは、統合失調症の方には過剰なテレパシー、あるいは通じ合っている感覚があって、思考伝播にしても客観的には間違いかもしれませんが、ご本人たちには伝わっている感覚があるように見えます。

木村　ありますね。

村上　逆に自閉症の方には、伝わっていないか、伝わっていてもあくまで他者もまた自分の分身だからなんです。統合失調症の方のように、異他的な他者と自分が通じてしまっているという感覚は薄いかもしれません。

木村　「絶対の他」と西田が言っているものが文字通り他性を帯びてくると、自己が自己として成立するはずの根底に他性があるようになる。そして相手の根底にもやはり他性がある。他性同士で繋がっているということで、そのようになるのではないでしょうか。

村上　うまく通じなくなってしまっているから逆にそれを補填しているのかと私は思っていたのですが、通じないことを否認する防衛のようなものではないのでしょうか。

木村　やはり通じてしまっているのだと思います。しかも面白いのは、作為体験の場合は明らかに自分の随意行動を起こす意志が他性を帯びてしまっているわけでしょう。私が何かをしようとしてそれをしているのではなくて、他人が私の身体を使ってそれをしているのだという。だから他人の意志、他性を帯びた自分の意志が自分の行動に先立っています。

　思考伝播と言われる、自分の考えが周りにすべて伝わってしまうというのも、よく聞いてみると、自分の「考えた」ことが他人に伝わるのではなくて、考えが自分の中でまだまとまらないうちに伝わってしまっているらしいのです。本当は自分が考えているはずのことを、他人が先回りして考えてしまっているということのようです。ですからやはり通じないというのではなく、あらかじめ通じすぎているのではないでしょうか。

村上　考えがまとまらないうちに、ということでは、おそらく自分の個体化した言語や経験の手前の水準で、「絶対の他」のようなものが顔を覗かせてしまっていると。

木村　それは常に顔を覗かせているのでしょう。健常者のわれわれですら、あらかじめどこかで通じていなければ、こうして話などできないですから。しかしわれわれだったら、そこにはっきりと「私の考えではこうだ」「あなたの考えではこうだ」といった自己所属性・他者所属性を区別しているわけでしょう。その個別的な所属性のおおもとが成立しなくなると、自分が何かを考えてものを言っていても、それがすべて他者性を帯びてしまう。自分で考えているはずなのに、相手のほうが考えているのだということになる。

村上　どちらがどちらに属しているかわからなくなってしまうわけですね。

木村　だと思います。それこそ先ほどの集団的な主体性が優位に立って、しかもそれが他性を帯びてしまう。

村上　そこは自閉症とは大きく違うのかもしれないですね。まさに伝わってしまう部分が成立しないのが自閉症の方たちだと思います。最近の拙論では、コミュニケーションについて、「伝わってしまう」超越論的なテレパシーのようなもの、ごっこ遊びのような空想の共有の仕組みを出発点として分析しているのですが、自閉症の人たちはこの構造がうまく持てない一方で、統合失調症の方たちはこれをある意味で過剰に働かせているように見えます。

木村　また同じことを言いますが、統合失調症の人は思春期までは曲がりなりにも普通にやってこれたのですよね。カナー型の自閉症はともかくとして、アスペルガーと統合失調症の違いはそういうことで考えられるのかどうか。

村上　かたや生まれたときに対人関係の基本構造を発見できなかった人、かたや後から対人関係の基本構造がうまくいかなくなってしまった人、というふうに整理して関係を考えることはできるかもしれません。私自身は逆に統合失調症の方に触れた経験がないのでわからないのですが。

木村　私はまた逆に統合失調症しか知らないですからね。

治療／治癒について

――木村先生が一般化の弊害を理由に治療論を書かれないことについては存じ上げているつもりです。そして患者さんには「自然治癒でしか治りようがない」と〔『臨床哲学の知』〕。しかしその過程での患者と医師の「付き合い方」として、「話を聞いてあげること」、なんとなれば「一緒に暮らすこと」という、いくつかの実践形態について言及されています。その内実をさらに伺いたいのですが、いかがでしょうか。

村上　私からも昔から先生に伺ってみたいと思っていたことなのですが、先生は治療論は書かれないと強く仰る一方で、長くお付き合いされている患者さんもたくさんいらっしゃいますね。その中で患者さんがどういうふうに変化して、どういうふうに落ち着いていくのか、その過程を先生の理論の中で説明していただいたらよいなと思うのですが。

木村　医者が治そうと努力して治る病気ではありませんからね。ただし、ごく少数ですが、自然治癒は間違いなくあります。それは私たち医者の手柄でも何でもないわけで、ほとんど「ああ、この人治ったなあ」というだけで、私は特別なことは何にもしなかった。

村上　とはいえ、患者さんが変化していくわけで、その方の変化の有り様を記録に留めておくというのは非常に価値のあることだという気もするのですが。

木村　ことは反精神医学とも絡むのですが、その反精神医学が声高に言っていたのは、精神病は病気であるよりも社会の側の社会防衛の表れだということですね。私はそれは非常に正しいと思います。つまり、精神病の症状はご本人でなく周りの人を困らせる。

　例えば被害妄想の強い患者さんはもちろん自分もその妄想で苦しんではいますが、しかしそれを訴えて、妄想的他者からの攻撃を取り除いてほしいと言って私たちのところへ来る人はまずいません。むしろそういう妄想に基づいて、周囲の人に対していろいろ攻撃したりするものだから、周りの人が困って連れてくるわけです。

　そもそも病気の症状というものは、身体医学の場合でもそうですが、一般的に言って、病気の自己治癒にとって必要なものです。それをとるということは、本当はしてはいけないことなんです。私にも妄想をきれいに薬でとったら自殺されてしまったという症例があります。そういうことがありうるわけですから、症状をむやみに治すということは最初からしてはいけないと思っています。

　しかし私たちは職業として精神科医をやっているのですから、私たちのところへ患者さんをともなって家族の人が「変なことを言うから治してほしい」と言ってこられる。そうなると放っておくわけにはいかない。「変なことを言わせておきなさい」では済まないですよね。やはり実際に興奮して暴れたりすることもあるわけですから、それは薬で抑えるわけです。つまり、患者にとっては本当は原理的にはしてはいけない対症療法をやるわけです。しかし私たちが治療の依頼を受けたのは患者からではなく家族からですから、そういう意味で言うと、家族にとっては「原因療法」をやっていることになるわけです。

私が治療論を書かない理由には、そういうこともあるのですね。治療論というのはどうやったら暴れている患者を大人しくさせることができるかとか、妄想をどうやったらとることができるかとか、そういう話ばかりでしょう。

村上　でもそうではない「治療論」を書いていただくという手もあったのではないかと。それこそ患者さんがよくなるということはどういうことなのか、根っこの部分でよくなるとはどういう変化のことを言うのか、そういう部分に届くような「治療論」のことですが。

木村　私は自然治癒があるということを確信していますが、それは要するにいったん統合失調症になった人が統合失調症でなくなるだけのことであって……

村上　思春期より前の状態に戻るということですか。

木村　戻れはしませんよね。思春期に波風が立ってもその波風がなかったようにうまく乗り切って、人生を歩んでくれるということです。ということは、自然治癒とは言っておりますが、普通の意味での治癒とは違うかもしれませんね。だんだん治っていって……というような感じではないですからね。あるとき本当にパタッと普通になってしまう。

村上　症状の話でないとしたら、何が変わるのですか。

木村　ちゃんと普通に生きていけるようになる、ではいけませんか。

村上　対人関係の持ち方とか、そういうことですか。

木村　そうですね。私を含めた他人との関係の持ち方なんでしょうね。しかしそれは非常に稀です。私自身、この半世紀の間にたくさん統合失調症の患者さんを診ましたが、本当に一人か二人です。

村上　統合失調症についての本を見ると「三分の一は寛解に至る」とありますが、これは症状がなくなるだけということですか。

木村　「寛解」では駄目ですね。症状が非常に軽くなって、嫌な言葉ですが、「欠陥治癒」をするということですから。どこかデフェクトを残してしまう。ですからかなりレベルの落ちた社会生活になります。

村上　本質的には変わっていないと。

木村　変わっていないですね。寛解というのは決して治癒ではありません。これはいくらでもあります。薬物療法でも十分寛解までは行ける。

ちなみに最初のほうでお話ししたメダルト・ボスですが、彼は現存在分析は治療技法だと言うのです。これについては彼と私とで全く意見が合わなかった。私は絶対に治療技法ではないと言ってかなりの激論を交わしたことがありました。

村上　それは不思議ですね。ビンスヴァンガーからして違うと言っていますからね。

木村　ビンスヴァンガーとボスは当然意見が合わなかったのです。ビンスヴァンガーに治療はどうしているのかと聞いたら、まだほとんど抗精神病薬のない頃ですから、精神分析をやっているのだと言っていました。統合失調症が精神分析で治るはずがないのですけれどね。
とにかく治療技法としての現象学はありえないだろうと思います。私たち精神科医は家族から依頼されて対症療法を引き受け、抗精神病薬などを使う。ただ、そういうかたちで治療していても、結局は診察室や病棟で長い時間一緒に過ごすのは患者さんと私たちですから、もちろん仲もよくなりますし、患者さんにとっては私という人間はいなくては困る存在にはなる、自分のことをわかってくれるたった一人の人だということになるわけで、そういう存在になっていることだけでよしとしなければいけないのではないでしょうか。
村上　今のことに関連してお伺いしたいのですが、先生は患者さんのお話を「聴く」ということを凄く強調されていて、実はその「聴く」という技法を作り出した時代のエピステーメーは、現象学が誕生して他者論のほうに発展したということとひょっとしたら関係があるのかなと思ったのです。身体と対人関係・対話を組み込んだ哲学的な思考・ものの見方・カウンセリングの成立はおそらく必然的に同じ時期になるのかもしれない。
木村　聴くということは本当に大切なことだと思います。しかしやはり治療論をこれまで書いてこなかったということの一環としてと言うべきか、聴くことがどうして大切かということも書いてこなかったですね。
村上　では例えば先ほどの“sehen lassen”、つまり表面的には見えていないものを見て取ろうとする態度と「聴くこと」というのを結びつけることはできないでしょうか。患者さんの体験過程に内側からシンクロする現象学的な探求と、治療行為としての聴くことのあいだには重なる部分があるように思えます。

木村　聴くというのは、わかってあげるということですよね。自分のこととして聴くというか。聴くことができているときには、もう通底してしまっているんです。「それ自身を示してくるものを、そのまま見えるようにする」という現象学を可能にする場が、精神医学の臨床では、聴くことだと言えないでしょうか。

――　先ほど少し触れていただいた反精神医学に絡めて、もう少し伺わせてください。患者さん本人より家族や周囲の人からの訴えによって診察が始まること、そして患者さんに対して原理的にやってはいけない対症療法をやってしまっていること、これについての反省が治療論を書かれない理由の一つであるとのことですが、同じく精神医学の社会防衛的機能を明らかにした反精神医学の主導者たちによる「治療」実践としては、診断や薬物療法を廃し、医療者－患者間の非対称的な関係を取り払った「共同生活」がよく知られていますね。そうした実践は、患者さんと「付き合うこと」、「一緒に暮らすこと」をある種の理想とする木村先生から見てどう映りますでしょうか。

木村　実際に自分が治療している統合失調症の患者さんで、「ああ、この人と一緒に暮らすことができたら、もう少しよくしてあげることができるのになあ」と思う人があることはあります。ただそれだけの自己犠牲的な熱意がないだけのことです。自己犠牲を節約して付き合ってもしょうがないと思いますから。

村上　どういうときに「一緒に暮したらうまくいくのに」と思うのですか。

木村　例えば、両親のもとにいること自体がよくない、かといって自立して一人で暮らすこともできないような患者さんですね。両親との関係自体が病気を悪くしている、そこから切り離すだけでずっと楽になるはずだ、と思える患者は結構たくさんいます。

しかしもちろんこちらも家庭を持っているわけですからそんなことはできないわけですが。ブランケンブルクはアンネ・ラウをしばらく自分の家へ住まわせたらしいんですね。そういうことを感じる場合は確かにあります。もし共同生活ということができたら、と。しかしそれは治療者のほうの犠牲が大きすぎますよね。

村上　ときどきいらっしゃいますよね、保護室で一緒に寝泊まりするとか。

ともあれ、ここまで治癒論を伺ってきたのは治癒のメカニズムに関心があるからでした。個人的な動機なのですが、昔話を聴いていた学生さんたちの中にはやはりよくなっていく人が何人かいて、あれは何だったのだろうということです。その哲学的な意味を考えたいというのがあります。精神病理学というのは病気についての学問になっていますが、そうではなくて治癒過程についても哲学的な議論はおそらくできるだろうと思っています。

現象学的精神病理学の「衰退」と「復活」

――では最後に、現象学的精神病理学の今日的状況と将来的な展望について議論していただきたいと思います。木村先生は一九八一年に出版された『自己・あいだ・時間』のまえがきですでに、生物学的・客観化的・数量化的研究の隆盛により現象学的精神医学は現在一つの「低迷」期にさしかかっている、と書かれています。このように「低迷」とも「衰退」とも形容される今日の現象学的精神医学について、そしてその「復活」への要件について、何からどう考えていけばよいでしょうか。

村上　この問いは私にとっては現象学の衰退と復活でもあります。

木村　現象学的精神病理学の衰退についてですが、もちろんDSMなどの弊害もありますが、しかし結局は人がいない、本気になって現象学的な精神病理学をやろうとする人がいない、というだけのことではないでしょうか。誰か出てくるのを待っているのですけれどね。

村上　昔から私が不思議に思っていたのは、現象学的精神医学の方たちはどうしてみなさん統合失調症ばかりやるのだろうということです。

木村　それは統合失調症が極めて現象学的な病気だということです。私も随分いろいろな病気のことを書きましたが、現象学的というと統合失調症ですね。

村上　ある時期流行っていた境界例や解離性障害、あるいはPTSD、摂食障害、心身症に関する現象学的な文献は全くなかったですよね。

木村　解離性障害については京大の野間俊一さんなんかがやろうとしていますよね。あれはかなり現象学的な部分があるのではないでしょうか。ということは私は解離性障害もやや統合失調症に近づけて考えているのかもしれないですけれど。あれも私の現役時代には今ほど話題になってはいなかったし、そもそも患者が少なかった。

村上　哲学的な現象学へも影響を及ぼしそうな分野ではありますね。

一つ哲学の側から言うと、現象学そのものの勢いがやはり落ちていて、今は現象学自体が歴史研究になってしまいました。フッサール研究やハイデガー研究といった歴史研究は重要ですが、それ自体は現象学ではありません。もちろんフッサールを読むことがそのまま現象学の生成になればよいのですが、なかなかうまくいきません。私自身はそういう経験をリシールのゼミですることができて幸運でしたが。ともあれ、そういう意味でも事象研究としての現象学の突破口として精神病理学には大きな可能性があると思っています。

木村　そうかもしれませんね。繰り返しますが、私は統合失調症を極めて現象学的な事態だと思っているのですが、それを誰か改めて発見して、まずは医者のほうから哲学者に向けて何かを発信してくれないといけませんよね。

村上　もう一つは、共通の言語がなかったということがあるかもしれません。つまり、先生方それぞれに直観があって、何か言いたいことはあるのだけれど、それがみなさんバラバラであるという印象を受けます。そういう意味では木村先生の議論は共有できたからこそ伝承されたのだと思います。

木村　自分の体験を語るということは難しいことですからね。精神科の医者には哲学的な素養がないわけですから、なかなかできないことですよね。

村上　それからもちろん統合失調症は語れるか語れないかのリミットにある出来事ですね。そこは他の現象、少なくとも自閉症とは全く違うところだと思います。自閉症研究の場合、いくつか概念を作る必要がありましたが、それでも既存のフッサール現象学の枠組みをそのまま継承することができます。

木村　統合失調症がまだ語るに値する病気かどうかは別として、私はやはり生命の問題まで掘り下げて、個人の心理を語ることを誰かが考えなければいけないと思っています。

アガンベンは「ゾーエー」という言葉の使い方など私と全く違うのですが、しかし彼などは可能性があるというか、期待はしています。

村上　何かに届いている人ですよね。先生と違ったものを見ているのかもしれないけれど、何かに届いている。

木村　それから、先ほどマルディネがビンスヴァンガーの病院に住み込んで患者さんを見ていたという話をしましたが、日本ではそれがあまりできないのですよね。私のフランス語の最初の本を訳してくれたブーデルリク君はマルディネの直弟子ですが、彼は私が名古屋にいたときに私のところへ留学してきたのですね。それで当時の文部省の留学生だったものだから、こっちはそれをいいことにして、医師免許を持たない彼を病棟に入れて医局員と同じ扱いをしたのです。だから彼は随分日本の患者のことは見ていったはずです。しかし臨床心理か何かの資格があればともかく、日本人の哲学者にそれはやりにくい。外国ではそれができるらしいですね。ブランケンブルクのところでも、哲学者が一人病棟に入り込んで患者と付き合っていました。

そもそも人間というのはどういう生き物であるか。私はそれこそ子供の頃からずっと、人間という生き物の面白さを何とか追究したいという気持ちがありました。そういう興味を持つ精神科医が出てきてくれるとよいのですけどね。医学部を卒業して精神科を選ぶ人というのは、やはりそれなりに人間というもののあり方に興味を持ってくれてはいると思うのですが、しかし精神科の医局に入った途端に実証的な仕事、数字を弾き出すような統計や実験ばかりやらされて、人間に対する興味はどこかへ行ってしまうのでしょうね。

これは言ってみてもしょうがないことかもしれませんが、教授会である人を教授に選ぶときには、論文の数、それも外国語の論文の数が一番ものを言います。チームで研究して、筆頭著者を次々に変えながらたくさんの論文を生産する実験系の研究者と違って、精神病理学の論文は原則として一人で書きますし、内容から言ってもそんなに大量生産はできないわけでしょう。特に外国語で書くのは難しい。私などは数だけはかなり書いたほうだけれど、それでも実験的な研究をやっている人に比べると少ない。そしてそういう実験的な研究をやっている人が教授になるものだから、若い人が医局へ入ったらやはりまず実験のチームに入れられる。一人でこつこつと現象学を勉強して伸びていくということは考えにくいですよね。

村上　精神病理学のほうはわからないのですが、少なくとも現象学について言うと、本を読むだけでは駄目で、芸事と同じ師弟関係が必要です。もう手とり足とり教えて、お師匠さんの芸を盗むことでしか伝わらない部分がある。先ほど先生が"sehen lassen"と仰った、現象の目には見えないはずの生成過程を見て取る眼力、聴き取る聴力は本当にテクネーなので、目の前で師匠が教えてくれないことには、そして盗まないことにはどうにもならない。私自身はたまたまリシールという変な人に師事したので、「芸」の部分を教えてもらうことができて非常に幸運でした。

そういう意味では、それこそ看護研究など哲学外の分野で、例えば看護師さんたちのグループで行われている研究の中にむしろ真の現象学が伝承されているのかなという気はしています。

木村　本誌にも寄稿しておられる西村ユミさんはよく存じていますが、熱心でよく勉強なさっていますね。先ほど来の「聴く」という実践を医者以上にやれるのは、看護師さんたちかもしれません。

村上　西村さんのグループは非常にアクティブですし、彼女自身「見えて」しまう人です。精神医学と看護研究では、見ている現象は全く違うものだと思いますが、どちらも生きた現象学です。誰にも分析されたことのない人間の経験は無尽蔵にあるわけですから、本当はやるべきことがまだまだたくさんあると思います。

（初出：『現代思想』二〇一〇年一〇月号）

4

間

人間存在の核心

×武満徹

武満徹（たけみつ・とおる）
一九三〇―一九九六年。作曲家。作品に『弦楽のためのレクイエム』、『ノヴェンバー・ステップス』、『遠い呼び声の彼方へ！』など。著書に『音、沈黙と測りあえるほどに』（新潮社）、『武満徹エッセイ選』（ちくま学芸文庫）、共著に『武満徹 自らを語る』（青土社）など。

音の河について

木村　私が武満さんのお話をぜひうかがいたいと思ったのは、私が精神医学のほうからつねづね問題にしている「あいだ」とか「間《ま》」とかいうこと、それに「自然」ということについて、武満さんが非常に示唆に富んだ発言をしていらっしゃるという理由のほかに、私自身の「あいだ」や「間《ま》」についての発想が、それからそれと深く関連して時間・空間というようなことについての考えが、お恥かしい話ですけれど、いずれも私の音楽体験から出てきているんですね。だから、いわば私の考え方の故郷である音楽の立場から、専門家として発言していらっしゃる武満さんに、ぜひいろいろ教えていただきたいと思ったわけです。

武満　光栄です。

木村　武満さんのお書きになったものは、前々から断片的には拝見しているんですけど、今度まとめて読ませていただいて、すごくよく分るところもあるし、一度直接にお聞きしてみたいと思う点もいくつか出てきて、今日は大きな期待をもって出てまいりました。

武満　僕の場合は、「間《ま》」の問題にしても、自分の音楽的な体験の中で直観的に感じた問題なんです。それが次第に直観だけではどうしようもなくなって、音楽の上での「間《ま》」の問題というのは、日本人とたいへん深く構造的に関わっているのではないかと。木村さんはこの問題を、存在論的に非常に深く追求されている。『人と人との間《あいだ》』を拝読していて、自分の中で漠然としていたものが、かなり確かなある手ざわりとして、「なるほど、やはりそういうことだったのか」と思うことが多々あったわけです。ですから今日はお話をうかがうのが楽しみで。

木村　いえいえ、こちらこそ。

武満　僕が書いたものというのは、自分から進んで、意志的に書いたものじゃなくて、大体は外から書かせられてるわけですけれど、文を書くということで、自分が当面しているいろんな問題、分らない問題が、少しずつ確かなものになっていくということがある。

木村　そうですね。それは全く私も同じことなのですが、武満さんの場合も私の場合も、文章を書くことは自分の本当の営みじゃない。それぞれ現場の仕事というものをもっている。作曲家の方が実際に作曲をなさっている現場がどんなものか、それは僕らには分らないけれど、その結果は形になって出てきますね。ところが私たちの現場の仕事というのは、全く密室の中のことでして、患者さんとのやりとりをそのまま公表するわけにはいかない。だから自分の考えを知ってもらいたかったら、自分自身の文章にして書かなければならない。精神科医が文章を書くのは、どこか必然的な要求に迫られて書く場合が多いんですが、作曲家の場合には、そこに書かれている考え方の具体的な実現は音楽作品の形で出されているでしょう。だから本当は、武満さんとお話するんだったら武満さんの音楽作品が中心のテーマにならなきゃいけないんだろうけれど、残念ながら私にはその能力がないし。

武満　僕自身にとっても、それははなはだ具合が悪い。自分自身が、それをうまく解説できませんから。

木村　ということで、結局お書きになったものについてお話をうかがうことになるのですけれども、今度まとめて読ませていただいたものの中で、いくつか私にとっても大問題であるようなことが出てきました。もちろん、「あいだ」とか「間《ま》」とかいうことが一つ、非常に大きくあるんだけれども、もう一つ「自然」ということを大変強調していらっしゃる。これが、私にとっても大きな問題なんです。それから、ごく初めの頃に特に書いていらっしゃった音楽の具体性ということ、このことは、やはり自然ということと深く関連した問題なんだろうと思うんですね。それから音階について書いていらっしゃることも、私、大変面白く読ませていただきました。音階についての考え方も自然ということと関係があると思うんですね。さらに、音楽ですからやはり時間・空間の問題があるし、音と沈黙という問題がある。これは「間《ま》」ということと直接にかかわる一番基本的な問題ですけれども、そういう随分いろいろな問題がありますね。

武満　僕にとっては、そのいずれの問題も大問題なわけです。

木村　そして、みんなつながりますね。

武満　ええ。それぞれに関わり合っている。ところが自分の中で解き明かされているものはひとつもない。たまたま僕が「自然」というような言葉を用いる場合は、厳密なものじゃなくて、かなり曖昧な多義的なものとして使っていると思うんです。ただ、「自然」ということを意識したり、「自然」ということを僕が言う時には、自分が日本人として西洋の近代音楽をやってて、そこで「自然」という問題にぶつかったからなんです。それはベートーヴェンが「田園交響曲」を書いたというようなこととは様相がかなり違う。

木村　非常に違いますね。これは「具体性」ということとも関係があるんだけれども、最初の頃に「作曲するということは、われわれを取りまく世界を貫いている音の河に、いかに意味づけるかということだ」というようなこと、書いておられますね。この場合に、「われわれをとりまく音の河」というように表現なさっているのは、自然というものを考えているわけですか。

武満　ええ。そう言って差し支えないと思います。ただ「音の河」と名づけた時には、作曲家である自分にとってよりいっそう具体的であると。

木村　「具体的」というのはどういう意味でおっしゃるわけですか。

武満　つまり、自分を取りまく「音の河」というのは、自分の外にあるというより、自分もその内にあるところの音の河と言ったほうが、いっそう正確かも知れません。

木村　「楽音の中に騒音を持ち込むこと」というようなことも書いていらっしゃる。

武満　はい。それも結局、今やっている西洋音楽というものは、かなり大雑把に言うと、騒音的なものを極力排除して、あらかじめ準備された音というものを媒体として表現行為を行う。僕はこれは、自己という問題とたいへん関連があると思いますけれども、そういうふうにセルフィッシュに自分を表現するのではなくて、どちらかといえば自分の音楽行為というのは、自分もその中にあり、自分を取りまいている「音の河」に対してどういうふうに手を触れていくかという……。つまり、西洋で言うところの「楽音」、既に準備《プリペア》された音ではなくて、音というものすべてが混沌とした状態であるものを、僕は「音の河」と言ってるわけなんです。

木村　いわゆるミュージック・コンクレートみたいな形で、あの音この音を、外にある雑音、騒音の中から拾ってきてというのではないわけですね。

武満　そうではないんです。ミュージック・コンクレートの発想と、比較的近いところにあるとは思いますけれども。これまでの音楽は、楽音という抽象的な音響からひとつの具体的イメージに向っていた。ところが、ミュージック・コンクレートというのは、具体的な音素材、いろんな属性をもった具体的な音響から出発して、ひとつの抽象的なイメージに向っていく。それは一九四〇年の終り頃からヨーロッパに出てきた考え方です。図式的に言えばこれまでの西洋近代音楽とはかなり違う発想のようではあった。しかし、以前とは異なる具体的な音響素材を用いても、時間的に空間的に音を構成していくという考え方においては大した違いはなかったわけです。

木村　なるほど。

武満　ベートーヴェンが、ピアノを使ってピアノソナタを書いたのと……。

木村　例えば、電車の走ってる音を使ってみても……。

武満　結局そこにつくり出されるもの——つくる操作にはさほど違いはない。そこにはやはり、何と言ったらいいんでしょう……弁証法がある。

木村　昔からの音楽にはですか。

武満　はい。また同様にミュージック・コンクレートにおいてもです。

木村　そうすると、弁証法のない音楽というと、もっと直接的、具体的なものに突っ込むということになりますか。

武満　そういうことになります。そこで問題になるのは表現行為ということだと思うんです。それが抽象的な楽音にしろ、具象的な音素材にしろ、いずれを用いるにせよ、それを媒体として自己表出を行うというのが、やはり、西洋近代的な音楽表現なんじゃないかと思います。「表現」という言葉はもう少し吟味されないと、言うことが曖昧になってしまうかも知れませんが、この問題は、自分自身が今も引きずっている問題なので、なかなか簡明には言えません。今ここで、「自分は表現はしない。表現しているんじゃないんだ」と言えれば、問題は単純だと思うんですが、どうも、そうも言い切れない。

自然について

木村 尺八の名人の吹くいわば理想的な尺八の音というのは、竹藪の中を風が吹き抜けるような音だという意味のことをどこかで書いていらしたと思う。しかし、だからと言って、竹藪へ録音機を持っていって、風の音を録音して、音楽の中へ入れたって、音楽にならないですよね。

武満 それは意味のないことでしょう。

木村 そこの問題だろうと思いますね。先ほど、「具体的」という言葉を二回お使いになった。楽音——プリペアされた音階の音から出発した具体的なものという言い方と、具体的に、その辺にある音を出発点として、抽象的なものへという言い方をなさったけれども、この二つの具体的という意味は、明らかに違いますね。

武満 違うでしょうね。

木村　だから、例えば竹藪の風の音。これは極めて具体的な音だけれども、竹藪の風の音を尺八の名人が求める時には、やはり具体性を求めてはいるんでしょうけれども、レヴェルが違う。

武満　レヴェルが違うんです。

木村　そこに表現という行為がやはり入っている。表現された具体性と表現以前の具体性というのかな。

武満　音楽の話をする場合は、「音」ということについて、共通の了解をもたないとなかなか難しいだろうと思うんです。僕らが「音楽における音」を考える場合には、一般通念として音階ということも考えなければ、話が具体的になっていかない。それは多分、あるひとつの音階に所属しているものです。つまり、音がある機能を背負っている。ひとつの役割を担っている。それを組み合わせることで、音楽作品ができ、具体的にその音楽作品を理解する場合には、それぞれの音の機能をはっきり認識しているということがあると思うんです。ところが、今たまたま話に出ました、尺八の名人が音楽の至上の姿として求めているものは、朽ちた竹の根方に風が当って自然に出る音のようなもので、それは実際に尺八の名人も言っていることですが、今僕が言ったような「機能としての音」ということではとても考えられないものだ。全く違うものなわけですね。

木村　実は私の音楽の師匠というのは、当時京大の美術史の先生をしていらした長廣敏雄さんという方なんです。この先生は松村禎三氏の師匠でもあって、非常に光栄なことに実は私は松村さんと同門なのですが、この先生にハーモニーを教わり、いろいろ美学的なことも教わった。長廣先生は中国の石仏が専門で、雲崗とか、そういう所へ調査に行かれるわけですね。その時に、一体どんな音楽を鳴らせばこの大自然に対抗できるだろうかと考えたそうです。チャイコフスキーでは到底だめだ、ベートーヴェンでもかないっこない。結局、この大自然に対抗できるのはバッハしかないんじゃないかと思った、という意味のことをおっしゃったことがあるんです。その時は私はまだ学生でしたけれども、その話は非常に印象に残っているんです。もちろんバッハの音楽も、機能をもった音階の音を使っているんだけれども、少なくとも長廣先生の感受性では、バッハの音楽ならこの大自然に対抗できると思われたわけですよね。だから、音階的な音楽が自然に対抗できないのではない。音階的な音楽でも対抗できる。しかしその場合、自然に対抗しているのは音ではなく、何か音の背後空間みたいなものではないのだろうかと思うのですが。

武満　まさにそうだと思います。バッハだったら中国のあの風土で対抗できるかも知れないということは、多分バッハの音楽の、あの純粋な整合性が、他のものより宇宙的《コスミック》だということなんじゃないでしょうか。人間存在をも含めて、すべてを生かしているある大きなシステムが、具体的な姿をもって顕れているのがバッハの音楽で、それ以後の近代音楽の中にも偉大な音楽はたくさんあると思うけれども、なかなかあれだけのコスミックな秩序というか……。

木村　音が音自身を越えちゃった、ということがあるんですね。

武満　バッハの場合はね。ただ、もし、尺八の名人が理想としているものが本当に顕われれば、バッハと対抗できるほどに強いものかも知れないとも思うんです。

木村　そうですね。ただ尺八の場合だと、恐らくはひと吹きの音ですね。そのことも武満さんの一つのテーマになっているようだけど、バッハの場合だと一音ではない。

武満　一音ではないでしょう。そこに大きな違いがあるわけです。

木村　そうなんですねえ。これは面白い問題だと思うんです。尺八に限らず、生花でも茶道でも、あるいは絵でも庭園でもそうですが、日本の芸術の理想とするところはすべて自然ということだろうと思うんです。ところが西洋人は、自然というのはそんなもんじゃない、われわれがそこへ行って憩うところだと彼らは言います。全く人為の加わっていない場所で、都会の外にあって、日曜日になるとそこへ出かけて行くんだというんですね。そういう自然を西洋人は考えますね。ベートーヴェンの「田園交響曲」の自然がそれだろうと思うんですけどね。

武満　そうですね。

木村　これに対して日本では、いわば一つの人為の極致、技術の極致みたいなところで自然ということが言われる。西洋の友人から、それはどういうことだと尋ねられて、私もすこし考えてみました。少なくとも、日本語で自然という言葉がnatureの訳語として使われ出したのはごく新しいことで、それまでは「自然界」の意味ではなかった。「じねん」と発音することが多かったらしいんだけれども、それは現在使っている「自然」のように名詞ではなくて、副詞あるいは形容詞の形をとって「自然《じねん》に」とか「自然《じねん》の」とか使われていた。そしてそれは「おのずから」という意味だったのですね。「おのずから」も「みずから」も、同じ「自」という漢字を書くわけですが、この「おのずから」であってかつ「みずから」でもあるような一つの働きを、どうすれば純粋に生かすことができるかということを、日本の芸術家は古来ずっと考え続けてきたんでしょうね。そこから、日本の芸術の非常に高い技術が出てきて、「おのずから」を生かし、「みずから」を生かし、それがそのまま「自然」だということになったので、自然とは人間の外にあるものだという西洋人の考えとは、全然違うんですね。

沈黙について

武満　違うんでしょうね。亡くなられた観世寿夫さんとお話した時に、「自然」というか「じねん」ということになったんですが、中世においては、「自然」ということばは「偶然」「不図」という意味で使われていたそうです。僕はそれをたいへん意味深いことだと思いました。つまり、この変化し続けて止まない世界で、ふと何者かに出会う……。人間の生というものも、そこでふと出会ったものであるからこそ、これを積極的に肯定して生きるんだと。無常観というものは、だから、けっしてネガティヴなものではない。世阿弥については、そこから考えなければいけないだろうということを観世さんが言われたんだけど、僕はよく分ったような気がするんです。

木村　大変よく分りますね。その「ふと」というのは偶然ということなんだろうけれど、九鬼周造さんに『偶然性の問題』という名著があります。そこに、必然とは存在がなんらかの意味で自らのうちに根拠をもっていることであるのに対して、偶然とは存在が自らのうちに十分な根拠をもっていないことだ、ということが書かれているのです。私は精神医学的にいつも「自己」というものを問題にしているんだけど、「自己」とはまさに根拠のないものなんですよね。ここに自分がいるという事実には、実のところ何の根拠もない。本当にふとここにいるのに過ぎない。こうやってこの世に生まれてきているること自体が、ふと生まれてきているに過ぎないわけで、そういう自己の偶然性、これははかなさとか、無常感と言ってもいいのですけれども、そういった自己存在の偶然性を偶然性のまま、純粋な偶然性として外へ出したいという、そういうことが日本の芸術にはあったんじゃないでしょうか。

武満 そう思いますね。音楽する上での理想は、自然に音楽をすることです。僕が口にしている「自然」というものはきわめて曖昧でしょうけれども、理想としているところは、音を素材として緻密に時間的に何かを組み立てていくというよりは、自分を通過していく時に自然に触れたい。

木村 だから自分が「ふと」ここにいるという場合、九鬼さんは根拠がないことだと言うんだけれども、ある意味では逆にひどく大きな根拠から出てきている、宇宙的な根拠のようなものから出てきているとも言えるので、われわれは何かそういう宇宙的な根拠から、ポカッと投げ出されて存在している。つまり、私なら私という形で投げ出されているわけなんだけれども、その時私という形では投げ出されなかったその他たくさんの可能性、投げ出されるべきであった可能性を負い目として、自分が自分として、私として投げ出されたことによって、私はそういう残りのすべてとの一種の根源的連帯感みたいなものを背負わされてもっているんじゃないかと思うのです。音で言いますと、ある一つの音がポカッと出てきた時には、もっとたくさんの、同じように出てくることができたはずの音たちの中からたった一つの音が出てきたのであって、後の音は表面的には一応沈黙という格好で、空白に残されてしまう。武満さんもどこかで、沈黙の中には無数の音が犇めいているというようなことを書いていらした。私は、恐らくそういうことをお感じになってあの文章を書かれたのかなあと思って読んでいたんですが。

武満　そういうふうに読んでいただければ、有難い、嬉しいことです。僕は音に対して全く正反対のものとしての沈黙、というのは考えられないんです。

木村　考えられないですねえ。

武満　無数の音が犇めき合っているために、遂には無のような状態になってしまう状態、僕はそれを「沈黙」と言って、たまたまの一つの音の背後には、沈黙が途方もない大きな量で在る。そうでなければ、一つの音というものの意味はない。

ところで、話がちょっと違うところへ行ってしまうかも知れませんが、つい先頃、僕が書いた文章が、アメリカから翻訳されることになった。かなり長い時間かかって翻訳されたんですが、どうにも英語になりにくい箇所があるらしい。翻訳してくれた人の中には、実際に僕の作品をよく知り、個人的にも知っている人がいて、翻訳原稿を日本にもってきた。僕は英語に自信がありませんから、高橋康也さんを長時間わずらわせて見ていただいた。ところがその翻訳を見るとsorrowつまり「悲しみ」と翻訳されている言葉が多いんです。僕自身は、「悲しみ」という言葉をそれほど多く使っている気はないんですが、他に訳しようがないらしい。そのアメリカ人は、日本文学もかなり読んでいる人なんですが、日本の小説には、川端康成を読んでも誰を読んでも、sorrowという言葉の使用が目立つというんです。しかし何に対して悲しいのかが一切説明されないで突然出てくるので、彼らにはよく分らないらしい。それはかなり大きな問題じゃないかという気がする。日本人と欧米人の違うところじゃないかと思いました。

木村　その悲しみというのは何でしょうね。無常感でしょうか。

武満　木村さんの御著書で知ったことですが、言葉の問題で大野晋さんがカテゴライズされているのでは、「悲しみ」は「愛」のカテゴリーに入るそうですね。僕が、音楽を聴く時に、素晴らしい音楽であればあるほど純粋なある深い悲しみを感じると書いた時の「悲しみ」というのは、一般的な悲しさとはやや違う。どちらかというと、その「愛」に近いと思いました。多分仏教的なものの考え方の影響かもしれませんが、「一音成仏」ということがよく言われます。殊に尺八の人はこうした意味のことを言う。

木村　そうですか、いい言葉ですね。

武満　もともと尺八は、仏教的な影響から出発した。晋化宗の虚無僧が顔を隠して吹く法竹というのがあって、その伝統は今も残っていますが、一音にこの世界を聴き出そうと……。だから法竹から来た尺八の人たちは、民謡などのように綺麗に音を綴るのは、どちらかと言うと馬鹿にするわけですね。一つの音の中に、複雑な音のアスペクトを聴き出そう、それで十分なんだという考え方があるわけですね。僕自身は、その考え方のすべてを肯定してるわけじゃありませんが、音に自分が対峙する時には、どうもそれと近いようなところがあるようなんです。

自己について

木村　大変よく分るように思います。実は私も恐らく同じことを感じているんだろうと思うんです。

精神医学では「自己」が大問題になる。特に精神分裂病を扱っていると、自己が自己であることに直接関わってくる。それが非常に危機的な状態であるわけです。その場合の自己というのは、決して、アイデンティティというような——この言葉は私、嫌いなんですが——つまり自己同一性なんていうことではない。そんな単純なものではない。自己というのは、いわば自分であることと自分でないこととの差異化の構造であると思うのです。自分でないもの、これは他者という人間の形をとってもいいし、物に託してもいいわけですが、それを、これは自分じゃないと言って分ける働きです。大自然の前に出て行ってそう言ってもいい、音楽でもいい。そういった自分でないものを自分から区別する働きそのものが自分ではないかと思うんですね。自分が偶然、ふとここにあるわけだけど、そのことによって、周りに自分じゃないもの、自分以外のものを醸《かも》し出すというのかな。音で言えば、一つの音が鳴ったということで、周りに沈黙を醸し出すような働きがありますよね、非常に立派な音というのは。安っぽい音は、沈黙を醸し出さないと思うんです。そういうように、自分があることによってそこからいわば分泌作用みたいにして自分じゃないものを分ける働き、これが自分というものだと思っている。「一音」というのは、構造上それと非常に近いものなんでしょうね。

さっき出た「自然」と「自己」の両方に使われる「自」という漢字は大変面白い漢字なんです。漢和字典を引いてみると、一番もとの意味は「……より」で、発生とか起源を表わしている。そうなるとこれはやはり一つの自発性だと思うんですね。それも根源的な、宇宙的な自発性というか。そういう自発性みたいなものを、こちらの側で「自《みずか》ら」という形で感じ取っている働きが自己、自分というものである。こちらへ奪い取らないで、自発性のままで見た姿が「おのずから」ということなんだろう。普通の意味の「自然さ」ということなんだろうと思う。この「みずから」と「おのずから」の緊張も、一つ自己の中の複雑さをつくっていると思うんです。自分が全く「おのずから」になり切ってしまうと、自主性もなんにもなく、自然に流されるだけだろうと思うんです。そういう境地は、われわれにとってかなり心地よい境地ではありますけどね。しかし、そこでぎゅっと構えて、「みずから」ということを出す力をわれわれはもっている。創作活動などは、やはり「みずから」というのが出てこなきゃ創作にはならないんだろうし。その緊張感が、それこそ自己というものだと、僕は思っているわけです。「一音成仏」というのは、非常にそれに近いものだと思いますね。

だから私は「人と人との間《あいだ》」ということを言う。精神医学ではどうしても具体的な対人関係の中で営まれることがらが問題になってくるから、「人と人との間《あいだ》」ということになるんだけど、実は間《あいだ》と言うと、いささか具体的で空間的に拡がった感じになってしまうが、本当はその間《あいだ》というのは自分の中にあって、「自己と自己との間《あいだ》」とでも言うような内在的・内面的な間《あいだ》というのが非常に重要なことだろう。それを考えなきゃ、自己というものは考えられない。それをふだんは、他人との間《あいだ》に展開して感じてるだけなんだろうと思うんです。間《あいだ》を間《ま》と読みかえても同じことになるんじゃないのでしょうか。間《ま》ということも、そういう構造をもっているんじゃないか。音と音との間《あいだ》に間《ま》を考えた場合、音自身が間《ま》をもっていると。

武満　そうです。そうだと思います。この間《ま》という観念は必ずしも音楽だけではなくて、日本では他の芸能、いろんな生活の営みの中に、日本人の生活全体にある。単に、「あの人は間《ま》の取り方が良い」というような技術的な問題じゃなくて、はるかに深い、根源的な何かとして日本人の生活と関わっている。音楽の場合に限って言えば間《ま》というものが出てきたのは、やはり音に対しての日本人の感受性に由来すると思うんですが、それは先ほどから言っているように、一音の複雑さというものを大事にするというか、尊ぶことと密接に関わっている。つまり間《ま》――あいだと言ってもいいけれど――というものは、可測的でない。定量的でない。

木村 定量的じゃありませんね。

武満 今日では間《ま》ということすらも、日本の伝統的な音楽、いわゆる邦楽をやっている人たちの間では、平面的な技術的なことになってしまって、「間《ま》をどうやってとろうか」というようなことが言われているけれども、実際には、古来の武道等でも間《ま》ということがもっとも大事だと言われている。

木村 そうですね。

武満 そこで言われるのは、間《ま》を如何に切りつめていくか。「間《ま》をあける」んじゃなくて、「間《ま》詰めをする」ということが本来は大事だった。それは音と間（沈黙）の緊迫した関係を生むものです。ところが今は、間《ま》を如何にあけるかということを考えている。それがすなわち、今日の邦楽を貧しくしているとも言えるわけで、間《ま》というのは結局、ひとつの音に、それを存在せしめる他のすべての音のコンプレクシティ、複雑性を見出していくということでしょう。そしてそれは、音と間《ま》というものは別のものではないということです。僕は、「日本の音は、音階に所属することを拒んでいる」

と、書いたことがあるんです。

木村　そう書いていていらっしゃいますね。

武満　というのは、ひとつひとつの音はそれぞれ音階の中に存在している音だけれども、もし名人と言われる音楽家がその音を演奏すると、その音の複雑さを充分に聴き出して、それを表わすために、そのひとつの音は外見的には音階から自立してしまい、スケールを越えたようなものになる。そういう時に、日本人は「素晴らしい音楽だ」「素晴らしい演奏だ」と言うわけですね。そういう演奏ができる音楽家を名人と呼ぶ。

この名人ということも、先ほどのアメリカ人には、分らなかった言葉のひとつなんです。例えば最近では野沢喜左衛門なんていう太棹三味線の名人がいます。その人は、昔は割合に技巧的な三味線を弾いていたんですが、晩年交通事故に遭って、手を負傷してから、以前より音楽が良くなったというんです。音楽が深いものになった。技巧的な手の綴りなどは昔ほどに軽妙にやれなくなったんでしょうが、逆にひとつの音をポーンと弾いたとき、たいへん渋い音楽になってきた。ひとつの音が、前よりはるかに表出性をもった、深いものになったということがあります。大袈裟な言いようになりましょうが、ひとつの音が宇宙全体というか、巨大な秩序や仕組みを映すほどの音として自立して出てくる。そしてまた、同じように次に違う音が出てくるわけですが、その時に間《ま》というものが判然としてくると思うんです。

木村　一つの音があって、また次の音がある、そのそれぞれの音が十分自立していなければ、間《ま》は保てないと、そういうことですね。

武満　そうです。

演奏について

木村　それはそのまま、精神医学のほうの自己と他者の関係にも翻訳可能なんです。十分に自立した人同士の間《あいだ》でなければ、間《あいだ》はもたないんですね。自分のほうの自立性が危うくなってくると、間《ま》があるいは間《あいだ》がもたない。本当に間《ま》がもたなくなる。逆に言えば、間《ま》がもたないような対人関係では、自分の所在が大変稀薄になって、自分が掴めなくなってくる。二つの音がしっかりしていれば間《ま》がしっかりするのか、間《ま》がしっかりしていれば両方の二つの音がしっかりするのか、どちらとも言えないのと同じことじゃないかと思います。だからやはり間《ま》ないし沈黙と音との両方を生み出すような、一つの根源的なものを考えなきゃいけないと思いますね。

武満　そうですね。日本の音楽の場合ですと、いろんな音楽の形というか、音楽的なフレーズが、非常に定型化される、パターン化される傾向があるんです。例えば三味線の大薩摩四十八手のように。あれは琵琶楽から来たものですけれど、三味線音楽の技巧的な手というものは、殆ど幾つかにパターン化されてしまっている。西洋音楽にはそういうことは全く見られません。音楽的なフォームが一つの定型をもつことはあるけれど、だがその中でより個性的に他と違うことをしようとします。ところが三味線などでは、限られた幾つかのパターンを、演奏者は違っても同じように弾くわけです。

木村　なるほど。

武満　それは、手（音型）自体が非常にミニマルな、余分なものを落した典型的なパターンになっているのですが、そうした定型《パターン》を弾くほうが、ひとつの音の中に充分な音を聞けるからだと思います。というのは、手についてては誰もがすぐそれを知ることができる。例えば歌舞伎の下座音楽にしても、雪を表わすものとして太鼓の定型がドンドンドンドンと鳴る。そうすると、それが雪の情景を表わしているということは、観客がみな暗黙の裡に了解するわけです。ところが、うまい人が叩くか下手な人が叩くかによっては、その情景の意味というか深さというものには、質的な変化が出てくる。時には説明を超えた以上の世界が表われる場合もあります。その辺は西洋音楽とはかなり違うんじゃないでしょうか。

木村　演奏ということに限ってみれば、西洋音楽にもありませんか。例えばショパンならショパンの、誰でも知っている曲をいろんなピアニストが弾く。

武満　それはおっしゃるとおりなんです。バハマンが弾いているショパンと、コルトーが弾いてるショパン、最近の若いエッシェンバッハやポリーニ等が弾くショパンというものは各自全く違うものなんです。

木村　違いますね。

武満　アゴギーグが違う。テンポも何もかも違う。ところが不思議なことに、全体的な時間の量の収支というものはいつもきちんとついてるんですね。日本音楽の場合は、時間的な、全体の量的な時間としての収支は全く分らないんです。ポリーニがああいうふうに弾くのも、一種の間《ま》と言っていいかも知れないと思います。だが全体的なひとつの音楽を考えた時に、そこにある時間の量というものが、ありますね、その勘定はきわめてきちっとひとつの整合性の上に成り立っていると思うんです。ところが日本の場合は、今度は間《ま》と言わないでテンポと言ってもいいと思いますけど、日本人のいい演奏家のテンポというのは、なかなか量的な収支が合わない。

木村　ちょっと違うことを言うようなんだけど、西洋人は「人と人との間《あいだ》」というのを「関係」としか捉えない。Aという人物とBという人物との間、対人関係としか捉えない。そうじゃないんだ、間《あいだ》こそ、それぞれの自己を生み出すもとになっているんだし、自己の中にこそ間《あいだ》があるんだし、逆に間の中にこそ自己があるんだ、というようなことを私が言いますと、西洋人は首をかしげてるだけで、なかなか分ってくれないんです。

実は私、ガブリエル・マルセルという哲学者が亡くなるほんの一〇日ほど前に、長時間お話をする機会がありまして、その時非常にいい経験をしたんです。やはりマルセルさんも、最初は私の言ってる間《あいだ》という意味をなかなか理解してくださらなかったのですが、マルセルさんは音楽家だということを思い出して、こういう例を持ち出したんです。室内楽の合奏で、例えば、カルテットなら、四人がやりますね。非常に下手くそなうちは、めいめい自分の楽譜だけを一生懸命弾いているわけです。ちょっと上手になってくると、相手の音も聞いて相手に合わそうとする。しかしもっと名人のカルテットだったら、お互い勝手に自分のことだけをやっていて、しかもその四人が合うというか本当に一つになってしまう。一つになろうという意図なしに、一つになっちゃうとこがあるんじゃないか。そういう状態の時に、音楽はどこで鳴っているかというと、四人の間《あいだ》で鳴ってるんじゃないかと。

武満　それは素晴らしいですね。全くそのとおりです。

木村　そういう時に四人がぴたっと合うのは、音と音とが合うんじゃないだろう、そうではなくて、「音と音の間《あいだ》」、これは西洋音楽的な意味での間《ま》になるわけでしょうが、めいめいの間《ま》と間《ま》で合ってるんじゃないか。一人一人の楽譜では、オタマジャクシとオタマジャクシの間《あいだ》になって表わされているような間《ま》が、同時に四人の間《あいだ》になるんだろうし、もっと広げて言うと、それを聞いている聴衆とカルテットも、同じその間《あいだ》の場所で通じ合うんじゃないか。そうなってくると、音楽で一番大切なのは間《あいだ》ということじゃないかという話をマルセルさんにしたんです。そうしたら、大変よく分ってもらえた。「なるほど、それはそのとおりだ」と。普通の対人関係でも、そういうことではないかと私は思うんですけどね。

武満　全くそうだと思います。ただ、日本ではヨーロッパの室内楽等に見られるああいう合奏《アンサンブル》の形はきわめて少ないと思うんです。琴などにしてもひとりで弾いて唄っている。概ねは個人芸ですね。もちろん幾つかの例外も見られます。例えば文楽では太夫と三味線と人形遣いという三角関係があって、それに聴衆が加わる。非常に素晴らしい演奏が行われた時なぞは、本当にその間《あいだ》で素晴らしいものが生まれている、という感じがしますね。

木村　そうなんでしょうね。

武満　あれは、世俗的には太夫が一番格式があり、リーダーみたいになっているようだけれども、実際には誰がリーダーってことはないわけです。太夫が語っている時、三味線が違う形で打ち込んでくると、太夫のテンポはそれにつれて必然的に変る。そうすると人形も変らざるを得ないわけで、その三者の動き、関係の在りようは、時には凄まじいものがある。素晴らしい演奏、素晴らしいパフォーマンスが行われた時というのは、どの人が特によかったかというものじゃなくて、その間《あいだ》に出てくるものなんですね。

木村　間《あいだ》なんでしょうね。

楽の音について

武満　結局、間《ま》ということになるわけです。僕が興味があるのは、日本人が、どうして音に対して「一音成仏」というような観念を所有したのか。そうした観念を生み出す感受性はどのようにして培われたのか。これは風土的な問題なのか。もちろんいろいろあるだろうと思うけれど、日本の音楽は殆ど外からやってきていますね。朝鮮や中国から。それらが、永い時をかけて日本化され、元のものとかなり違うものになってしまう。中国の場合は、音階というものに対して非常に厳しいんです。実際に孔子の上代正楽、昔の雅楽などの場合は、政治の体制が変ればその音階を変えるというふうに厳密だったと思うんです。日本に唐楽や高麗楽が入ってきて、それはかなり変則的な伝承形態だったと思うけれど、音階に対しては割合とルーズなんですね。雅楽が今日までどういうふうに変ってきているかといえば、音階やリズムの上でよりも楽器の音色というほうで変ってきているようです。

木村　なるほど。

武満　例えば日本の音楽で「さわり」ということがありますね。この「さわり」というのも、分ったようでなかなか分らない言葉なんですけれど、邦楽の音楽家たちと付き合っていると、日常用語のように頻繁に「さわり」という言葉が出てくる。特に三味線や琵琶等の場合は、さわりを取る――つまりあのビィーンというノイズ、鼻にかかったような音をつくるのに、それはとても苦労するんです。

木村　三味線の構造とも関係するんですね。

武満　そうです。さわりのヤマ、さわりのタニというものを棹の首につくって、象牙に溝を刻んで、糸がそこに触れてビィーンという一種不思議な雑音をつくるわけですね。それがちゃんと取れないようでは一人前じゃなくて、さわりが取れるまでには三〇年ぐらいかかるなんてことを気軽に言う。普通、音楽の練習というのは、西洋音楽ではやはり、最初にスケールを弾きますね、ドレミファソラシドという。しかし三味線なんかでは、およそそんなことはしない。そんなのは後でいいことで、それよりは、さわりがきちっと取れるか、そういう音をちゃんと吟味できる耳をもつかですね。そういうこともまた、間《ま》とか間《あいだ》ということとつながりがあるように思うんです。そしてそういうことが、日本の音楽がいつもあるパターン化、定型化に向っていくということとも関係があると思います。

木村　それは「さわり」ということで、何か定型的なパターンを取り入れるというような意味もあるんでしょう。

武満　ええ。結局、そうなってきていますね。ですから、今では「歌舞伎のさわりだけ見て」というような具合に用いられていますけれど。典型を表わす……。

木村　そうですね。

武満　もともとは他のものに触れる、さわる、ということなんですね。

木村　何に触れる？

武満　寛政時代に書かれた書物には「他のものに触れる」……。

木村　かなり、メタフォリカルですね。

武満　「蟬の鳴声のようにさわりを取ることが希ましい」とか。

木村　それは、「自然」といったものに触れるんだ、ということでしょうか。

武満　結局、そこに向うんじゃないでしょうか。

木村　そこに向うんでしょうね。日本では古来、精神的な障害を表わすのに「気が触れる」と言いますが、それは何か触れてはいけないものに触れるわけですね。何か超現実的なものに触れるという意味だと思うのです。超現実的なものは恐ろしいですから。そして恐ろしくなければ、美しくありませんから、芸術のほうでは、敢えてそういうものにさわるんだろうと思うんですが、さわる準備ができていないのに、不意にさわったら大変だというところがあるのかも知れない。

武満　そうなんでしょうね。ある琵琶の先生とかなり永いこと付き合っていますが、「未だに思うようにさわりが取れない」ということを言われるんです。それは単なる物理現象だけじゃなくて、ある超自然的なものに触れるということがあるかも知れません。

木村　あるかも知れませんね。一音の中に世界を見るような複雑さを獲得するためには、極端な単純さというか、つまり定型が……。

武満　ええ。その定型というのは、ある意味では何でもいいのかもしれないですね。だから、非常に単純化してくると、「雪」や「河」のように、ボンボンボンというだけのものになってしまう。これは西洋的な概念では、音楽と言えるものじゃないわけです。そうすると「音楽」という言葉自体も問題になってくるわけだ。「音楽」という言葉は、ごく最近になってから使われるようになった言葉で、概して西洋音楽のことを言うのであって日本のことは言わない。

木村　そうですね。

武満　「楽の音《ね》」というほうが、はるかにたくさん使われている。そうすると、そこでもまたもやひとつの音になるんですね。

時間について

木村　今のことと関連して、時間の問題で、少し分らないところがあるのです。「日本人は、本質的に時間的世界観に生きる民族である」と武満さんは書いていらっしゃる。そして、時間の観念が西洋では直線的なんだけれども、日本では円環的だと。これはそのとおりだと思うんですけど、僕らが非常に西洋的になっちゃったからかも知れないけど、僕はむしろ逆に、日本の音楽とか日本人のあり方は、大変空間的であるとも言えると思うんです。例えば昔からの西洋音楽ですと、音の運び、音のテンポなりアゴーギックなものの中に、われわれは時間を感じている。まさに時間が息づいている。ところが、日本だとむしろ、一音の中に広がりを感じてしまう。

武満　おっしゃるとおりだと思います。僕がそう書いたのは、お恥かしいことですが、たいへん不備があったと思います。結局日本人はひとつの音に、「空間的な広がり」を聴き出したり、見たりする。だが、音楽する時には、ひとつひとつが空間的な広がりをもつ複雑な音から他の音への「移ろい」に、実はもっとも音楽的なものを感じるんじゃないだろうかと思うんです。

木村　それは、時間的なもの？

武満　はい。実は未だよく分らないんですけれど、「移ろい」ということに、日本人は至上の美を感じているのではないかと。

木村　先ほど時間ということばを使った時には、普通日常的に使われている流れるものとしての時間の意味で言ったのですが、例えばハイデガーなんかはもっと根本的なところで時間を考えている。ハイデガーの「現存在」を「自己」と言い直してもいいと思いますけど、簡単に言えば、自己が自己である根本のところ、自己というものと自己であるということとのあいだのズレ、つまり自己が「もの」として自覚されていながら、しかも自己ではないものとの区別を含んで「自己である」という「こと」として開けている、その根本のところで時間が発生すると考える。だから、ものとしての自己とこととしての自己との存在論的差異、つまり先ほど私が言ったズレ、自己自身の内部の差異、自己と自己との内的な間《あいだ》みたいなところに時間がある。そこからすべての時間が生れる。私たちが普通、日常的に流れる時間というようなものを感じているのは、ただこの根源的な時間を世の中の現象に投影して、その影を時間という名前で呼んでいると考えてよいと思うんです。あるいはベルグソンが時間の一番純粋な形としての「持続」ということを言う。持続自身は持続しないので、あらゆる時間的な流れをそこから生み出すもとになるようなものを「持続」として押えてる。普通、私たちが感じている時間というのは、時計が刻んでいくような時間、あるいは物が動いていくのを追っかけているような時間、そういう既に空間化された時間であって、本当の持続ではないという考え方です。その次元で時間を考えれば、間《あいだ》とか間《ま》とかいう、普通の意味の時間は流れていないような、時間の断絶と言ってもよいような場所、そこが時間のもとだということは確かに言える。

武満　指揮者のアンセルメは「旋律《メロディ》は、ドミナントへ向う橋梁である」ということを言っています。それは明らかに、「持続」ということと関係すると思うんです。ところが日本音楽に顕われている旋律を見ると、今のアンセルメの概念とは、およそ相容れないものに思えるんです。邦楽の人たちは、旋律に対してたいへんノンシャランで、ルーズですね。三味線でも、途中から弾いて、不完結に終っても、気持悪いという感じはしない。実際にそうしたことがたくさん行われている。それじゃ、音楽としての体をなしていないかというと、そんなことはない。そこにはそれなりの音楽的に充足された時間がある。それはどうしてかと言うと、先ほど申しあげた、ひとつの音で既に充足していて、さらにもうひとつの別の音に移る際の「かかり」というものが特別の音楽的瞬間を生み出すからのように思います。絵で言いますと、ヨーロッパの絵画、タブローには、一つの観念と言ってもいいはっきりした空間認識がありますね。その絵を描くために、変色しないように鉱物を原料とした油絵具が発明された。日本では、草や木のような植物性の変質しやすい顔料を使っている。耐久性もはるかに弱い。ところがわれわれはむしろその変色した色彩に、時に何とも言えない美しさを感じたりする。褪めた色にある味わいを感じたりする。それは、絵そのものに対してだけでなく、最初の絵からそこへ時間をかけて移った間《あいだ》に、美しさを感じるのではないか。音楽にも、それと似たような感じ方があるように思えてならないんです。

木村　西田哲学的に言うと「非連続の連続」ということになりますね。

武満　日本の音楽は——これは断言してもいいですが——非連続の連続です。「さわり」にこだわったり、間《ま》にこだわるのは、「非連続の連続」ってことじゃないかと思う。

木村　間《あいだ》とはそういうものだと思いますよ、私も。個人と個人の間も、もちろん非連続の連続でしょう。西洋人のように「対人関係」とか「コミュニケーション」と言っちゃうと、空間的次元で連続しちゃうけど、はっきりと断絶してるんですね。

武満　しかも、時間も単一の時間ではなく、複数の性質の異なる時間が多層に在るものを、日本の音楽では大事にする。文楽における三者のありようというのは、浄瑠璃（物語り）を演ずるわけですから、最初があって終りがある。けれどもその辿っている時間の性質は、三者それぞれにまるで違う。また違ったほうが面白いわけです。近代の西洋音楽には、メロディ、ハーモニー、リズムの三つの重要なパラメーターがある。ところが、ハーモニーという概念は、日本の音楽には殆どなかった。

木村　そうですね。

武満　ハーモニーは、異なるものが、垂直的にある時間一緒になるということですね。例えば三人の人間がド・ミ・ソの三つの音を一箇ずつ受けもってハ調の主和音ができますね。そういう関係と、先ほどの文楽の関係とでは、まるで違うと思うんです。ハーモニーも持続における瞬間の様相なんだけれども、各人が同じ性質の中にいないとまずい。そのひとりが飛び出して、仮に特殊な音色をもったドになると、それはハーモニーにならないわけですね。ところで、ヨーロッパにはスケールではなくてモード（旋法）という考え方があった。それは、水平的に流れていくもので、縦の関係はさほど大事じゃない。

木村　対位法なんかそうですね。しかし、西洋音楽の中からも、さっき邦楽についておっしゃったことが読みとれるんじゃないか。例えば機能和声法というのがありますね。属七の和音だと、「ソ・シ・レ・ファ」になっている。それが結局「ド・ミ・ソ」のトニカに解決する場合に、ファの音はミの音に向うことに決まっていますね。レはミ、あるいはドへ行く。シは必ずドに向うものと決まっている。そういうように、音階の音にはひとつひとつそれ自身の役割みたいなものがあって、「ソ・シ・レ・ファ」と四部合唱が四つの音に分れて歌ったからといって、全部が必ずしも等質かつ平等ではない。

武満　確かにそれはそうです。

木村　横の関係で自分自身の運命をもっている音を歌っているわけですね。

音階について

武満　その場合、日本の音と違うと思われる点は、機能和声という言葉によっていみじくも言い表わされていると思うんです。むろん日本の音もそれぞれにある役割を担っているけれども、それは機能的なものではない。

木村　それは確かですね。

武満　日本の音の場合は、より具体的だと思うんです。日本音楽で言われる「音」は、具体的な三味線なら三味線の音というはっきりした属性をもっている。西洋音楽では音は機能的なものであって、抽象的な音で一向に構わない。

木村　そうですね。これはオーボエでやってもヴァイオリンでやってもいいというような曲が、向うにはありますよね。

武満　そうです。バッハの『フーガの技法』なんかは、何の楽器でやってもいい。つまりひとつの純粋な音楽的理念なんです。

木村　音階の問題で、私が昔から疑問に思っていたことが一つあるんです。さっきの機能和声とも関係するのですが、音階というのは、どの程度まで人為的なもの、あるいは抽象的なものなのか。あるいはどの程度まで生理的なというか、人間のごく自然な構造に根ざしたものなのか。僕らはもう西洋音楽で耳を訓練されてしまっているから、ドレミファソラシドのシの音を聞けば、ドへ向って収斂していく音としか聞こえない。シは上を向いた音ですね。逆にファの音は下を向いた音で、ミへ収斂していくとしか聞こえない。平均律が私たちにとってやや不純な感じを与えるのも、そういう理由からだろうと思うんです。平均律というのは、人工的にシの音をすこし下げる、ファの音をすこし上げるような格好で、転調を可能にしてるわけだから。これが西洋音楽を聞かされ続けたための習慣なのか、それとも人間の聴覚の生理機能に基づいているものなのか。これは非常に興味のある問題ですね。

武満　大きな問題ですね。

木村　例えば現代の無調音楽とか、十二音音楽とかをどう位置づけるのか。音階をもっているから抽象的、音階をもっていないから具体的、とも言い切れないところが出てくるんじゃないか。西洋音楽でも、音階を離れるようになってから以後の音楽と、それまでの音楽というのは、相当違ったものになっていますね。

武満　今日では、地球的な規模では、やはり平均律化へ向っていることだけは事実だと思うんです。

木村　どういうことなんでしょう。

武満　西洋近代音楽に対して、日本の音楽も含めて中国の音楽やインドネシアの音楽、あるいはインドの音楽、そういうものに人類が耳を開いて気づくようになりました。それでも人類の趨勢としては、平均律に向っているように思うんです。

木村　そうですか。

武満　先だってヨーロッパで、僕が音楽監督みたいなこととして、日本の古典音楽や現代音楽をプログラムしたんです。琵琶の名手を招ぶつもりだったんですが、御病気でそのお弟子さんの若い人が来られた。その方はたいへん良い演奏をされたけれども、聴いてて、どうもちょっと違うなあと思ったんです。そしたらふだん暇な時に趣味でギターを弾いているというんですね。だから、音感がどうも平均律的なんです。実際にインドネシアなんかに行って、ガムランを聴いても、あるところを離れると殆ど平均律的な音楽なんです。こういう現象の良し悪しについて、僕は何とも言えない。というのは、バッハなりモーツァルトなりの音楽の素晴らしさは、ある場合には日本の音楽よりも素晴らしいとも言えますし。ただ、今もなお、厳然として日本人の耳をつくっている、西洋人とは違う感受性というものがありますね。そういう地域や風土によって異なった感受性については、できる限り時間をかけて、その相違を確かめる必要があると思っているんです。

木村　その必要がありますね。私などが精神医学で日本的な「間《あいだ》」とか「気」とかいう日本的なものの考え方をしますね。最初は日本人の患者を治療するんだから、西洋直輸入の精神医学では駄目なんだ、日本人の心に合った精神医学をつくらなきゃいけないんだ、というところから出発したわけですが、考えてみると、西洋人も同じ人間なので、僕らの言ってることが分らないはずはないんですね。つまり、僕らは日本人の心をもっていて、間《あいだ》とか気とかに対する特別な感受性をもっている。それをもう一度、西洋の精神医学のほうへ返してやって、向うのほうでもちょっと考えてもらおうじゃないかということを、私なんか今やってるわけです。つたない外国語でそういう論文を書いては、向うの雑誌へ載っけている。それを向うの連中は、非常に面白がって読んで、真剣に考えてくれる。われわれ西洋人はこういうことに今まで気がつかなかったけれども確かにそうだというような反響がある。これは音楽でもそうなんでしょうね。

気について

武満　今お話しになられた「気」というのは面白い問題ですね。私もつい先頃、日本の「気」をテーマにした演奏会をやったんです。日本で音楽的に表われている「気」の使い方のひとつには、ある距離を測るということがあると思うんです。間の距離を測るというか。それと同時に呪術的な「気」というものもあるんですね。「おーっ」とか「しーっ」とか声を発して霊を鎮める「警蹕《けいひつ》」のような。そういうものが、日本の古い音楽の中にあるわけです。

木村　「気」というのが一つの術語というか、言葉としてあるんですか。

武満　はい。僕はそれほど深く研究してるわけじゃないんですけれど、そういうことを研究している木戸敏郎さんという方がいまして、その方と一緒に、いろいろな例をやってみて……。

木村　それは面白い。「気」というのはもともと中国では、森羅万象の一つの元素として考えられているわけですよね。それが個人の呼吸でもって、個人の中に入ってくる。個人が宇宙的な気を分有することによって気分になる。「元気」というのは、元の気が損なわれずにこちらへ入って、宇宙論的な根源とのつながりが切れないでいる状態なんでしょうね。それが日本に入ってきて、日本古来の「け」と一緒になったらしい。「もののけ」とか源氏に出てくる「怖ろしきけもおぼえず」といった「け」ですね。この二つが結びついて今の「気」になった。そして雰囲気的なものを指す言葉になったんですね。「気は心」と言いますが、「心」と「気」が使い分けられている熟語、例えば「気配り」と「心配り」、あるいは「心掛ける」と「気を掛ける」というような熟語を並べてみると面白い。「心」のほうがパーソナルな、自分自身の内部での心理的な動きを言っているのに対して、「気」のほうにはいつも相手との関係が含まれている。インターパーソナルな動きなんですね。「心」の場合は相手がなくとも、ひとつの心の働きになるわけです。その意味では、さっきおっしゃったように、「気」には間《あいだ》という意味が含まれているんでしょうね。というよりむしろ、間《あいだ》がわれわれの感性に触れてくる様態が「気」ではないかと思うんです。

武満　「気」ということに興味をもってる方の話ですと、「気」には距離を測定するということがある。剣道や柔術の気合いというのは、全て相手との距離を測ることで、誰もいない時でもあるものを想定して、その距離を測るために気合いを発する。僕は「気」と同時に「声」というものに興味があるんです。「気」と「声」は離れずにあって、「気」を発する時は発音する。

木村　声になる。

武満　日本の音楽には、「気」と「声」とが不可分なものが多くあります。それはヨーロッパ音楽とはちょっと違うもので、「掛声」は音と言葉の中間にあって、日本の音楽をたいへん特徴づけているように思います。掛声は必ずしも日本だけに限られたものではないと思いますが、日本のように掛声の多いものはあまりない。そういう音楽とも言葉ともつかないような、中間のものというのはたいへん面白い。

木村　面白いですね。三味線の音楽なんかでもすぐ「ハアー」とか「イヤー」とかいう掛声が入ってきますね。
武満　そうなんです。幾つかの典型的な例をひとつの演奏会の中でやったんですけれど、信じられないような掛声があるんです。それこそ、「気」としか言えないようなものがあるんです。僕がこんなこと言うのはおかしいですが、精神病理的な事柄とも深い関わりがあるんじゃないでしょうか。
木村　そう思いますね。精神医学とか精神病とかいうのはもちろん翻訳語ですが、「精神」という言葉で西洋人が考えているものは、日本だと「気」になる。僕らが自分たちのやってることをちゃんとした日本語で言おうとすると、「気の病理」とか「気の病い」、「気の医学」ということになると思うんです。だからこそ、「気が違う」「気が触れる」「気が狂う」とか言う。あるいは他人と「気が合う」、「気が合わない」とか。これはある論文に書いたことですが、ある患者の言ったことが、私が間《ま》とか間《あいだ》ということを考える材料になってるんです。精神病になる人には、親子関係があまりよくなくて、精神病になっていく人が多いんですが、その人の場合はお母さんとの間《あいだ》が、「気詰りで間《ま》がもたない」んだという言い方をしたんです。「潤いがなくて自然な流れが感じられない」んだという。それだけのことのなかに、すべてが含まれてるような気がするんですよ。
武満　そうでしょうね。
木村　「気」という融通無碍に流れていなけりゃいけないものが詰まっちゃう。そうすると間《ま》がもたなくなってきて、滑らかさがなくなり、自然さがなくなり、潤いがなくなり……。これはわれわれの自然な心の営みをネガティヴにとらえたものだと思うんです。その場合「心」は触れないのです。「心」は非常に自己完結的に動いているけれど、「気」は開かれているんですね。

……ところで武満さんに、作曲家が音に直接にふれていらっしゃる現場での、音と自己の関係という問題をぜひお伺いしたいのですが。

作曲について

武満　正直に言って、僕はどんなにしてでもベートーヴェンのような音楽を一生の内に一曲でいいから書きたいという強い希望をもってやってるわけです。でも、実際に自分が音楽する時に、ヨーロッパ的な音楽語法だけではどうしても語れない。自分としては極めて分裂した状態にあるわけです。自分はやはりベートーヴェンとは違うなあと思う。自分が音を聴く際の心構え、「気構え」にしても、ベートーヴェンとは違う。ベートーヴェンの語り口というか、ベートーヴェンの言葉ではどうしてもしゃべれない。僕自身は日本の楽器を使ってみたり、日本の音楽をたくさん聴いたり、インドの音楽を聴いたり、インドネシアの音楽を聴いたり、あるいは、かなり無駄な廻り道をしているんじゃないかと思うことがあります。どうも松村禎三のように厳密でないんですね、僕は。

木村　松村禎三氏の場合はもっと厳密なんですか。

武満　はい。彼はインド音楽や東洋にたいへん強い関心をもっていますけれども、作曲家としては、僕なんかよりはるかにまっとうです。

木村　西洋音楽の枠の中から出ないということですか。

武満　はい。きちっとしている人だと思います。

木村　それは、そうかも知れませんね。

武満　僕は松村さん以上に厳密になる反面、時に非常にだらしなくなっちゃって、音楽なんかどうでもいいという気がする時があるんです。そのフィードバックはかなり頻繁に激しいんですけれど、音楽を創り出すよりは、ただ聴き出すだけで充分じゃないかと思うことがあるわけです。

木村　だけど、作曲という営みは、自分が一番聴き出したい音をつくるというか、そこから何かを一番聴き出せるような音をつくるということではないのでしょうか。

武満　そのとおりです。ただ、そこで自分が聴き出したいものをつくるのではなくて、聴きさえすればいいと思うんですね。

木村　それを自分が聴くためには、演奏者のお世話にならなきゃいけないということがありますよね。

武満　そうです。それはかなり大事な問題ですね。僕の場合は演奏者というものをかなり強く意識していると思いますけれど。

木村　そうですね。

武満　例えば一曲のシンフォニーを作曲しようとすればシンフォニー・オーケストラの機能を知っていなければなりません。一八世紀から一九世紀にかけて、オーケストラはかなりなスケールできちっとできあがった。その、ひとつの見事な楽器とも見紛うべきオーケストラのために書くわけです。それはある意味では抽象的な操作だと思うんです。もちろん一〇〇人もの演奏者がいて、それぞれの楽器に書き分けるという具体的な作業はあるにしても、シンフォニー自体は抽象的なものだと思うんです。ところが僕はなかなかそういうふうに考えられない。

木村　固有名詞のついた具体的な演奏を考える……。

武満　誰が、どこで、何時《いつ》というようなことですね。シンフォニーを書く場合は、それはなかなか難しい。それで僕は、具体的な演奏家のために音楽を書く。ひとつの音楽的な環境というものを設定しようと試みる。彼がいて、そこで初めて何かができる。それは僕がやったのでもまた、彼がやったのでもない。多分その両者がやっているんだけれど、実際にはその「間」に表わされるものだ。そうした時に音楽が僕にとって具体的になるんですね。

木村　武満さんは、例えば『ノヴェンバー・ステップス』を演奏される時には、琵琶と尺八を演奏される方は、世界中どこで演奏されようと、大体同じ方を連れていらっしゃいますよね。

武満　今のところはそうですね。

木村　ところが、やがては人が変るでしょうね。現に指揮者なんかは変ってますよね。自分のよく識らない人が演奏をする場合は、演奏を拒絶したいなんて思うことはないんでしょうか。

武満　それは全く反対です。最初に自分が表現する時には、手ざわりが感じられるような手続きがどうしても必要ですけど、それが終った後では、僕は気にしないんです。だって既に僕個人を超えたことですから。

木村　作曲と演奏というのは、本当に複雑な問題だろうと思う。昔、ストラヴィンスキーが自分で自作の演奏をしたのを聞いたことがあるんです。もちろん、その時に出てきた音は、アンセルメとかの大指揮者の演奏したストラヴィンスキーの音楽と比べれば、貧弱な音しか出なかったと思うんだけど……。
武満　そうでしょうね。
木村　ところがその時に、作曲家の、何と言ったらいいんでしょう、これは、自分の曲なんだという、どうしようもない大きなものを感じましたね。それがどういうものか、いまだに分らないんですけど、作曲家だけがもっている特権というのか。

超越について

武満　僕はストラヴィンスキーのように演奏することも、棒を振ることもできませんから、特権的ではないと思います。これは話が違っちゃうんだけれども、音符というものは、正確に規定することが可能なように見えるんですが、やはり言葉のようには規定できないんですね。
木村　そうですね。
武満　音楽の記譜法《ノーテイション》は、かなり普遍的ですが、それでもなお、言葉のようには言い表わせない面があります。演奏家が、抽象的な記譜された音符を、具体的な生命のある音にするわけで、それこそ「気迫」とか「気」ということを、そこに書き表わすことは殆ど不可能なんです。すべてを相手にゆだねなければならない。ある特定の演奏家を念頭に置くというのは、その演奏家だったらこれはこうしてくれるだろう、ということがあるわけですね。
木村　それに似た経験として、自分でよく書けたと思ってる論文は特定の読者をどこかで予想してます。「あの人に読ませてやろう」と。自分が非常に信頼をしている人、ある種のライヴァル意識をもってる人、同じように、いい仕事をしている人、そういった人に宛てて、論文を書くことがある。そういう論文は概して、自分なりによく書けている。

武満　それは面白いな。いつだったか広中平祐さんと話をした時に、数学のようにはっきりしたものでも、論文を書く時に特定の個人に宛てて書かれるそうなんです。

木村　僕は必ずとは言わないけれど、そういうことは多いです。ある特定の個人であったり、複数の人たちの場合もあるけど。リルケなんか「手紙」という形式でいいものを書いてますよね。武満さんの川田順造さんとの往復書簡も拝見して、大変面白かったんだけど、ああいう形ですね。

武満　ヨーロッパの音楽家を考えてみると、結局彼らは神というものを対象にして書いている。

木村　恐らくそうでしょうね。

武満　そして多分、われわれにはそれはないんじゃないか――。

木村　ないですね。神は対象にしない。

武満　そこが違う。バッハの音楽には神があった。

木村　それは、明らかにそうでしょうね。ただその場合、こうも考えられるんじゃないか。バッハなどの場合は、やはり神に宛てた作品と言えるのかも知れないけれども、われわれはそういう宛先をもたないから、具体的な誰かに宛てることになる。しかしそれは単に二人の間の往復書簡というだけのことではなくて、神に当る超越者、絶対者みたいなものにも常に触れている。そういう絶対者が一枚入ってこないことには、やはり書けないんじゃないんでしょうかね。われわれのような科学的な論文でも、どこかそういうところがあると思うんです。なにかそういうものに触れながら書いてる。

今でも大変僕の印象に残っていることがあるんです。ある日本画家の展覧会を、若い頃見に行った時に、会場にその画家の言葉が幾つか並べてあった。その人は山を描くことの得意な人だったんですが、いい山の絵というのは、山の心と自分の心とが一致しただけでは描けない、山の心と自分の心と、それに天地の心が加わってこの三つが一致した時にいい山の絵が描けるんだ、という意味のことが書いてあって、ひどく印象に残った。そういう「天地の心」みたいなものが、もう一枚入るんじゃないか。

となるとまたしても、それは間《あいだ》の問題になる。それこそ僕が間《あいだ》と言おうとしているものなんだけど、対人的な関係でも、それは、二人だけの問題じゃないんですよね。そこに何らかの第三者的なもの、触媒みたいなものがないと、うまく働かないところがある。それが間《あいだ》かも知れないと思いますね。

武満 木村さんが言われたことに触れると思うんですけれど、土居健郎氏の『甘えの構造』についての厳しい反論で「土居氏の人間は、精神といわれるような機能によって、たとえ肉体を超え出ることはあっても、所詮、その本拠を肉体の内部に有しているようなものであり、私のいう人間とは、肉体だけでなく精神をも超え出るような、自己の本拠を自己以外のところに置いているような、これを強いて三次元的に言うならば、人と人との間にあるという以外にないような、事態を指している」とおっしゃっていますね。僕はそれを信じていますけれど――。音楽は、それを信じなければ、本当にはできないでしょうから。

木村　そうでしょうね。本当にそうだと思いますね。

武満　だからかえって僕は、やはり具体的な人間というものを想定していいのではないか、想定したいと思うんです。

木村　間《あいだ》というものを私はいわば無名の、個人を超えた広がりとして考えてはいるんだけれども、それが現実になるためには、具体的な人を必要とするということでしょうね。

武満　はい。全くそうだと思います。

（初出：『現代思想』一九八〇年九月号）

5

治療と理論のあいだで

精神分裂病をめぐる三角測量

×安永浩×中井久夫（司会：内海健）

安永浩（やすなが・ひろし）
一九二九―二〇一一年。精神科医。著書に『安永浩著作集』（金剛出版）、『分裂病の論理学的精神病理』（金剛出版）、『精神の幾何学』（岩波書店）など。

中井久夫（なかい・ひさお）
一九三四年生まれ。精神科医。著書に『中井久夫集』（みすず書房）、『中井久夫コレクション』（ちくま学芸文庫）、『西欧精神医学背景史』（みすず書房）、『精神科治療の覚書』（日本評論社）など。

内海健（うつみ・たけし）
一九五五生まれ。東京藝術大学教授（現在）。精神科医。著書に『自閉症スペクトラムの精神病理』（医学書院）、『さまよえる自己』（筑摩選書）、『パンセ・スキゾフレニック』（弘文堂）、『「分裂病」の消滅』（青土社）など。

三人の治療態度

内海　このたびはお忙しいところをお集まりいただきありがとうございます。本日は分裂病について時間空間の視点からご自由に討議していただきたいと思います。安永先生は「ファントム空間論」「パターン概念」、木村先生は「あいだ」「アンテ・フェストゥム」、中井先生は「徴候空間」「寛解過程論」など、お三方は分裂病の時空に関して独自の見解を展開されておられます。この場で、それぞれの分裂病に対する治療態度、及び考察面での共通点や違いの意味が浮き彫りにされることが、今後の研究の導きになりますよう、楽しみにしております。ことに安永先生と木村先生は、公式には初めての語らいの場となります、私は一応司会としてひかえておりますが、あまり登場しないほうが成功を収めることになろうかと思いますし、読者もまたそれを期待されているのではないでしょうか（笑）。それでは、まず中井先生からお話しいただけますでしょうか。

中井　つまり今回の座談会は、言わば三点測量の場であろうかと思いますが、まず、木村先生と安永先生の比較ということになると、各々体系というか「全体的なるもの」をはっきりさせておられますね。ところが面白いことに両者は同じことを別々に表わしておられるのかもしれないという可能性もあるのです。つまり量子力学におけるハイゼンベルクとシュレーディンガーのようなものではないかと。私はそこまで断言できませんが、少なくともお互いに矛盾していませんよね（両氏うなずく）。ところで私の「全体」は私自身にも見えていないなにものかです。だからここではお二人の間を仲立ちする立場になるでしょうか。

木村　この中では僕が一番単純ですからね。このあいだ鈴木茂君が、今度出す本の序論の中で、中井さんと僕の比較をしているんだけれど、論文の註の付け方の違いというのが面白かったですね。安永さんも、中井さんほどではないけれども、註の多い人ですね。僕は註の少ない人間ですから。

中井　僕は書き始めると一瀉千里に突っ走るほうだから。

中井　木村先生の原稿というのは訂正の跡がないという……。

木村　それは、それぞれのあり方が空間的か時間的かということともちょっと関係があるんじゃないかな。時間というのは枝葉に分かれるわけにはいきませんからね。

安永　少々慌ててですが、木村先生の『自己と他者』（弘文堂）を読み返しました。中井さんの『へるめす』（'90・7/9「世界における索引と徴候」「――再考」）のも読みました。

中井　『へるめす』のは、自分としては柄にもないことをやったので、読み返すのもためらうようなものなんです。

安永　中井さんらしいのではないですか。

中井　そうですか？

安永　木村先生は、前から「間（あいだ）」ということをおっしゃっているし、今度の中井さんのも「間」でしょう？

中井　（木村先生の「全体」の中から）そこだけを切りとったつもりではありませんけど、「間」という言葉を使ってしまったんです、「あいだ覚《かく》」とか。そうとしか言いようがないものがあるから。

安永　私も、結局言っていることは「間」のことなんです。

木村　そうですね。

安永　AとBを切り離したわけではなくて、それがすでに一体だということを主張しているんですから、結局、間のことを言っているんです。そういうところはほとんど共通ですね。

中井　安永先生の読者は、どちらかというと、両極のほうを見て、そして真ん中は見ない。数式とか図式があまりにきっかりとしているので、茫洋たる「間」というものが見えにくくなるような雰囲気を漂わせていますね。木村先生の文章は、何をとっても非常に「間」的でありまして……。

木村　どこらへんですか？

中井　先生の文章は連続体（コンティヌウム）ですよね。どの言葉も孤立したり独在したりしていない。先生の原稿を肉筆で見ていると、伸びきった直線のようなものは一つもなくて、丸く柔らく続くでしょ。安永先生の筆跡は、海中から岩が生誕して、それが点在しているような感じですね。海の中に岩が散らばっている。

安永　僕はやはり、直すところは直しますね。だいたい二、三割ぐらいは変えて、少し増えます。中井さんの揚合はどうなんですか。

中井　私はひどいです。ワープロができてだいぶよくなったんですが、無傷なところはないくらいです。さっき話に出かけた木村先生のお弟子さんの鈴木さんが、二人の診察の対比を、さきほどの本の序文の中で書いているんですけれども、木村先生の診察は、ずっと連続的に、わりと常識的な診察を続けていくんですが、突然、なにかのポイントに触れるとキリモミのように深く入っていくというようなことが書いてあります。
これに対して私の場合は、一体何を聞こうとしているのかも分からない。あそこを聞いたと思ったら、ひょいとこっちを聞いたり、かと思うと、とんでもない飛躍をして別のことを聞いたりというわけです。これは僕の側からすれば一種の絵を描いているわけで、キャンヴァスのこちらのほうに色を塗ったと思ったら、対比的にここにこういう色を塗ってみようというような感じに近いんです。文章を書くときも同じです。その延長で修正は絵の修正の感覚です。診察のときは、神経衰弱のカードをあけていく感じというほうがあっているかな。

木村　大学では自分より先輩の人の診察はつぶさに見学することができるんですが、自分より年下の人の診察を見学することはできないでしょう。だから僕は中井さんの診察というのは、一回も見せていただいたことはないんですよね。僕は週に一回、医局員全員の前で新入院患者の診察をしていたから、それは中井さんには見られているわけですよね。

中井　あれは治療の診察とはまた違いますがね。

木村　あれはみんなの前でということですから、一対一になったときの診察とは違いますね。安永先生の診察は、中井さんはご覧になっているんですか。

中井　東大分院外来の構造はカーテン越しに机を並べて診察するのでどうしても声が聞こえてくるわけですね。安永さんは、人がつくのを必ずしも好んでおられないので……内海さん、どうでした?

内海　入ったらなんとなく嫌な顔をされるので、なるべく早く出るようにしましたね（笑）。

安永　本来は、誰しもそうでしょう（笑）。

中井　たぶん、人がつくということはなかったでしょう。やはり密室的なんですよ。二つ向こうぐらいで聞いていたところでは、「耐える」診察ですね。エクスプロラシオン（中に入ってゆく）という感じではなくて、一種のサファリング。つまり、患者から発出するものをこうむりながら、それにじっと耐えていくと。耐えることによって、そういうものが、少しずつ見えてくる、そういう診察ではないか。

安永　自分ではなかなか分からないんですが、去年〔一九九〇年〕の六月に家族療法学会でしゃべったものが、今の私の心境を素直に出していると思います。一昨年退官した今、精神病院にいるわけですが、やはりだいぶ違いますね。今のほうが自由です。大学というのは、どうもね（笑）。私は人に見られているとダメなほうなんです。仮りに誰かが私の診察を見ていたとしても、きわめて普通というか、当たり前に見えると思います。そんなに変わったことはしていません。ただ、当たり前のことでもいいから丁寧にやる、と。丁寧というのは、言葉が丁寧ということではなく、雑でなくやるという意味なんですけどね。今、ほとんどが分裂病ですからね。それと、最近躁病との付き合いが多くなった。これは病院の性格上、そうなんです。

中井　木村先生の診察は、いわゆるデモンストレーションしか見ていないんですが、文章にすると平凡な文章にしかならないかもしれないですね。つまり、殺し文句とか思わぬ逆説とかが散りばめられているというような気がしない。

木村　そう思いますよ、僕も。

中井　そして、あまり文章に倍音もない。ところがほんとうに働いているのは非常に不思議な才能で、つまり、どんなにむずかっている赤ちゃんでも、抱いて微妙にゆすることで一分間で眠らせてしまうという、特技が先生にはおありだが、この働きは尋常じゃないですよ。ちょっと恐い人だと思うこともあるんです（笑）。

木村　この頃は、その神通力は失われましたけどね。以前は動物磁気の持ち主だと思っていたんだけど（笑）。

中井　そういう生命的なものがあると思うんですよ。最近、生命のことをよくお書きになっているのは、それが少し引き潮になってきたから言葉にしなければいかんなと思われたんじゃないですか。

木村　『あいだ』（弘文堂）という本に音楽の合奏論を書いたでしょう。あれはやはり僕の原体験なんです。患者だけにコントリビュートさせてというか、しゃべらせているだけでは、そこにひとつのアンサンブルはできないわけで、医者のほうもそこに何かを持ち込まなければ、という気持ちがいつもあるんです。だからかなり、こちらからも発言するほうなんですね。ですから、先ほどの安永先生の診察はサファリングだという言い方からすると、僕はあまりリサファーしないほうでしょうね。

中井　そうかもしれませんね。デモンストレーション（診察示教）のときはお聞きになるのは当たり前ですから、そこのところはよく分からなかったですけれど。

木村　普通の診察でもけっこう聞きます。患者に言葉を貸すというのか、言葉だけじゃないけれども、いろいろ気持ちを向けてみて、どこで共鳴現象が起こるのかを探っているようなところがありますね。その共鳴が見つかったら、鈴木君の言うように、深入りするということもありうるわけです（笑）。どんなに気持ちを向けても共鳴しない場合も、もちろんあるわけだけれども……。

論文を書いていても、ある程度乗って書いた論文というのは、いったん乗ってしまった以上、これはどうにもならないので、あとは野となれ山となれ式で書いてしまうんです。ですから、後からそれに手を入れるということはしないままですね、僕の場合は。

安永　東大分院の外来でやるのと、わりあい拘束力、よく言えば保護力が強くて閉鎖で閉じ込めてしまう病院とは、ぜんぜんバックグラウンドが違うと思うんです。私自身も、やり方、しゃべり方を変えなければならないし、変えるほうが自然だと思います。今は、しゃべるとか聞くというよりは指示しますね、患者に。めちゃくちゃな状態の患者が多いので、あなたはこうなんだからこうだ、だから我慢しろとかね。そのほうが、状況に釣り合うから、という感覚なんです。私自身、場に影響されるというところが非常に大きいんですが、木村先生はどうですか。

木村　影響されるでしょうね。少なくとも大学で教授という立場で診察をするということは、誰かが見ているということは避け難いことですから、そうすると教育的にならざるをえないかなという気がします。

僕はアンシュタルト（精神病院）生活の長かった人間ですから、七年間、民間の精神病院で常勤をやっていたので、大学ではそのときとまるで違っていて、最初は戸惑いましたね。精神病院での診察というのはどういうものだったのか、もう思い出せないな。おそらく、初診のときからこちらは治療的な構えに入っていたと思うんです。大学では、再来で初めて一対一になれるわけなんで、初診のときは、いつでも学生がついている。治療的であることを諦めなければならないということですね。

安永　場に影響されるというよりも、やはり場にふさわしいやり方というものがあって、それに逆らったら、結局うまくいかない、自ずから変わってきてしまうわけですね。しかし僕の性格からいうと、今が一番のんびりやれます。

木村　僕もあと三年すれば、そういう生活になれる（笑）。

中井　大学の診療というのは、そういう教育的なこと以外に、治療者としては、振り向いたら誰もいないかもしれない、十分にサポートされていないかもしれないという感じが常にありますね。

木村　常にありますね。

中井　入院というのは、とてもすぐはできなくて、部長であってもたいていいろいろと根回しし頼み込まなければならないので、どうしても患者を独りで背負い込みがちになりますよね。なるべくなら、自分一人の力でできる範囲のことで収めてしまいたいとなりますね。

プロヴォカツィオンとレヴォカツィオン

木村　僕はアンシュタルトにいたときには、患者を初診でみるということは、入院させればそのまま自分が主治医になるわけだから、一つの安心感のようなものがあったんですね。大学で診察をしているときには、入院と言った途端に、その患者は自分から離れてしまい、人に任せなければならなくなる。だから、治療的な気持ちが働けば働くほど、なんとか外来でキープしようという気持ちになる。なんとか入院させないでおこう、通院で持ちこたえられないかなあと。僕の場合は、本当に聞きたいことを聞きますと破壊的になる可能性があるので、入院させて自分がそのアフターケアまでできるという自信があればそれもやりますけれども、ちょっとそれができませんから、聞きたいことを十分に聞かないというときもあるかもしれませんね。

中井 木村先生は、ご自分のそういう破壊性というか強力性をどこかで意識していらっしゃるわけですね。

木村 それは、意識せざるをえないですね。たしかブランケンブルクが、精神科医の診察というのは常にプロヴォカチーフであって、ある意味で非常に破壊的なので、そのあとレヴォカチオンをやらなければならないということを書いていましたね。レヴォカチオンというのはどう訳していいのか分からないけれども……。

中井 「呼び戻し」ですか？

木村 ブランケンブルクがそれで書いていたのは、そんなに難しいことではなくて、学生に分裂病の患者の診察を見せますとね、そうすると学生たちは一般に、相手の異常さに対しておそろしく鈍感だというのです。つまり、一般の人というのはどうも精神病者、特に分裂病者を見た場合に、異常な部分には目をつぶって、正常な部分でコミュニケーションをしようという、なにか本能的な働きを持っているのだろうと。だから学生は、分裂病患者を見たときにも、その異常さにあまり気がつかない。ところが精神科の医者というのは、職業的に異常な部分だけを見ようとする習性がある。異常な部分を非常に拡大してみるものだから、そういう見方をすること自体が、患者の異常性に対するプロヴォケーション、挑発になる。そのことは精神科医は十分に知っていて、挑発した分、ちゃんと……。

中井　埋め戻し……。

木村　そう、埋め戻しをしてあげなければいけないということなんです。単にそれだけのことですが、僕は非常に印象的に読みましたね。それは僕自身が、そういう傾向を持っているからでしょうね。

中井　木村先生は、やはりそういう覆いを取りたいというか、そういう意志をお持ちだと思うんですが、僕はブランケンブルクの言ったことはやはりことの半面であって、もう一つの面があると思うんです。

つまり素人の学生なり一般の人が、正常なところでつながろうとするというのは、おっしゃる通りだと思うんですが、と同時に、彼らはまったく言葉で表現されない「我に触れるな」（ノーリー・メ・タンゲレ）という患者の信号を敏感にキャッチして立ち去ろうとする。それは言葉ではなくて、ほとんど匂いのような、かたちのないものですね。普通の人にとっては、この二つの面がある。健康な言葉で通じる部分でつながろうとする面と、患者の放っている「自分に触れるな」というサインを敏感にキャッチして立ち去ろうとする面とがあると思うんです。精神医療者は逆に、その異常というところに惹かれていく。

木村　だから、触れてはいけないところに触れるわけですね。

中井　「我に触れるな」というサインに対しては、鈍感になっているのではなくて、それは一応括弧に入れているわけですか。

木村　どうなんでしょうか。僕は、結局、そこに触れたいわけです。患者が触れてほしくないところに触れなければ本当の診察にはならないという気持ちが、どこかにあるわけです。ですから、そこに触れるタイミングというか、いつになったら触れられるんだろうかということを常に測りながら患者としゃべっているという感じがあります。いつかはそこに触れなければいけないだろうということを、考え続けている……、というより、こちらが待っているうちに、ある日、向こうから開けて見せてくれるというか。

中井　昔、先生とご一緒に読んだリュムケの『開くことと閉じること』ですか、人間にはリズムのようなものがあって、開いているときと閉じているときがあるんだと。それを感得することですね。この問題は波長合わせとなりますかね。ここには、神田橋條治さんのことも絡んできますね。彼の場合は、患者が開きすぎることに対する用心を非常に強調していますね。患者は開きすぎるんだと。

木村　それは、まったくよく分かりますね。どうして初対面の人間にこれだけ自分を見せるのかと。

安永　私の家内も精神病院に勤めていまして、もうかなりキャリアは長いんですが、彼女はよく「患者はサービスする」と言いますね。見学者なんかあると、わざと悪いところを見せたりね。もちろん、文字通りにそういうことだけではないだろうけれども、そういう感覚は分かるような気がするんです。私も、「もうしゃべらなくてもいいよ」と言うことがありますね。

分裂病者は察しがいい

木村　われわれ三人の共通点のようなものを一つ取り出すと、当然のことなんですけど、やはり「治療者」であるということではないでしょうか。治療的配慮からしか議論が始まっていないということは言えると思いますね。

安永　患者を面前にしたらそうなりますね。

木村　家へ帰って原稿用紙を広げても、結局、その延長で書いているわけですから。

中井　そういう治療の流れを離れて症例報告を書くというのは、たいへん書きにくいことですし、難しいですよね。

木村　早い話が、精神病理学というのはいったいどういう意味があるんだということでしょう。もっと言ってしまえば、何の役に立つんだということがあるわけです。実際、僕の書いていることなんて何の役にも立ちはしないと思うんです。ただ、これはどこかに書いたことなんですが、やはり人間には、治療的な関係の中でしか見えてこないものがあると思うんです。だから、治療関係に入っていない人にとって見えないものについて、治療関係に入っている人は報告してもいいじゃないかということが、僕の気持ちの中にはひとつあるわけです。めったに人の見ないものを見ているんだから、というね。

中井　僕の場合、セオリーと言ってもそんなに包括的なものではないんですが、それが治療する者を安心させるという実用的な面もあるようですね。たとえば、私の寛解過程論というのは青木病院でできたんですが、あそこのナースは僕の書いたものを読んだりはしないんですが、ちゃんと知っているんだそうですね。私がこういうことが起こったらもうすぐある症状が消える前兆だというようなことを言うと、だいたいその通りになることが多かったので……、私が辞めてから十数年になりますけど、まだそれは活きているんだと、今つとめている若いドクターが書いてきました。

木村　中井さんのはたしかにそうですね。非常に安心感を与える。

中井　名古屋（市大）に絵画のやり方（風景構成法）を持ち込んだときも……。あそこの若い人は、これを見てると、まだ働けなくても無理ないとか、ぽつぽつここまで来たんだなとか、そういうことがあるから安心すると。セオリーというのは、安心させることによってこちらの緊張をといていくというか、堅い構えから柔らかい構えにして「目に見えないもの」が患者との間で柔軟に働くことを可能にする前段階かもしれないですね。

この頃は患者さんとの間であまり絵は描かないんですが、だいたいこういう絵を描くだろうということが分かってしまう面もあって、里程標としてはあまり意味がなくなり、絵を描いてもらうことが治療的であるというときだけになってしまったんですね。青木病院の頃は、それこそ一日に何十枚という絵を描いてもらって、そういう里程標を建てていった時期ですね。

安永　経験をつむということは、だんだん無駄をしなくなるという感じがありますね。

中井　体力の衰えを補ってくれるので、よくしたものだと思うんですが、無駄も必要かもしれないという気もありますね。

安永　何もかもこちらが分かっているわけではありませんからね。

中井　『荘子』に、包丁の名人というのは肉の筋というものを非常によく分かっているから、切ってもぜんぜん血が出ない、優れた石工というのは、石目がよく分かっているからほとんど力が要らない、という文句がありますね。それは理想なんですけれども、なかなかそうはいきませんね。

木村　しかし現実問題として、大学病院というところは三分間診療をやらされるわけですよ。そうならざるをえないところがあるんですね。

安永　だからといって、長く診なければならないかというと、精神病の限りではその必要はないですね。

木村　ないですね。

安永　一言、二言でいいケースがいくらでもある。ただ、その一言、二言が大事なんですよね。私は、新入へのクルズスのとき、分裂病者を相手にする場合は量より質だと言っているんです。鬱病者を相手にするときは質より量だと。つまり鬱病者に対しては、あまり工夫は要らないんですね。ただ、時間はじっくり粘らなければならないというところが、どうしてもあります。同じことを繰り返し繰り返し言わなければならない。他の患者なら五分ですむ話が一時間かかるということはありますね。それが必要なんです。分裂病者の場合は、逆に長すぎるとかえってよくないですね。

中井　鬱病者にはただ、ごくおざなりに薬を渡して帰すまでの時間でさえも、分裂病者よりずっと長いんですよ。分裂病者というのはいかに察しがいいか、無駄をしないか。

木村　僕なんかは、鬱病の患者も手っとり早くやっているほうなんだけれども、しかし、鬱病の患者との間に持っている時間と、分裂病の患者との間に持っている時間というのは、時計の時間で測れるものではなく、もっと根本的な違いがあるような気がしますね。たんに量的ということだけではないような……

中井　鬱病の患者さんと話をするときには、本論に入るのに非常に時間がかかりますね。ごく周辺から螺旋状にゆっくりと入っていきますから。分裂病の人の恐さというのは、ただちに核心に入ってしまうことではないですか。

木村　僕が一番苦手なのは神経症なんですけどね。これは非常に疲れます。

中井　僕も神経症はあまりうまくないし、あまり治らないんですが、肩の荷は分裂病よりも軽いですけどね。

木村　僕は重いですよ。

中井　患者が強いですから振り回されますけど、治さなくても大丈夫という安心感がある（笑）。ちょっとゲームをしているような感じがあるんですね。ここに打ってきたら、じゃあこっちに打つと。相手も、お前さんがこっちに石を打つならば俺はこっちに打つぞという、そういう感じですね。途中を省いて言えば、いつかふっと浮び上がって治るということを信じていますから。

安永　分裂病は、接触が少なくても真剣勝負みたいなところがありますよね。

中井　そのとおりですね……。

　僕は心身症は比較的楽で、まあうまくいくんですけど、アノレクシア（神経性食思不振症）はダメですね。食べ物が関係してくるとダメですね。どうも戦争中の飢餓体験と関係があるのかもしれない（笑）。

　診察は基本的にはリアリズムでやっているつもりではあるんですけどね。名古屋市立大学病院のカルテにも残っていると思いますが、患者さんの初診のときからの年表をつくりながら、右側には普通の生活、左側には病気を書いてみると、一致するところがかなり出てくるわけです。非常に事件の多いところがあって……。

木村　人生の曲がり角というようなところですね。

中井　ええ。「ヴェッターヴィンケル」（思いがけない強風に遭う曲り角）。細かいところまで、できるだけヒダを洗い出そうと思って、考古学の人がブラシを使って泥をとっているような感じでやっているんですけどね。

　治療的対話のほうは、僕は意識していなかったのですが、名古屋市立大学に赴任したときにどんな診察をするかと皆見ていたら、たとえとか諺とかばかり使っていて、あれなら分かりやすいと言っていたそうです。もっともそうなるかどうかは患者との間で決まるんでしょうがね。

　それから、今の医局のパーティーでパントマイムをやりまして、その中に僕の診察というものがあって、ビックリしましたけどね。なにかサッサッサとやっているんです。

安永　考えていると手が動く（笑）。

中井　なにかヒソヒソとこうやっていて、突然患者と僕とが手を握って、ハーッと言って、どちらも表情が大きく動いて終わる。あんなふうに見えるのかと非常に驚きました。

視覚型と聴覚型

安永　たとえというのは、私もよく使います。患者に使うだけではなく、私の思考そのものが、ほとんどと言っていいくらい比喩なんですね。アナロジー、広く言えばメタファーなんですけれども。患者に使うもので一番本質的なのは、分裂病に関しては骨折とか脱臼、捻挫というたとえを使い分けます。最近の比喩の源になっているのは自動車なんです。一昨年やった教習所の体験ですね（笑）。あれは実に参考になりましたよ。多種多様、たくさんの比喩が使えるようになってすごく役に立ちました。

中井　ああいうものは歳をとってからとか、不器用であるときにやると多くを汲み取れるのであって、さっさとマスターしてしまうのでは、比喩の源にはならないのでしょうね。僕は非常に不器用な山登りだったんですけど、ロッククライミングだとか吹雪になったときはどうだとか、道に迷ったときはどうだとか、そういうものは……

木村　中井さんは論文でもそれをよく使いますね。

中井　山登りの体験はそういう源泉のひとつですね。これも、非常に器用なクライマーだったら、そんな副産物はあまりできなかったのではないかと思いますね。

木村　僕は診察では、あまり比喩は使わないな。そういうところも、やはりストレートなんですね。

安永　自動車の運転でもそうなんですが、何でも身につかなければならないのだからと、患者に言うわけです。すぐ退院を要求するでしょう。それを防がなければならないから。その説明にはどなたも苦労していると思うんですけどね。患者にはわりあい通りがいいと思いますよ。実際に経験している人はもちろんピンときますし、経験していない人でも、あれは一種の憧れですからね。

中井　こちち（木村氏）はベテランのドライバーであり、私は運転ができない（笑）。その点でも三角測量になる。

安永　私もこの二月にちょうど一年経って若葉マークはとれて、かなり楽になってきましたけど、その間にやはり段階があって、一段階ずつ楽になってくるんですね。

木村　僕は車に関しては暴走族ですから（笑）。

安永　だんだん自分の体の一部になってくるから。スポーツのコーチが言うのと一緒ですよ。一番簡単なたとえはブレーキですね。いい車というのは、ブレーキがちゃんと効くんだと（笑）。車で何か小さな失敗をするときには、一歩遡って、必ず心理的な原因がありますね。何かを錯覚していた、先入観念があった、とかね。それから、小さな失敗というものの重要性ですね。小さな失敗をしない限り、分からない。右に行き過ぎたり左に行き過ぎたりしながち、ちょうど中間が初めて分かる。まったく小さな失敗をしないでいると、突然大失敗をする。そのほうがよっぽど恐いですね。

中井　そういうタイプのドライバーがいるようですね。

安永　それは患者ばかりではなく医者自身にも言えるわけで、私は運転を始める前に、何が一番、自分で不安だったかというと、果たして一時間運転している間、平等に注意が続くのだろうかということだったんです。私は雑念が多いタイプですから（笑）。歩きながらでも、いろいろ考えてしまう。

中井　だから僕は、運転を諦めているんですけどね。

安永　私もそれで手をつけていなかったんですが、でもやってみると、なんとか続くもんだなということが分かったわけです。これが続くうちは医者もやっていけるだろうという感じですね（笑）。だって医者の注意だって同じでしょう。会っている間じゅう、あるいは診ている間じゅう、一刻だって油断できないですから。気を抜くときは抜いているけれども、やはりどこかで注意が続いているわけです。

また運転では、一度慌てると、その次の瞬間また慌てるんです。それで「一度慌てては二度慌て」という諺をこしらえたんです（笑）。中井さんもいろいろ諺をつくっていましたね。

中井　昨年いろはかるたをいくつもつくりましたね。あれはワープロのおかげでつくれたのだけど、もうひとつ、ちょうど『へるめす』に書いている時期でした。抽象的な仕事をやるときには、諺などをつくってふざける必要が心理的にあるみたいですね。

一般に私の場合は論理に導かれて書くのではなくて、何かの感覚に導かれているんですよね。私にとって思考とか概念とかいうものは色とか匂いを持っていまして、それをはぎ取れないんです。僕は非常にいやな匂いのする概念、嫌いな色の文字は使えないんです。先生方の文章を読んでいてもそれぞれ固有の色やベーシックなトーンがあって、そこからそれぞれ別の色が沸き上がってきますし、匂いもありますね。

安永　初めに木村先生が、自分が文章を直さないのは、時間空間で言えば時間的だからだということを言われましたが、私はおそらく空間的な人間なんですね。聴覚視覚という分け方に前から興味を持っているんだけれども、私ははっきり視覚的人間だと思っています。木村先生はおそらく……

木村　聴覚でしょうね（笑）。

中井　私はかなり一般感覚、共通感覚が前景に出ているし、匂いとか味覚とか、聴覚も発達しているほうだと思うんですが、何事も非常に感覚がまつわってくるんですね。カナとかアルファベットを覚えた七、八歳ぐらいのときには、アルファベット一字一字に違う色を感じましたし、色と音との結びつきというのは、もっと幼年時代からずっとあります。

木村　僕もけっこう嗅覚型ではあるんですけどね。

中井　「ナザール」（鼻腔的）だと言ってらしたですね。

木村　そうそう。「オラール」（口唇的）という言葉があるのにどうして「ナザール」という言葉がないのかと。僕はナザールなんだということを言っていたことがある。しかし、聴覚型、視覚型ということで言えば、中井さんも視覚型に入るんだけどなあ。僕にとって驚異なのは、植物というか、花のことをこんなにもよく知っているということでしたね。あれはやはり形でしょう。

中井　形だけではないんです。確かに、形も表層にはあるんですが、たとえば、楠の並木をこの季節（三月）に歩いても静まっているんです。僕との働きはないんです。ところが五月ぐらいになって、一斉に花が咲きますと、激しい相互作用が起こって、私は樹にほとんど圧倒されるんです。そこから来るものは匂いかもしれないし……。

木村　それはやっぱり磁気だね（笑）。

中井　そうですね。しかし僕は、ミスティシズムには用心しなければいけないと思っていますから。

木村　とすると、ゲーテ的モルフォロジーではないわけですね。

中井　そうですね。僕が「五月に楠の並木を通るのは苦しい、圧倒されそうだ」と言うと、友人の山口直彦君という人は、「私は植物ごときには負けません。私が負けるのは人間だけです」と（笑）。植物ごときの下等なものには負けないと強調していましたけどね。僕は花の匂いとかそういうものには、かなり参るんです。

木村　今、色調というか、共感覚的な話が、出てきたけれども、中井さんは、だいたい共感覚と一致することが多いけれども、直感像の持ち主でしょう。アイデティカー。僕も子供のときにはもちろんあったんだろうけれども、今は残念ながら直感像を持とう思っても持てないので……。

中井　アイデティカーであるということは、一度安永先生にバレかけたんですけどね。僕がいつか先生にエリオットの詩集を差し上げて、そのあと、別のヴァージョンと取り替えてもらったでしょう。あれは、自分がページをそのまま全部一つのイメージとして記憶しているということが分かったんです。新しく買った版では組みがちがうので読み慣れたところが異様な形相を帯びて現われてきましてね――。でもさすがに六〇歳に近づくと摩滅してきまして……。

木村　そうですか。

中井　だいたい一二、三歳ぐらいで摩滅するんでしょう。それがこの歳まで続いたんで、年とってから失明した人間のように、今は苦しいですよ。

木村　いったん残れば、最後まで残るんじゃないですか。

中井　いや、あれは早くに擦り切れるべきものなんです。老眼と同じで、たまたま老眼が遅かった人間なんです。だから適応が難しいんです。

木村　たしかに普通の直観像の持ち主と中井さんとが違う点は、普通だと、本が頭の中に引っ越しをしてきて、頭の中でページをめくってというかたちをとるのに……。このあいだ『治療文化論』の書評で書きましたが、ちょっと違うんですね。やはり先ほどの楠の話みたいな感覚みたいなものでとらえているので、形態学的に正確ではないんですね。

中井　そう、それは正確ではない。

木村　中井さんの記憶には形態学的な正確さがないんですよ。

中井　世界地図をさっと描けと言われたら描けますけどね。解剖図でもかなり正確に描けると思うんですけれども、そういう浅いレベルではウルトラ正確ですが、微妙な細部になると曖昧ですね。

木村　なるほど。僕は、そこが聴覚人間なのか、形ということはぜんぜんダメですね。

中井　しかし、そういうことは一つの余技ですからね。これは先生が赤ちゃんを眠らせるのと同じで、自分を疑うともうダメなんです（笑）。そういうものがどこから出てくるのかということになると、出てくるところは私であるのかどうか分からないわけで、『へるめす』のエッセイで「メタ私」というものをつくらざるをえなかったんです。

現実界に先立つ距離感覚

安永　私は、大雑把でもいいから、いつも包括的につかもうという志向があったんですね。そういう意味ではこの三人の中でも一番包括的な図式を出しているのではないかと思うんですね。ですから中井さんの感覚も位置づけられるし、木村先生がつっこんでいらっしゃるところも、私の包括図式の中に……（笑）。自分勝手に、ですけどね。「メタ私」というのは、私がＥ（自我図式）と言っている群の中の一つですよね。

中井　意識されているかどうかは問題にはなりませんか。つまり、同時に意識に現前すると崩壊するほどに豊饒であるということを言いたいんですがね。

安永　いわゆる「間」という空間が、何十層か何百層か分かりませんが、いろいろな図式的な形態化要因に満ち満ちているという……。それをいちいち分析するところまでは、私はまだできないんですが、少なくとも、その順序とか位置の関係の大雑把な見当はつけられるんじゃないかと思うんです。

　視覚と聴覚の話が今出たんですが、ラカンで言うと、視覚というのは想像界的な機能で、言語すなわち聴覚的なものは象徴界の機能だというような公式化がありますが、そんなに単純なものではないですよね。

木村　むしろ逆も言えるんじゃないですか。僕は自分は想像界で生きている人間だと思ってますから、そう象徴化できないですね。

安永　その点では万人がそうですからね。その上に初めて、象徴が少し乗ったり垣間見えたりするだけで、ほとんどは想像界ですね。

中井　肉体を持った言葉という概念がなければ、詩というものはありえないですよ。散文というのは限りなく記号に近づくかもしれないけれども、詩というのは肉体 chair を持ったもの、あるいは言語の肉体的部分で書かれたものですね。

木村　僕自身はラカンの三つの世界は使いませんけれども、「現実界」と訳されているレエル（le réel）というのは、僕はものの世界のことだと思うんですね。だから、あの訳自身がおかしいと思うんです。そして、それとイマジネールというイメージの世界とは、どこで切れるのか全然区別ができないですよね。ですから今、詩に付着しているシェール chair と言われた肉のようなものは、僕にとってはイメージでもあるし、ものでもあるし。

安永　前に『精神医学の方法論』（金剛出版）の中で、視覚と聴覚の感覚モードの違いということを書いたことがあって、それにはいまだに興味を持っているんですけれども、視覚というのは距離ですよね。分離させるものなんです。それは想像界であろうが象徴界であろうが、そんなもの以前に前提としてあるわけです。現実的にそういう感覚を持っている人もいるわけで、たとえば彫刻家ジャコメッティは「芸術家にとって、空間というものは、越えたいけれどもどうしても越えられない壁である」と。そういう感覚なんですね。初めからそういうふうに切られているから、逆にそれを埋めようという欲望が出てくるわけで、そういう関係を欠如と欲望と呼ぶならば、それは分かりますね。

　けれども聴覚系は正反対で、空間の切れ目がないわけです。自分の声も他人の声も同じように聞こえるという意味において、自も他もないような普遍性の世界に広がってしまうわけですね。だからこそ音分節というか言葉の世界は、意識的に分離しようという方向になるわけで、空間の性格と逆の動きになると思うんです。そのあたりをラカン派というのは、少し単純化しすぎているような気もします。

木村　僕の場合は、分節しようという方向がほとんど働かないのでね。アクティング・アウト的精神病理をやっているような気がしてしょうがないんだけれども……。というのは、結局アクティング・アウトというのは、言語化できないから行動に出るわけでしょう。僕のもどこかそれに似たところがあって、言語化するというか、空間化すること、距離化することが苦手だから、別に手足を動かすわけではないけれども、頭の中でアクティング・アウトしているわけですね。

中井　なるほどね。

木村　アクトしないとおさまらないというところが、僕にはあるわけです。そうなると距離はないわけですよ。

中井　ないと言っても、それはゼロではないでしょう?

木村　いや、ゼロなんじゃないですか。

中井　そんなに、合体的ですか。

木村　いや、どう言ったらいいんだろう。そうなるともう、現実の肉体とかなんとかという次元の問題ではないんです。

中井　現実の合体ではなくて、膚接するというか。

木村　膚接するんだと、まだ距離があるんです（笑）。

中井　めりこむくらいですか。バリントのオクノフィリアとフィロバティスムの話みたいになってきたけれども。

木村　あれはどちらがどちらでしたっけ。

中井　フィロバティスムというのは、要するに間が空いているほうがいいんです。距離が安全を保障するんです。オクノフィリアというのは、距離がピタリしていることが守るんです。アタッチメントなんです。

安永　ただ、木村先生が距離がないと言われるのは、接触の意味でくっつくのではなくて、行動そのものがもっと発散的でもっとアクティブなんですよね。ウォーコップ的に言えば、過剰の放出という。

木村　その場合に、アクティブなのは自分がアクトしているんではないんですよね。自分ではない何かが自分の中でアクトしている……。

中井　ファウストの「はじめに行為ありき」。だからロゴスじゃないんだと。そういう迫力がありますね。木村先生の本は、こちらの生命力が枯渇していると読めませんよね（笑）。カゼをひいていたり、お腹がすいていたりしているときはね。安永先生のものを読むときは……

木村　頭脳明晰じゃないと読めないですね（笑）。

中井　ビールを飲みながらは読めないですね。先生方はどちらも自分のセオリーというものが見えている。ときどき見えなくなるかもしれませんけれどもね。けれども私自身は、自分のセオリーは見えないんです。分裂病全体も見えていない。ただ、全部は見えないけれども、ちらちらと見えて接近できる部分をなんとかすることで、多少、なんとかなるかもしれないということなんですね。自分の治療経験から、なんとか見えたり言えたりする部分を問題にしてきたので、このあいだも『イマーゴ』（'90・3特集＝芸術療法）に書いたんですが、自分の前にあるのではなくて自分の背中にあって、ないとまでは思っていなくて、あるだろうとは思っているんだけれども。強いて言うと、哲学者は自分の哲学が一望の下に見えていることがひとつの要請なんだけれども、小説家は自分の小説理論というのは、必ずしも見えていない。むしろ、理論が勝ちすぎている小説というのはおもしろくない。僕はどちらかというと、小説家あるいは詩人というか、そちらのほうだろうと思います。自分が見えていないということに対して、それほど不満ではないんです。そもそも全体は見えないだろうと。ですから、見えないだろうという立場から、木村先生のご本は気力があるときには読めるし、安永先生のものは知力があるときにはかろうじて読めると、そういうことになりますね（笑）。そこがお二人と違うというか、だから僕は、木村先生とも安永先生ともやってこれたと思うんです（笑）。

安永　まさに中間というか「間」というか。それがたぶん本来の「私」だろうと。人間としてのね。

中井　ああ、そうか。私は、そういう体系で統一されているのではなくて、強いて言うならばメトーデ、方法では方向づけられているかもしれません。方向としては、ある程度一貫しているかもしれないですね。嗅覚というのもそうかもしれませんが、木村先生がアンテ・フェストゥム的とおっしゃる、微分的というか、そういう感覚はありますね。そういう感覚から見るといろいろな問題が等距離なんですが、あれだけで生きていくのは大変ですからね。生きていくほうは別のものでもないと、もちませんね。

ただ、そういう感覚で遊ぶことはありますね。詩の翻訳をやりますでしょう。あの場合、だいたい次の行が推定できるんです。僕はギリシア語は年をとってから始めましたから、そんなにうまくありませんけど、一つの行を読んでいると、次の行はこうであろうかという推定をやるわけです。もちろんそのとおりでは面白くないわけで、読めば違っているわけですが、その差異がまた新しい刺戟になりデータになってさらに次の行を推定させる。だから翻訳には一つのゲームとして面白いという要素もあります。

予感・徴候・余韻

安永　予感とか徴候ということは、ウォーコップにかなりたくさん書いてありますね。非常に重要な位置を占めている。ただ、彼はあまり記憶のことは言っていないですね。余韻とかそっちのほうは……ベルクソンが記憶を重視したのと逆ですね。

中井　じつは余韻の問題は、神戸大学に行ってから出てきたんです。余韻というのも微分感覚的だろうかという議論がありまして、若い精神科医が、あれは積分的なもの、そのものすごくプリミティヴなものだと表現しましてね。僕はなるほどと思ったんです。

安永　私は例の『分裂病の精神病理』シリーズの二巻で、「過去」の問題、分裂病者の「記憶」の問題、というのは論じたことがあるんです。あのときは「想起」も一つの表象であるというつかみ方をして理屈づけたんですが、中井さんの「余韻」というのは……じつは私も考えている最中なんです。あれは想起した表象と言うべきなのか、あるいはむしろ現在知覚と言うべきなのか……。

大体人間の意識というのは、未来と現在とをつなぐような構造として成立しているというのが、ウォーコップの体験空間の考え方だと思います。そうすると、現在というのは予測しきれなかった残りだという言い方になるんですね。その残りの、一種の漠然たる形のものがまだ漂っている……。だとすると、余韻も、ほとんど現在知覚的な感覚であるという感じもするわけです。

中井　予感もその残りも、全部同時に知覚して、知覚の個別性を失い、一種の予感に似た未分化な……、本当に未分化なのかひどく熟成した、老熟したものかもしれませんが——。それは、知覚であるのか現実であるのか、むしろ両者を往復するのかもしれないですね。たとえば残像というものが、まず陰性の残像を生み、それから陽性の残像を生み、また陰性の残像を生んで、だんだんフェイド・アウトしてゆくように。

安永　ええ、ですから残像に近いものですよね。

中井　かもしれない。

安永　雰囲気的だけれども、残像とほぼ類比できるものであってね。そういう意味だと、無理に呼び出すものではないから、それ自体は過去からはみ出している知覚みたいな……。

中井　ただ、余韻というのは非常に複雑な構造を持っていて、文化的に呼び出されるものもあるだろうし。余韻と予感がいちばん交錯するのは、連歌を詠むとよく分かりますね。

安永　ですから、知覚だとすると、知覚はまた常に体系の二面性でもって、「それ自体」としての面と、次に来るものの徴候としての面を持つわけですね。現実面というか空間面と徴候面とがあるわけです。だから当然往復するというか、知覚だとしてもそれはまた徴候として、ただし方向としては過去のほうに遡って思い出す、呼び出す、もう一回過去を賦活するという意味では、またあらためて表象にはなるんですね。そういう運動をするもとみたいな、原基みたいな状態。そしてさらにその上に、未来の予感や予測も重なっているらしいと思っているんです。

内海　中井先生は、余韻については先の『へるめす』の中で、ポスト・フェストゥム的なものとして位置づけられていたように記憶しています。先生のおっしゃっている寛解過程論の中で、はっきりと定式化されていたかどうかは覚えていないんですが、分裂病者が時間を回復していく過程には順序があって、未来、現在、過去の順に行われると、私なりに解釈しています。つまりまず未来に対する予兆的構え、あるいはおびえといったものが、まずとれる。

中井　未来への構えが回復するということは再発の契機にもなるわけです。

内海　そしてその次に、少し欲張れば、現在が多少生き生きと感じられるようになって、最後に過去の再編成が行われると。

中井　そう、再編成ね。

内海　本当の意味での「再」ではないのかもしれませんが。そこまでいくのはなかなか難しいのですが、それ以前だと、過去というのは多かれ少なかれ妄想的解釈が混入していると思うんです。分裂病者が余韻を感じるようになってくれば、それは相当よい状態であって、過去の厚みといいますか、時間が回復しつつある徴候ではないかと思います。先生は寛解途上の様態の一つに、アンチ・パラディグマティズムを挙げておられますが、余韻というのは、パラディグマの中で、選択されたものと選択されなかったものとの間に差異ができることではないかと思うのですが、この点についてはいかがお考えでしょうか。

中井　僕がアンチ・パラディグマティズムと言うのは、要するに重複性（リダンダンシー）のない、いわば深みやにじみのない全体ですから、書き割りみたいなものなんです。そこに当然にじみとか――余韻というのはそういうものなんでしょうが――というものが生じてくるということは、好ましいことでしょう。

僕の書いたシェーマというのは、安永先生がこのあいだ書かれて（「経過論」、木村・松下・岸本編『精神分裂病　基礎と臨床』朝倉書店）行き違いになってしまったんだけれども、要するに「経過論」ですね。『分裂病の精神病理と治療』の三巻に載っています。経過というのは、どんどん熟してきても、一夜にして何かのために裏切られることもあるしね。それからこれが自然な経過だというものはないということは、安永先生のご指摘のとおりです。

僕の経過論があまり絶対化されるのは僕の意図に反するんですが、何もない混沌よりはよかろうと。ドイツでしゃべったときに、あなたの図式には例外はないのかと聞かれて、私はカオスの中に秩序、オルドヌングを多少なりとも入れたかったんだという返事をしたんですが、ドイツの人にはそういう言い方が非常によく通じるようです。

安永　ドイツの医者はそうでしょうね。私も去年の九月に私の理論を学会テーマにとりあげていただき、ありがたかったけれども、あのときの私の全体の印象というのは、やっぱり部分にこだわられてしまうなという感じだったんです。私が一番言いたかったことも、今中井さんの言われたことなんですね。私の理論はカオスの中に地図をつけようとする、ひとつの試みにすぎないのであって……。ただ、たとえて言えば経線、緯線の引き方から論じ始めている。細部はいくらでも、未知のまま残されている……。

中井　木村先生の場合は必ずしもそうではなくて、ひとつのカオスにより質の高いカオスを……

木村　たしかにそうなんです。僕の場合はカオスをカオスのままで、どうすれば言語化できるだろうかと。だからまず、カオスの中に飛び込みましょうと。

中井　ああ、そうなんですね。

木村　こっちからカオスを見て、カオスに七つの穴を開けるのではなくてね。

中井　九つですね。

安永　それは何なんですか。

中井　あれは『荘子』ですか『淮南子』ですか。とにかく混沌というものに穴を開けたら死んじゃったという話ですね。

木村　カオスが死なないようにして……。

中井　安永先生のファントム空間論も、カオスを追放しようというのではないんでしょう。

安永　丸ごと含んでいますね（笑）。

中井　その点では、木村先生と非常に通じるところがあると思います。ただ、どっちから入るのか。安永先生の場合は、たとえば脳に還元してしまおうとか、あるいは認知に還元してしまおうとかいうリダクショニズム（還元主義）ではないんですけれども、しばしばリダクショニストではないかというようにとられがちだと思いますし、木村先生はミスティシズムであるというふうにとる人が出てきますね。

認識と存在論

内海　木村先生はハイデガーと西田幾多郎をよく引用されますが、この二人の哲学は先生の中では重なり合っている……。

木村　……それは言えないと思うんですが、ハイデガーの中の西田的な部分がありますから、そこばかり見ているんでしょうね。西田的でない部分ももちろんあるわけで、その部分のハイデガーは見ないようにしているのかもしれない。

安永　私も一通りは哲学を読んではいるんだけれども、もちろん哲学者ではないし、それを専門にしようとする気もないのであまり引用はしないんですが、存在論がどうやって成立するのかは、疑問に思っているんですけど。

木村　存在論がどうやって存在するかといいますと？

安永　別の言い方をしますと、認識論と存在論はどう違うんですか。

木村　僕も哲学の歴史のことはぜんぜん知りませんけれども、少なくともハイデガーの存在論が認識論ではないことは確かですね。

安永　たとえば木村先生は論文の中で、独我論を完全に脱却した他者論は不可能であるということを書いてらっしゃいますね。独我論については私なりに考えはあるんですが、それはともかくとして、それをもじったような言い方で、認識論を脱却した存在論というのはありうるとお考えですか。

木村　結局、認識というものをどうとらえるかなんでしょうね。認識という場合に、こちらに足場を固めて、こちらから向こうを見るという構図をおきますと、ハイデガーの言っている存在論というのはそういう構図にはなっていないと思います。少なくとも僕は、そうではないと読んでいるんです。つまり、その部分が西田的と読める。というのは、先ほどの距離の問題にも大いに関係があるんですが、ハイデガーの存在論には距離がないと思うんです。つまり、灰皿なら灰皿をどう認識するか、——灰皿というのはものですから、存在者ですね——認識論というのは、必ず存在者を前に立てますよね。ところが、ハイデガーは存在者ではない存在そのものと言うわけです。存在そのものというのは、絶対に前に立ちようがないわけで、立てたら途端に、存在という存在者になってしまいますからね。だから、認識のしようがないと思うんですね。自分がそれになる以外にない。

安永　それはまたそれで、一種の認識論が入ってくると思うんですけど。

木村　西田などはそれを行為的直観と名付けますから、直観と言った途端に、直観も認識の一種ではないかということにはなりますけれども……。

安永　私の考えでは、認識論と存在論とは簡単に区別できないと思うんです。認識論と存在論というのは、いつでも対《つい》でしか存在できない。

木村　ある意味では、そこが僕たち二人の決定的な違いかもしれませんね。僕は、そこに非常に大きな違い、かなり絶対的な違いがあると見ているんです。要するに、認識している主体とか、主観みたいなものをこちら側において、ヒアとドルト（ここかしこ）というものを空間的に設定しますね。そしてヒアからドルトを見るという構図が認識論の構図です。西田の行為的直観の場合もハイデガーの存在論の場合もこの構図は成り立たない。ハイデガーがわざわざダーザインという、ヒアでもドルトでもない、なんともわけの分からないダーという場所を設定したのは、そこへもう自分自身が出て行っているからなんでしょうね。もうヒアにはいない。自分がヒアにいるかいないかというのは、やはり決定的な違いではないだろうかと、僕は思うんです。

安永　ただ音響がバーッと響いて、自分が聞いているのか他人が聞いているのか、そんなことは問題にならない音響の世界があるというようなことなんでしょうか。

木村　そこでハッと我にかえった途端に、ヒアとドルトに分かれて認識論が始まるでしょう。僕らはそこのところで我にかえらざるをえないんだけれども、我にかえる前のところをなんとかつかまえようと。

安永　私の言う「パターン」というのは、先生から見ると認識論ですか、存在論ですか。

木村　やはり認識論でしょうね。

中井　「パターン」をまるごとタモで掬ったら、存在論になると思うんですよ。

フッサールの他我認知論に対する疑問

木村　存在論的、認識論的というのは非常にヘンな言い方なんですが、安永先生でも、我にかえる前のところが出発点になっていることは絶対に疑いないですよね。しかし、我にかえった後のことしか書かれない（笑）。その前のことは書かないですからね。僕は、我にかえる前のところに踏みとどまって、それをなんとかして言語化して書こうとするわけです。これは本来無茶なことなんですけどね。元来、言葉なんてものは、我にかえった後でしか出てこないわけですからね。そういう無茶なことをやっているから、ミスティシズムになるんですね。

中井　ミスティシズムというより真言の世界ですね。空海だな（笑）。宇宙的な音の響き合いというか。

木村　そうなんですよ。僕は元来、高野山の人間ですから（笑）。

中井　安永さんの場合は、昨年〔一九九〇年〕の九月（日本精神病理学会、於名古屋）みたいに、逆に独我論ではないかという質問があるんですね。リダクショニズムかと思われるかと思うと独我論ではないかという（笑）。自我と他我のあり方が違うということを言っておられる？

安永　もちろん、違う点も共通の点もあるわけです。

中井　まったく同じにはなりえないということは言えるわけですね。そうでなかったら、他我とは言えない……。

安永　権利的には、e（絶対自極）とe’（他者の絶対自極）は同じだということです。

木村　他者というのは世界の側へも行くわけですから、Fのほうでもあるわけでしょ？

安永　その部分は持っていますね。

木村　僕が時々分からなくなるのは、aが自分でbが他者だということ……、他我はa’でしたっけ、それが他者と他我の違いなんですか。

安永　a’と言っている場合は、狭い意味では、脳機能における、体験b面相当部分のことです。

木村　そこのところが、僕はよく分からないんです。

安永　自分がa、bであると同時に、他者もa、bですから、そのbを見れば他になるし、他者のaを見れば自分と同じになると……。ある意味では融通無碍なものですね。「原投影」という言葉で言っているんですけど。一般的に言えば、ありとあらゆるものは、まずパターンありきということですから。それはまだ、自でも他でも何でもない。抽象的に言えばa、bという対《つい》だと言うしかないのが「原体験」なんです。それより前ということになると、もう表現できないですね。

木村　僕が言語化しようとしているところが、それよりも前ということになるんですね。

中井　それは、超大文字のAとしか書きようがないようなものなんでしょうけどね。それが木村先生が表現しようとしているものであり、ラカンの現実界……

木村　おそらくそうなんでしょうね。ただ、ラカンのことはちょっとおいておきましょうよ。

安永　そうですね。ややこしくなりますから。私が、私の議論が独我論だと言われるといやな顔をするというのは、まさにそこなんで、まったく独我論ではないと私自身は思っています。ほかの主観哲学でもそうですけれども、全部にも通用する話で、そもそも独我論なんか、よっぽど戯画的なものしかありえないんですよ。主観から出発するからこそむしろ汎我論になるわけでね。これこそ独我論という哲学があるならば見せてくれと、私は言いたいですね（笑）。

中井　よく言われるのはフィヒテですね。

木村　その独我論というのは、おそらくこういうことだと思うんです。つまり、僕は他者論をやりたがっていたわけですけど、他人の心なんか分かりもしないのに、分かったようなことを言うのが精神病理学者ですよね。哲学者は自分のことを言っていればそれですむんですから、いいんです。しかし僕らは患者のことを言うわけですからね。その場合に、結局、自分の勝手なコンテクストで他人を読むわけですね。それが独我論ということですね。

たとえば初期のフッサールの他我構成。つまり、まず相手をものとして知覚する。そして、そのものの中にこちらが感情移入する。つまり、怒ったり泣いたりしている相手の表情と自分の表情とのペアリングをやる。それで相手も心を持っているんだと。相手もやはり自我を持った人物であってマネキンではないと。そこにはやはり自我しかないですからね。アルターエゴなんて言っても、結局エゴであるので。

安永　フッサールの言い方は、今から考えれば、多少は単純ではあるけれども……。つまり、まずものがあって、それから投入するという言い方は、私から見ても間違いですね。

木村　私も間違いだと思います。

安永　まずeがあるわけです。他者にもある。まずそこから出発するんですからね。もともと、まずもの、と見るほうが不自然なんだという考え方ですから、そういう意味ではフッサールの言い方は不完全ですけれども、よく言われるように、フッサールの投入説が間違いだとは思いません。原理的に言えば、結局、投入ですよね。あるいは投入だと考えたほうが、私はいいと思います。そう考えていれば、他人のものを自分と同じだと信じ込みはしません。自分の投入だから、大いに自分の思い入れがあるだろうというふうに反省できるんです。ですから私は、その点に関してはフッサールのことをそんなに悪く言う気はないんです。あとはもう哲学の問題ではなく、実際的、常識的な問題です。細かい点ではいろいろと問題がありますけどね。

木村　シュッツは、時間の共有というか「ツザメンアルテルン」ということを言っています。これはそのまま日本語にすると「共に老いる」ということですが、老いるという言葉はちょっとおかしくて、一秒でも一緒に「アルテルン」できるわけで……。

中井　共に時を生きるという。

木村　ええ。それが、他我との、他者との出会いの構図だと考えていますね。シュッツというのはフッサールの弟子なんですが、フッサールに対する批判が、おそらくそこにあると思うんです。僕にはシュッツのほうが、感覚的には合ってますね。先ほどの、聴覚人間、視覚人間、あるいは時間人間、空間人間ということと関係があるのかもしれません。フッサールの他我認知、他我知覚論というのは、僕にとっては困る……。

安永　共に時を送るということが先だとして、またそれが、さっきの音響世界のような感じだとすると、これは木村先生がおっしゃっていることだけれども、親密さは出てくるけれども不可知性は出てこないわけですね。

木村　そうそう。それがシュッツに対する不満なんです。

安永　そういう意味では正反対ですね。

木村　そうなんです。だから、もちろんシュッツにまるまる賛成だというわけではありません。ただ出発点としては、シュッツの出発点のほうが僕には合うんですね。

安永　そのシュッツの出発点というのは、言葉で言うと私には不満足な点がいっぱいあるんですが、感覚としては、私の原投影感覚と似ていると思うので、先生がそれに共感なさるということは、木村先生と私とは同じ感覚だということになりますね（笑）。

フッサールが不満だとおっしゃるのは、一番最初のところだと思うんです。まずものと見て、それに投入するというのには反対だと。私も言葉の限りでは反対です。けれどもそれを抜きにすれば、フッサールでかまわない。

木村　しかしそれを抜きにすると、そもそも成り立たないと思うんですよ。ひとまとまりのものですからね。たとえば、非常に精巧にできたマネキンとかロボットを見ますと、僕らはまずは錯覚から出発すると思うんです。それで、おかしいなと思って、ああ、これは人ではなかったということになるわけで、フッサールはそこのところがちょっと本末転倒になっているんじゃないかという気がしますね。

安永　それは同意見で、もっと徹底して言えば、マネキンでなくてもあらゆる、いわゆる「もの」が、原理的にはまず「ひと」として見られる、ということですよね。メルロ＝ポンティが、フッサールよりはもう少し気の利いた言い方をしていますけど、私は本質的にはフッサールとほとんど変わらないと思うんですね。

中井　ヴィリエ・ド・リラダンの『未来のイヴ』という小説は、非常に精巧な人形のほうを選んで、それと運命を共にする青年の話なんです。

安永　それは二次的に投影できるからですよね。それはまさにフッサールの言っていることで、大人になってからはちゃんと二次的に成立しますよ。ただ、哲学的な問題としてもっと原理的に考えれば、それでは不満なわけですね。

分裂病発病以前・以後——基礎構造論と破綻論

中井　哲学者に言わせれば、精神医学者はズルいということになるかもしれませんね。つまり治療体験というところで、たとえば、一つの波長合わせがある。あるいはサールズの言う、自他の融合体験がある。その場合は反論できないですから。

木村　そうなんです。批判が不可能だというところがあるんです。

中井　これは『仏教』（'90・5）という雑誌に書いたことなんですが、治療が上手くいっているときというのは、自分というものがほとんど問題にならなくなってる。これはオルガスムスのような融合体験とは違う。治療が上手くいっているときには、誰もいない青畳の座敷に、風がなんのこだわりもなく吹いているような感じがするときなんです。そして、自分がないということに不安を覚えないときには上手くいっている。そんなことを書いたんですが、そういうことを言っても、哲学者としては何とも言えないということでしょうかね。

木村　これはたしかにブランケンブルクが書いていたことなんですが、現象学というのは、誰もが知っているのに、自分がそれを知っているということを知らないでいることを書くことなんだと。僕はそのとおりだと思うんです。僕はたまたま、分裂病の治療場面というものでものを言いますけど、僕が見ようとしているのは分裂病の病態であるよりもむしろ、ある意味では誰にでも言えることを見ようとしていると思うんですね。だから、分裂病症状発生以前というようなことをしきりに言うわけで、人間であれば誰でもそういうものを持っているだろうと。

精神科の経験のない読者がそれを読んで、なるほどそうだと思ってくれれば、それでいいわけです。自分自身の経験に照らしてね。分裂病についてものを見ている点はおそらく局外者には分からないというか、局外者が口をさしはさめないようなことを言っているんだろうと思うんですけどね。分裂病との出会いの中でしか見えてこないような人間の現実があるのではないか。しかもその現実というのは、分裂病患者に限らず、僕らすべてがどこかで持っているような現実ではないかということなんです。

中井　それは木村さんが、どこかで反精神医学者に共感されるところですね。

木村　かもしれません。

中井　つまり、分裂病を経過した人も、分裂病を診察する精神科医とは、少しあるいは大いに違うだろうけれども、ほかの人が体験していないような人間的現実を体験しているだろうという……。

木村　そういう異常体験のことではないのですよ。

中井　そうですね。教科書的な異常体験のことではないですよね。

木村　ちょっと妙なトリップのことでもないんです。もっと平凡な日常茶飯事の……。たとえばアンテ・フェストゥムなども、特にアンテ・フェストゥム的な人でなくても誰にでもあることなんですが、分裂病の人にはそれが非常によく出ているから、そこで僕がそういうことを書けば、ある意味で普遍妥当性を持つだろうということなんです。

安永　私についてはは少なくとも、私が今までにつくった理論体系の限りにおいては、そういう意味ではあまり神秘的ではなく、まったく平凡なレヴェルで、分裂病の解明をはかっているような気がするんですが、そのへんは木村先生から見ていかがですか。

木村　僕と安永先生との違いを強いて見つけようとすれば、やはり分裂病発病後の、健康な人にはあまり起こっていないことを書いておられるところですよね。

安永　それ以上は言えないので、そこに限定しているんです。

木村　僕の場合はさっきも言ったように分裂病の人には、それがかなりどぎつく出ているかもしれないけれども、誰にでもあるんだということを書こうとしていますからね。

中井　特殊安永理論と一般安永理論があるとすると、一般安永理論にはそういう面があるわけですが、特殊安永理論は分裂病症状を説明しようとする、「一般」のポテンツを高めるところがありますね。木村先生の場合は、どちらかと言えば、世間の普通の言葉に直せば、もっぱら分裂病の基礎構造論に集中されている。

木村　もちろん、そうです。

中井　安永先生は基礎構造論と破綻論とを両方つくろうというところがあると思うんです。

木村　分裂病の症状というものは、僕が言っている意味で分裂病ではない人が分裂病症状を出す場合だってあるわけです。たとえば、非定型精神病とか覚醒剤中毒とか。だから分裂病非特異的な症状はなるべく括弧に入れておこうというところがありますからね。僕は京大で、非定型精神病を分裂病から分離しようということを一所懸命やっていた時代に育ったので、当時から非常に見事な教科書的分裂病症状の出ている患者はむしろ分裂病とは見ないという空気があったわけです。

これを分裂病とは見ないのなら、立派な分裂病症状も持っているが本当に分裂病でもある人といったいどう違うんだということが僕の最初の疑問というか問題設定だったわけです。それを精神病理でなんとか理解しようとする。だから、症状はちょっと括弧に入れて棚上げしておきましょうと。

内海　今、中井先生がおっしゃった特殊安永理論と一般安永理論というものに、私も少し興味があるんですが（笑）。

中井　要するに、特殊安永理論は破綻論であり、症状を説明しようとするということです。これは一般安永理論の力を示すものでもあるんだけれども……。しかし、べつに二つに分けているわけでもない。

木村　そうしますと、ファントム理論が特殊安永理論になるわけですか。

中井　そういうことではなくて、ファントム理論は一般安永理論であって、一つは症状をこのように説明できる。もう一つは一般理論として、人間の認識論なり存在論なりがあるという……。人は、どちらかを見て唯我論であるとかカルテジアニズムであるとか、いろいろ言うわけですかね（笑）。

ファントム空間と〈あいだ〉

内海　ファントム空間はパターンＡＢの間に張り渡された、普遍的な認識空間という性格を持っていますが、分裂病論ではそれがいきなり短縮するという印象があります。たしかに短縮を想定すると症状はすぐ演繹できますが、その前にたとえばその空間の中間が痩せてくるようなことはないのでしょうか。パターンはもともと生命原理に由来していますが、その生命原理に由来した認識原理だけが独走してしまうとか、つまり分裂病の準備状態をつくるファントム空間と一般的なファントム空間を分けて考えるほうがいいのではないかと考えたことがあるのですが。

中井　つまり、そこのところはまだ空白になっているところがあると。

安永　この機会にちょっと注釈をさせて下さい。私の分裂病理論はファントム短縮仮説と言われていますが、これは本当は正確ではないんです。短縮というのはあくまで二次的な結果であって、一次的に考えている仮説は、ある時期からですけれども、「a'系の弾性率低下に当たるような変化」というかたちに、根本仮説は書き直しているんです。これは一つの発展なのですが、このためファントム空間のズレを描写する細部についても、最初期とその後とでは変わってきた面があるんです。私自身がこの辺の事情を充分明確には書いてこなかったので私にも責任がある。そしてそこのところが、九月の学会の中安信夫さんの質疑につながった……。中安さんのやった推論というのは、私の最初期の短縮仮説を文字通りに使ったものなんです。だから結果が一部違ってきた。その辺の事情は今度学会誌に書きましたけれども（「討論に答える」『臨床精神病理』'91・12-1）、そういう意味から言うと、今後は短縮仮説という言葉はあまり気やすくは使ってほしくないんです（笑）。あれは推論を間違えうるんです。ただしこう理解した上で使われるのならかまいません。相対的短縮の起こる原理的構図については全く変わりはないのですから。

内海　安永先生と木村先生には、生命原理から出発するという共通点があります。安永先生の場合には、AのBに対する優位ということで表されますが、木村先生の場合はメタノエシスや「あいだ」になるのでしょうか。木村先生がおっしゃるように、分裂病が「あいだ」の病理であるとすれば、Aそのもののあり方や、パターーンのあり方が変わってくるとも考えられないでしょうか。つまり短縮が起きて破綻する手前に、ファントム空間上に短縮以外のなんらかの変化が、分裂病的なあり方として起こってくる可能性がないか。そこで木村理論と安永理論が接合する地点があるのではないかと思うのですが。

木村　こういう言い方をしてはいけませんか。たとえばＬＳＤという薬物がありますね。僕も若い頃自分で飲んで実験をしたんですが、あれは実験精神病、実験分裂病と仰々しく言われたけれども、実はたいへんインチキであって、あんなのはただ幻視体験が出てきたりするだけなんですね。ただ仮に、本当に人を分裂病にするような薬があるとして——覚醒剤なんかはそれに近いのかな——、その薬を飲んだら、ひょっとすると安永先生の言われるようなファントム短縮のような事態がそのまま再現できるかもしれない。けれども、僕が言っているような分裂病的な構造というものは再現できないだろうということなんですよね。

安永　内海さんの言われたのはたしかにまだ中間地帯で、私も積極的なものを出していない部分だと思います。分裂病直前の状態というものを観察する機会がほしいし、われわれが診るのはいつも事後的で、病気になってからですからね。前分裂病状態の方が、生き方に何か欠損があるとか障害があるとかいう言い方が非常に多いけれども、私はその可能性はあるけれども、それを言うのは相当に用心すべきだというのが私の見解なんです。これは理論というよりも一つの態度ですけどね。

木村　それを時計時間の上での「以前」ということにとると、そのとおりなんです。僕が言っているのは、先ほどの認識論と存在論の問題とも少し絡んでくるんですが、「存在論的な以前」のことです。ハイデガーは存在論的差異ということを言うわけですね。従来の認識論は、普通は存在者しか見ていないわけです。ところが、存在者とザイン・アルス・ゾルヘス、存在そのものとは、全然違うんだということを、ハイデガーは言うわけでしょう。そして、存在そのものというものは、時計時間的に、つまり認識の順序から言うとむしろ事後的なんですよ。ものがあるから「ある」ということがあるのであって、ものがなければ「ある」ということもないはずなんだけれども、しかし基礎づけの構造から言うと、「ある」ということがそもそもあるから、だからそれが、言ってみれば、ものがあるということを引き受けるというかたちでものがあるという。

それとよく似ていると思うんです。分裂病の基礎構造などと僕が言っているのは、もちろん分裂病症状を持った分裂病患者がいるから、認識の順序としては事後的に見えてくるわけです。けれども、いったんその分裂病構造を見つけたち、その分裂病構造は場合によっては、まったく分裂病症状の出ていない人にでも見えてくる。レヴェルの違うことですからね。それは具体的に言うと、単純型の分裂病でもいいし、症状としては躁鬱病の症状しか出していない患者でもいいし、まったく正常な人の中に分裂病構造が見えてきてもちっともかまわないわけです。というより、非常に多くの人がその構造を持っているということなんです。そういうものではないか。それを見つけるのは、やはり分裂病症状を持った分裂病患者からなんです。けっして、その患者の発病前の状態をたまま観察できた、ということではないんです。あくまで発病後なんですね。

中井　これを一般化して、たとえば、一つの分裂病者を見ているときに見えてきたものを契機として、一般の人に見ても、僕はいいと思います。しかし、一般の人にそれが見えた場合に、それが将来分裂病になるかどうかということは、全然違うことですね。

木村　そうですね。全然別の問題です。たまたま分裂病的とか分裂病型とかという言葉を使うから、たいへん誤解のもとになるのであってね。

中井　先行性欠陥とかいうようなものとは全然別のものであろうと。だけど、臨床的には通じるところはある。

木村　事実としても、半分は通じると思うんです。仮にそういう人が思春期という生きにくい状況におかれたら、ある程度ひずみが出てくるだろうし、それが破綻すれば発病するだろうという推測はできますよね。その現場を見ているわけではないわけです。

中井　僕は破綻論にしてもなんにしても、なるべく現場を見ようとする立場なんです。

安永　そういう共通構造が正常人にもいくらでも見られるということになると、どうして分裂病になるのかということが、改めてまた問われるわけですね。

木村　そうなんです。大いに問題になりますね。そこのところは、もう僕の仕事ではなかろうと(笑)。何もかもやるわけにはいきませんのでね。意地の悪い言い方をすると、もうそれは生化学者なりに任せておいたほうがいいのかもしれないという気もするんです。生物学的な精神医学に任せてもいいところで……

中井　これは実際的な問題なんですが、そういう微妙な部分が分かる人はいいんですが、一般の人には分からないだろうし、また若い医者にも分からない人が多いだろうと思うんですよ。だから一般理論としては、分裂病者にはそういう基礎的障害があるんだという先入観念を植えつけてしまうというのは、私は恐いですね。だいたい患者さんにとって気の毒だと思います。そうでなくても非常に誤解されやすい人たちなんだから、その点を私は、実際問題として心配しますね。

木村　むしろ患者さんにとっては、普通の人でもそういう構造を持っているんだという、全然風変わりな人ではないのだという安心というか。

中井　うーん。

木村　分裂病的という形容詞をつけるからちょっと困るんだけれども、今のところ、それに代わる言葉がないんですよね。分裂病者においてもっとも典型的に見られるような、という長ったらしい形容でもすればいいんでしょうね。

安永　別な病気で言えば、たとえば誰でもてんかんというのは起こしうると……。

木村　誰でもというわけではなくて、人間のほとんど半分くらいまでですね。

安永　僕はほとんど誰でもだと思いますが、それは大した問題ではないですね。破綻論だけ扱っていれば、その点はフリーになるわけです。だからむしろ誰でもなる。無名的にね。現実的にはもう少し素質問題があるかもしれないので、それは私も積極的にどうというわけではなくて、保留している段階なんです。

防衛機制としての「アンテ」と「ポスト」

中井　木村先生の構造論でも、ポスト・フェストゥムでずっと来た人に、突然アンテ・フェストゥム的なものが非常に短い時間で実現したら、非常に危いのではないかと。

木村　僕はその可能性というものを、もちろん断言は絶対できませんが、ほとんど否定しているんです。

中井　そうなんですか。むしろそのほうが震駭的な体験ではないかと。確率が少ないという？

木村　というよりも、ポスト・フェストゥム、アンテ・フェストゥムというのは、それ自身、すでに僕の考えでは防衛機制みたいなものですから。

中井　しかし、防衛機制というものも一つとは限らない。

木村　それはそうなんですが、主としてポスト・フェストゥム的な防衛機制でやってきた人はものごとをアンテ・フェストゥム的にはまず見ない。アンテ・フェストゥム的事態などという客観的な事態はないわけで、その人にとってどうだということですから。

中井　そこはどうなのかな。安永先生から見ると、僕はどちらかというとポスト的な鬱病的な人間に見えるだろうし、木村先生にはアンテ・フェストゥムと見られているし……。その辺は、それこそ相互関係で決まる部分も、全部とは言いませんが、あるのではないですか。対人的に、人間（じんかん）的に。

木村　僕は、それはほとんど遺伝子レヴェルで決まっていると思っています。

中井　ははあ。

木村　僕の唯一の生物学的な発想は遺伝子なんです。

中井　僕は先生のおっしゃっているほとんどすべては成り立つと思うんですけどね。臨床をやっていて、いろいろと出てきませんか。祭の前みたいなものと祭の後みたいなものと。

木村　一応、後の祭とか前夜祭とかいう言葉は、分かりやすくするために使ったつもりだったんですが、ポスト・フェストゥム的な前夜祭も、アンテ・フェストゥム的な後の祭も大いにあるわけです。

中井　僕が安永先生と一緒に仕事をしたときは、僕のほうが後の祭的なところを引き受けざるをえなかったし、木村先生とやったときは逆だった。そういうことはないですか。

木村　それはあるでしょうけれども、それはポスト・フェストゥムとかアンテ・フェストゥムとはあまり関係しないのではないでしょうか。

中井　家族全体がみんなアンテ・フェストゥム的であって、その一人が患者になるときに、そういう機作《キサ》が働きませんか。相互関係によってより突出的アンテ・フェストゥムになったり、逆にポスト・フェストゥムになったりする。

木村　それは大いにありますね。けれどもそれをポスト的と言うのは、ちょっと概念の拡大ですね。

中井　そうですか。より大きくとか、より少なくアンテ的だと言ったら……。

木村　僕は、アンテ・フェストゥム、ポスト・フェストゥムというのは量ではないと思うんです。

中井　全然量を入れる余地がないですか。

木村　イントラ・フェストゥムというのは量だと思いますけどね。アンテとポストは方向だけだと思う。

中井　全然量ではないんですか。厳しいなあ。アンテ・フェストゥムな人間が競り合ったら、これは量というのはおかしいけれども……。

木村　勝つか負けるかでしょ。

中井　食うか食われるかですか。

木村　そうですね。

中井　もうちょっといろいろなあり方があってもいいような気がしますけどね。

「一念発起」と発病過程論

内海　安永先生は破綻以後の話に一応限定なさっておられますが、中井先生は「無理の時期」とか

「焦慮の時期」とか……。

中井　それは、破綻を予告する時期ですね。

内海　でもそれは先生が実際に臨床で出会われたことですね。

中井　そう。あれは名古屋時代。僕は助教授をやってたから、助教授に言いやすいんだろうけれども、よくポストに助けてくれというような手紙が入っててね。下宿に往診したりしてやってた。そのうちに、ああいう段階論ができたんですね。そして病気になった同級生が、お前の書いているとはだいたい当たってるけど、最後のところの一つが抜けているから、それを教えてやる。だから俺のところに来ないかと言うのでひと晩中聞いたことがありましたね。

内海　それは「いつわりの静穏期」ですか。

中井　むしろサリヴァンが書いているパニックですね。サリヴァンは分裂病を経験したと思っていたらしいんです。本当かどうか分からないけどね。それで、知りたがり屋がいろいろと聞きあらして分裂病者を壊してはいけないということで、俺のセオリーは全部、精神病理学者を別の方へ向けるためのオトリであると言わんばかりのことを言っている。本当は、もっと別なんだと。そして彼は友人に、といっても患者を友人にしたんですが、絵に描かせた。その画集を僕は持っているんですが、その絵に描かれているものは、無限の奈落に陥るような恐怖であって、破綻の知覚的体験は、奈落に落ちゆくような恐怖であるらしい。あるいは、知覚の鋭敏性がどんどん高まっていって、きりがなくなる。それが一種の奈落を構成する。そういうカタストロフ体験ですね。

内海　アンキャニー・エモーション（uncanny emotion 無気味体験）のことですか。

中井　それはサリヴァンの意味では、まあ強いものも弱いものも恐怖全体も含めての言葉ですね。フロイトの das Unheimliche の訳語でしょう。その中の最も強いの。とにかく破綻時のこの体験に比べれば、その後の幻聴や妄想などは大したことはないのだというのですね。だから、われわれ患者は幻聴や妄想をそれほど恐れない。むしろホッとしているのだと。その前が恐いんだと。

内海　安永先生は「心因論」の中には、「一念発起」とか「不意打ち」について述べられておられますね。臨床的にも発病の手前にある人とか、寡症状型分裂病に出会われたと思いますが、そのあたりはまだ理論の射程に含まれていないのでしょうか。

安永　私の理論というのは、読めばお分かりだと思うけれども、限界は非常にはっきりしていますね。あること以上のことは言わないし。その後はもっぱら、臨床的な観察ということを書くだけです。発病前によく見られる「一念発起」（たとえばそれまで平凡であった学生が、突然〝大望〟にめざめてしゃにむに勉強を始める、といったようなこと）とかそういうものも、そういう意味で気づいたゲシュタルトであるけれども。それが、すでに発病しているためのものなのか、あるいは発病以前のあるコンディション、発病条件だと言うべきなのか。そこのところは、どうにも区別がつかないことがあるんですね。

中井　それは、一連の継起的な事象だと僕は見ていて、むしろ引き返し可能なところと引き返し不能なところを区別すべきだと。リバージブルかイリバージブルか。それはどこかにあるんだろう、私の言う、「臨界期」のあたりにあるんだろうと思うんです。ですから、どこから発病しているかということは、あまり意味がないわけですよ。どこからカゼをひいたかということと同じようなことですから。

ついでに言うと、一念発起というのはサリヴァンがサブリマトリー・リフォーミュレーションと書いていますけれどもね。昇華的再形式化と言うのかな、自分の生き方というものの仕切り直しをやる。それが昇華の再定式化であると。その内容の記述を見ると、安永先生の一念発起です。サリヴァンもいわば無意識過剰で、今から見ればいろいろと重要なことをひょいひょいと記述しているけれども、彼に言わせれば、当時のフロイト派にあまり反逆できないとか、好奇心だけの輩から患者を守るためだとか言って韜晦しているところがあるのでしょうね。

内海　木村先生の編集による『分裂病の精神病理3』に発表された中井先生の発病過程論の中で非常に印象的だったのは、「出立」とかそういった状況から飛び立つことが、そく、状況に入ることであるという表現です。たとえば木村先生の「個別化原理の危機」にしても、その前段階ではむしろ個別化を強く求めていく時期があって、それがかえって個別化の危機に導くのではないかと思うのです。発病過程には何かそういったパラドキシカルな機制があるような気がするのですが。

木村　発病過程のパラドクスについては、僕もそうだとは思うけれども、僕はこれまで語ってこなかったし、中井さんの独壇場ですからね（笑）。

中井　おそらく内海さんが質問なさってるのは、その個別化原理の欠如をそのままに受けとめて、空々漠々たる人生を送るならば送れるんじゃないかと。

木村　思春期の思春期たる所以は、個別化したいということにあるから、そのままではいけない……と言うとへんですけれども……。

中井　いけないということはないですけど。

木村　当然、個別化したいわけですからね。

中井　古代からの神話、繰り返し書かれていますね。現状において空々漠々というか、現状において足りているところのものが、このままではいけないという焦慮を感じ、新しいところに出ようとしていろいろなトラブルが起こってくる。「物平らかならざればすなわち鳴る」とか。つまり、不均衡状態がいずれ起こってくる。それは思春期変化でもよいし、何でもよい。これはおそらくヒューマン・ネイチャーの一部であって、個々人の人生において起こっていることなんでしょうね。

安永　柄にないことをするなという（笑）。

中井　そうなんです。柄にないことをしたがるのは間違いのもと、けれども、虎穴に入らずんば虎児を得ずとも先生は言われた（笑）。しかし人生のある時期には、柄に合ったことが選択肢の中にないということもある。どこか薄氷感みたいなものを感じながらそこに入ってゆかねばならない。そんなときはたいていの人にあると思うんです。

内海　木村先生は先ほど、ご自身には発病過程論はないとおっしゃいましたが、ビンスワンガーの「事物のもとに逗留できないこと」に関連して、既存性を受け入れられないことについて論じておられます。これは発病過程論には入らないのでしょうか。

木村　それはおそらく発病過程というよりは、発病後に最もあからさまになってくるような基礎構造だと思います。もともとそうだったと思います。しかし、それが僕らにとって非常にどぎつく出てくるのは、もちろん発病後であってね。当然、僕らは発病後のことしか分からないわけですからね。中井さんに再発論がありますね。再発の経緯は僕らのつぶさな観察下で起こるということはありえます。ですからそれは一つの非常に有力なモデルにはなると思います。僕などは、現象学、現象学とお題目を唱えているけれども、自分が実際に立ち会ったことしか言わないということが現象学の鉄則ですから、ヒントは与えてくれるかもしれないけれども、あくまで僕は発病前のことは言えないわけですよね。

中井 私も発病の前に立ち会っているから言っているのであって、空想的なこととかひとつの構築物というようなでっちあげではないんです。たまたまそうであったというか。

慢性分裂病をめぐって

木村 もう一つは、先ほどの京大の精神科の非定型精神病論ともつながるんですが、非定型精神病というのは、僕の目から見れば、かなり精神病理学的にも不純な概念だと思うので、いくつかに整理しなければならないと思うし、事実、そういう主旨の論文を書いたこともあるんです。分裂病と見まごうばかりの症状を呈して、しかも絶対に分裂病ではないという病態もある……、非定型精神病というのは急性可逆性の精神病ですよね。そして、急性精神病状態というのは、たいへん非特異的な状態ですからね。何病であっても急性状態は疾病学的に非特異的ですから……。

中井 ジンプトマティシェ・シゾフレニー(症候性分裂病)。

木村　そう。だからもちろん、急性状態には急性状態なりの治療をしなければならないことは当然なんですが、精神科医の一つの大きな特色というのは、慢性状態を見続けるというところにある。長年にわたって患者と付き合い続けるというところにあるんですね。僕は精神科の治療というのは、言い換えれば患者との付き合い方だと思うんです。長年にわたって付き合うためには、この患者とはこういう付き合い方がよかろう、あの患者とはこういう付き合い方がよかろうという、一種の見分けというかティポロジーのようなものが必要だと思うんですね。その類型学が、僕の基礎構造論なんです。ですからその類型学にとって、急性症状はネグレクトして差し支えない。急性症状をネグレクトするということは、急性症状のときにも見えてくるような、急性症状がなくても見えてくるような永続性のある何かをはっきり見て取るということです。

中井　それはそうでしょうね。「過ぎ行くものは、すべて影にすぎず」という……。『ファウスト』ですね。それに、今は急性精神病というのは何とかなるんですよね。

木村　そうなんです。なんとかなるものですから……。

中井　問題はそこから先なんですよね。今、分裂病者の疲労感とか、疲れやすさとかいうことをいろいな角度からやっているんです。今日の話とは、少なくとも音調や香りが違うと思いますけど、中国医学的な診察にとっては、疲れやすいだけでほかの症状がないというのは最重症なんです。これは驚くべきことです。

三年前から去年にかけて中国の留学生が来ていましてね。日本の精神医学を学んでも向こうでは適用できないということがよく分かったわけですが、僕は彼から非常にいろいろ学んで得をしたわけです。中国医学というのは経験医学なんです。僕らから見ても、中国医学を現代医学に翻訳すると、なるほどそうだろうなということがいろいろありましてね。たとえば彼らは舌を集中的に見るわけだけれども、その舌が非常に痩せているとか、裂け目があるとか、歯の跡がついているとか、コケが非常に厚いとか。粘液的、細胞的なんですよね。慢性の病態というのは、最近、非常に考えさせられるものがあります。

僕の危機理論としては、分裂病の人というのは、臨界期をすぎれば身体はほとんど反応しないんです。いわば、マインドだけで反応しているから、非常に煮詰まってくるんです。臨界期以後、身体が共に反応してくれる、揺れてくれるために回復していくというのが、初発の分裂病についての僕の答えだったわけですが、慢性の分裂病においては身体も反応しきれないという状態がどうもあるようだと。身心論とか、ややこしいことは全部抜きまして、その辺のことを、一番古い患者を収容している兵庫県立の精神病院で若い人にやってもらってるんです。それは海洋汚染のモデルに似ているんです。つまり、浅い海が汚染されているときには、汚染は非常に目立つけれども、一〇〇年の単位で回復可能なんです。ところが、太平洋とか大西洋という深海は、今どんどん汚染を吸収している。そして、全然破綻を示していない。けれども、もしこれが破綻したら、一〇〇万年単位の回復時間が必要になるんですね。

そこの若い人たちは、そういう仮説を慢性の分裂病に対して立てつつある。これは木村先生から見たら、身体に映された慢性分裂病の影だと思うんです。しかし、どうも頭だけの問題ではなく、ビオス全体の問題として慢性分裂病を考えなければならないということが感じられつつあるんですね。

木村　精神病という言い方は、どう感じますか。

中井　僕が中国の人の隣で診察したとき、中国の人が驚いたんです。というのは、彼らには精神病を診る機会はまだなくて、慢性分裂病なんかほとんど診ていなかったからなんですね。そして中国医学的に見ると、慢性のいかなる身体的病理よりも、慢性分裂病のほうが重症であると。それは彼にとって驚くべきことだったわけです。彼らは身体をいわば徴候空間として診ているわけですが。

木村　僕はこのごろまた、しきりにヴァイツゼッカーのことを言うんですけど、ヴァイツゼッカーという人もそうですからね。彼はたいへんな逆説家で、医者がヒステリーを精神疾患として見るのは間違っていると言うわけです。ヒステリーというのは立派に身体の病気だということを、神経内科の医者でありながら言うわけです。僕らは、ヒステリーというのは神経学的な所見が矛盾するから神経疾患ではないと教科書で教わるけれども、それとは逆のことを言うわけです。彼の場合は、身体とか有機体とか言ったときには、普通の精神医学の対極であるところの身体医学で言う身体とはまったく違いますからね。

中井　クロールプロマジンを初めて使ったラボリは東洋医学的なところに行ってしまったわけですが、中国の医学も、非宗教的医学というか神秘的なところがないという点では、西洋医学にかなり近いと思います。ただ全体論優位の医学ですが、これも西洋医学にセリエのストレス学説とかラボリの侵襲学とかいくつもあります。なぜか全体論、二元論を唱えると、必ず陰陽とか、交感副交感という、二つに分けないとものが言えなくなるのですね。精神と身体が一つというようなことを言ったら、次にはまた分けないともう先に言うことがなくなってしまうわけです。中国でもそうですが、中国医学的に見ようと見まいと、慢性分裂病の人の舌診などから見た身体がボロボロになっているということは、驚くべきことでした。僕のこの三年の臨床体験としては今までは見過していた髪のツヤとか皮膚のツヤというものが、分裂病の、あるいはほかの病気でもそうですが、回復の徴候としていかに重要なものであるかということを認識しましたね。

安永　薬の影響などは、除外できるわけですか。

中井　本当は、除外はできないです。間接的には除外できる……。

安永　相当薬を飲んでいても、よくなるときは変わってくるとか。

中井　ええ、そういうことはあります。ただ中国では、全然薬をもらっていない分裂病者がいくらでもいるそうです。そういう意味では、これからもしそういうものを調べたければ、中国の先生たちを見るということでしょうね。そういう人たちが中国には何百万といるということは驚くべきことです。

木村　韓国人に聞いたところでは、韓国にもたくさんいるようですね。

中井　そうなんですか。慢性の病態は記述論的にも現象学的にもあまり光が当てられてこなかったのですが、木村先生のお仕事も安永先生のお仕事も、そこでまた真価を発揮できるのではないかと思われるわけです。もっと時間があればよかったのですが、最後に内海さん、ひとこと。

内海　まだまだお聞きしたいことがたくさんありますが、時間もせまってきました。今後もこのような対話が続けられることを期待しております。本日は長時間にわたって有意義な話を深めていただき、ありがとうございました。

（初出：『imago』一九九一年六月号）

6

変化するこころ、変化しないこころ

×河合俊雄×鎌田東二×畑中千紘

河合俊雄（かわい・としお）
一九五七年生まれ。京都大学こころの未来研究センター教授（現在）。心理学。著書に『ユング』（岩波現代文庫／講談社）、『村上春樹の「物語」』（新潮社）、共著に『こころ学への挑戦』（創元社）など

鎌田東二（かまた・とうじ）
一九五一年生まれ。上智大学グリーフケア研究所特任教授・京都大学名誉教授・放送大学客員教授（現在）。宗教学。著書に『世阿弥』（青土社）、『世直しの思想』（春秋社）、『講座スピリチュアル学』全七巻（BNP）、『超訳 古事記』（ミシマ社）など。

畑中千紘（はたなか・ちひろ）
京都大学こころの未来研究センター上廣こころ学研究部門特定助教（現在）。臨床心理士。著書に『話の聴き方からみた軽度発達障害』（創元社）、共著に『非定型化する発達障害』（創元社）など。

「あいだ」こそプライマリー

河合　「こころの未来研究センター」は、英語で“Kokoro Research Center”と言います。尾池和夫前総長の肝入りで「こころ」という日本語を大切にしているのです。日本語の「こころ」は英語の“mind”なのか“psyche”“spirit”なのか、その意味するところは広い。木村先生はドイツ精神医学から入られましたが、「あいだ」をはじめとして、とても日本語を大切にされていますね。

木村　「あいだ」というのは翻訳不可能ですね。たとえば英語の“between”でもドイツ語の“zwischen”でも、まず二つのものがあって、その中間を指す。二次的なものになっています。私は「あいだ」こそがプライマリーであって、そこからその両側が出てくると考えています。別に二つでなくても、その周りにいくつあっても同じことです。

鎌田　河合隼雄先生の「中空構造論」では、真ん中に「中空」と呼ぶ「あいだ」があって、そこからいろんな第三者が発生してくるという捉え方ですが、その点は共通したところがありますね。和辻哲郎は「あいだ」について、「神聖な無」という言い方をしています。いまだないものが存在する。

木村　私も和辻から教わったのです。元来、中国では「人間」は人と人の間、つまり「世間」という意味です。あるいは、人間として生きている期間という意味です。「人間《じんかん》到る所青山《せいざん》あり」の「人間」ですね。それを奈良時代の日本人が一人ひとりの人という意味に読み違えて理解した。古代から、日本人は人がいるというときには「あいだ」を携えているというか、「あいだ」なしに個人はないということだったのだろうと思います。そうなると、ますます西洋人に翻訳して伝えるのはむずかしい。

河合　たしかにそうですね。「あいだ」は空間的に理解されやすいが、すごく時間的なところもあります。

木村　いま、時間的と言われましたが、音楽にも「間《ま》」があります。武満徹さんと対談したとき、武満さんは「間というのは音と音の間にあるものではない。一音一音の中に間がある」と言われました〔「間」、本書第4章〕。そうなると、「人間」についても、一人ひとりの中に「あいだ」があることになる。

鎌田　武満徹さんの『音、沈黙と測りあえるほどに』（新潮社）という本に書かれていますね。その「沈黙」というのが、木村先生の言われる「あいだ」で、プライマリーなものなのでしょうか。

木村　そうだと思います。私は学生時代にピアノを弾いていて、合唱の指揮もやっていたのですが、ある本に、ネコがピアノの鍵盤の上を歩いたときに出る音と、作曲家が作る現代音楽と、どう違うのかということが書いてあって、面白いなと思ったのです。そこで、音楽というのは、音と音をつなぎ合わせる、関係をつける、音と音の間をどう組み立てていくかの関係の芸術だと考えたのです。

　私は京大の人文科学研究所の教授をしておられた長廣敏雄先生に音楽を教わったのですが、長廣先生も音と音の関係が大事だと話していました。たとえば、ドレミファソラシドのシの音は、放っておいたら半音上がってドに行く。そういう力をこのシの音は持っている。一つひとつの音がどういう力を持っているか、どういう音を目指すかが大事なのだと言われました。私が精神科の医者になった一番のきっかけはこのあたりかな。一人ひとりがどうこうというより、その「あいだ」がどうだというほうが大事じゃないか。この「あいだ」の研究をしたいという思いが強かったんです。

多義性を持つ「もの」と「こと」

鎌田　医学の主たる領域は、身体という「もの」ですよね。先生はそうではなくて、「こと」とか「あいだ」に興味を持たれたのですね。

木村　「こと」も西洋の言葉では言えないでしょう。「こと」というと「出来事」の意味に取られますが、「出来事」はある意味でもう「もの」なんです。そこでずっと、固定しない、絶えず発生し、生成している状態を「こと」という。それを捉えたかった。

河合　その意味では、「あいだ」も変わっていく。そのへんが精神医学にとっても心理学にとってもとても大事なことだと思います。

木村　西田幾多郎が「主語的論理」と「述語的論理」ということを言っています。文章の主語になれるのは、名詞で言える実体のあるもの、述語は、動詞、助動詞、形容動詞、そういう動きのある言葉を含んでいます。日本語で「何々というもの」「何々ということ」という二つの言い回しがあります。「というもの」に入る「何々」は名詞ですが、「ということ」に入る「何々」は述語的なあり方をしています。「あいだ」は一応名詞として言われるけれども、そのあり方は述語的です。「もの」ではなくて「こと」なのです。

鎌田　日本語では、「もの」自体も「こと」的と言えます。私たちは科研で「モノ学・感覚価値研究会」というのをやっていますが、「もの」をいくつかの角度から分析して、たとえば「もののあはれ」「ものぐるい」「もののけ」「つきもの」「物語」など、いろんな「もの」を考えていくと、「もの」というのは単純に物質ではない。霊的なこととか、目に見えない何ものかとか、いろんなものを含んでいて、実に幅広い多義的概念です。

木村　まったくそうですね。

鎌田　ドナルド・キーンさんが『源氏物語』を翻訳するときに、「もののあはれ」を“a sensitivity to things”と訳しました。このthingsは、「もの」「こと」という意味合いがありますが、英語に訳し切れないスピリチュアルな次元からマテリアルな次元まで含む日本語の「もの」を捉え切れない。「もの」「こと」「こころ」「あいだ」などの概念は、多義性とふくらみを持っていて、日常言語や根源的な存在感覚を言い表すときの想像力と関係しているので、非常に繊細ですが、重要な関係の絆になっているのではないかと思います。

「みんなに申し訳ない」という罪意識

河合　木村先生からご覧になって、日本の「こころ」は変化していますか、それとも変わっていないのでしょうか。

木村　これは絶対に変わらない部分と絶えず変化している部分とがあると思います。そういう意味で二重構造なんじゃないでしょうか。

河合　たとえば「うつ病の文化論」を提唱されていますが、日本人の罪悪感は変化したと思われますか。

木村　これは変化していますね。このごろのうつ病にはほとんど罪の意識が出てこないです。

ドイツに最初に留学したとき、行く前に研究テーマを何にしようかと考えました。ドイツ語の雑誌を読んでいると、うつ病の罪の意識を扱った論文に、罪の意識が一番出やすいのがカトリックで、出にくいのが仏教だと書いてあったのです。あるドイツ人の学者が、世界中のいろいろな地域で比較研究した論文です。そのころ、私は五、六年臨床経験がありましたが、それはすこし違うと思って、「日本人とドイツ人のうつ病患者の罪責体験の比較」を研究テーマにしました。それを書いたドイツ人は、実際自分でいろんな国の患者を診察していないのです。その国の統計とか、あるいはその国の精神科の医者から聞いた話だけで比較しているので、全然信用できない。自分で比較すればまた違ってくるだろうと思ったので、ドイツへ行って調べて比較しました。すると、罪責体験の出現頻度は日独でほとんど同じなのです。ただ内容が違っている。ドイツ人の罪の意識には「神様」が出てきます。あるいは神をいきなり持ち出さなくても、人間としてのあるべき姿というものが出てくる。

ところが日本人はそんなものは出てこない。「みんなに申し訳ない」という「みんな」が出てくるのです。それが人と人の「あいだ」ということです。「あいだ」というのは、実は西洋が「神」と言っているものの日本版ではないかと思いました。

その研究をしたのは一九六〇年代ですから、もうほとんど半世紀前のことなのですが、いまでも、たとえば政治家が悪いことをして謝っている姿を見ると、必ず「皆様にご迷惑とご心配をおかけして申し訳ありません」という謝り方をするでしょう。私は悪い人間だと言って自分を責めはしない。相手のあることとして自分を責める。これはどうやら変わっていない。ただ、罪の意識の出てくる頻度などは変わってきているかもしれません。

鎌田 とても面白いですね。日本人の、「みんなに対して申し訳ない」という感情は、別の言い方をすると、昔よく言いましたが、「お天道様が見ている」とか、「ご先祖様に申し訳ない」という言い方とも通底しますね。

木村 そうです。神様は天高くおられますから、西洋の罪の意識の持ち方を私は「衛星中継方式」と呼んでいます。一方、日本の場合、超越というのはまず自分の足元へ潜り込んでいく。ご先祖様も地底におられて、草葉の陰に超越者を見出す。その違いでしょうね。

河合 超越というのを天から考える人からすると、日本人には超越とか罪悪感がないように見えてしまうのでしょうね。

木村 だから、ルース・ベネディクトの「罪の文化」と「恥の文化」のように、キリスト教の罪の文化は内面的で、日本人の恥の文化は外面的だという議論が出てくるのですが、それは大間違いだと思うのです。

鎌田 そこがとても興味深いところで、日本人なりの内面性をどう言語化できるかですね。

木村 私は和辻哲郎の影響が強いのだけれど、それこそ「風土」ということではないですか。風土が一人ひとりの人間の「こころ」にまで刻印されている。

リンゴの気持はよくわかる?

鎌田 「こころ」をどこに見るかにかかわるのですが、昭和二〇年一〇月の敗戦直後に大ヒットしたサトウハチロー作詞の『リンゴの唄』に、「リンゴはなんにもいわないけれど、リンゴの気持はよくわかる」というフレーズがあります。美学者の高階秀爾氏がフランスでこの唄の話をしたら、リンゴは単なる果実で、どこに「気持」があるのかとまったく理解されなかったそうです。でも、日本人にはよくわかった。わかったから大流行した。これは、「こころ」はどこにあるのかと問うとき、人間の内面だけではなく、いろいろなところにあるという捉え方ともつながると思うんです。

木村 そう思いますね。「自然」と「自己」ということなのですが、両方に「自」という共通した文字が入っている。「自《おの》ずから」と「自《みずか》ら」が、「自然」と「自己」に対応しています。根源的自発性みたいなものを東洋の人は感じとっている。西洋にも「ナトゥラ・ナトゥランス」(能産的自然)という考え方があるので、共通点はあると思います。

ところが、いまの西洋文明は元来、砂漠で育っているでしょう。キリスト教、ユダヤ教、イスラム教は砂漠の宗教です。自然と言っても日本の自然と全然違って過酷なのですね。日本の自然はモンスーン地帯だから、その懐に抱かれていれば生きていける。あちらの自然は過酷だから、自然と対抗していかなければならないというところに西洋文明がある。ここが大きな違いじゃないでしょうか。ユダヤ教やキリスト教などの一神教は、日本の汎神教のように万物に神が宿るというのとは違うのですね。

『となりのトトロ』『千と千尋の神隠し』に読む戦後五〇年の変化

鎌田　先生のおっしゃる日本の変わらない部分については、私も大変共感します。では、変わる部分はどういうものかといったら、やはり日本の自然も変わってきている。

木村　自然が？

鎌田　はい。最近、日本の大衆文化の中で最もヒットした領域の一つはアニメーションですが、子どもたちに大人気だった宮崎駿監督の『となりのトトロ』というアニメーション映画があります。森の主である樹の精霊がトトロです。ところが、やはり宮崎監督の作品で、二〇〇一年に公開されてアカデミー賞を受賞した『千と千尋の神隠し』には、戦後五〇年経った平成時代の森が出てきますが、そこではもう森がなくなっています。宅地化して人間が住んで、川の主は「腐れ神」と間違われてドロドロに汚染されている。結局、トトロのような溌剌とした自然の神様は消えてしまい、ドロドロの状態になって疲れきっている。それをどうするのかという問題提起が『千と千尋の神隠し』にはあって、戦後五〇年の中で大きな変化があったことが前提となっています。その変化が身の回りにある。それがこころに、あるいは人間関係にどう反映しているのか、そういう問いがあると思うんです。

先ほどのうつも、自責の念がないということと、垂れ流していく、たとえば、森を切り崩してヘドロが川や海に溜まっていくという事態とパラレルだという感じがします。

木村 自然にも、やっぱり変わっていく部分と変わらない部分があるでしょうね。

河合 それから、われわれが出会うものとしては、罪悪感とか内省というものがない患者さんとかクライエントがものすごく増えてきました。

木村 増えていますね。

鎌田 カウンセリングをやっていて、いつごろからそういう傾向が始まったと感じられますか。

河合 私の感じでは、九〇年代に解離性同一性障害（一人の人間に複数の人格が現われ、自我の同一性が損なわれる障害）がたくさん出てきました。それがまず一つの大きな波です。その後、発達障害と言われる人々がものすごく増えてきました。

木村 解離も発達障害も、私の現役のころにはこれほど表立っていませんでしたから、ここ十数年のことです。

河合 そうです。罪悪感と内省って神経症構造ができるためにとっても大事な要素なのだけれども、それがない人が増えてきています。さっき鎌田さんの言われた『千と千尋の神隠し』はまさに解離の世界です。

鎌田 そう言われると非常によくわかる。

木村 私は全然知らないのですが、たとえばどんなことですか。

河合 あの世に行ってしまうと、名前が変わるのです。

鎌田　生のリアリティーがない。

河合　解離してしまわないと自然とか神に出会えない。そういうふうにも読めるわけです。

木村　ああ、そうですか。

鎌田　『となりのトトロ』の場合、二人の姉妹はしっかりと大地に根差している。まだ在世感がある。『千と千尋の神隠し』では、自分が半透明になっているというのも象徴的でしたね。自分自身があちら側に行って透明になるので、自分の実体、体の感覚も非常に希薄化してしまう。「カオナシ」という登場人物も、そういう何か得体の知れない不定形な形がうまく表象されていましたね。

河合　そうですね。

インターネットでつながる「あいだ」

畑中　私は心理臨床をやっていますが、本を読むと、うつは怒りとか罪とかと関係があると書いてあるけれども、まだここ数年の経験で、罪の意識がある人に会ったことがないように思います。若い世代の人を中心にお会いしているので、そういう人たちはもう「あいだ」なんてないのかなと思っていたのです。でも、木村先生のおっしゃった、日本人なりの内面性という捉え方は面白いですね。ひょっとすると、インターネットでつながるのも「あいだ」をつくっているのかもしれないと思いました。

木村　それはどうでしょうか。私はメール止まりなのであまり発言する資格はありませんが、面と向かって出会わないと「あいだ」というのは働かないように思います。インターネットで「関係」はできます。でも「関係」と「あいだ」は違いますね。

畑中　ただ、インターネットで日記を書くのは、自分のことを書きたいからというより、みんなから反応をもらうためにやっていますから、同じ趣味の人が集まるのは「あいだ」をつくろうとする動きの一つかなと思います。

鎌田　私も畑中さんの意見に同感するところがあります。インターネットは、不特定多数に開かれているけれども、ある種閉鎖的で濃密な関係性を築く面もある。最近、ミクシィ（mixi）というネット上のバーチャルな共同体があって、そこでのやり取りはとても密になってきています。そういうところで自分なりの存在意義を感じとっている人もいる。外とは接触を持てなくても、その中では居場所を持てるという若者もいると思います。

河合　昔なら引きこもって、どんな人間関係も持てそうにない人が、ネット上では関係を持てたりするわけです。そういう人がネット上の人と実際に会って、いきなり肉体関係を持ったりする。そのへんはカウンセリングをする上で今後の大きな課題です。

鎌田　河合さんは村上春樹の小説などを取り上げながら、現代の若者のこころのありようとかこころの構造を考察する手がかりにしていますね。村上春樹や吉本ばななど、比較的若い作家の文学作品とか表現の中に、いまの若い人たちのこころを代弁するような部分があると思うんです。村上春樹なんかは特にそういう世代の支持を得ている。それを手がかりにして考察することは、一つの現代文化論として重要です。

河合　そう思いますね。

本末転倒の世界

鎌田　ところで、ブログなどはとくに文体が大事です。テンポやフィーリングに惹かれて読んでいきますから。

河合　実はブログでは内容はあまり大事ではなくて、文体とか、何かと出会えている感覚とか、そちらのほうが大事な気がします。

木村　出会えている感覚というと？

鎌田　たとえば、キティーちゃんのようなキャラクターやフィギュアを持っていて、それを共有する感覚を通してつながっている。いま、子どもたちは自分一人が変わっているということをすごく恐れます。小学生など、教室の中で変わった行動をしたり、浮いてしまうことをとても恐れていて、それを抑えようという動きがある。そこで、フィギュアによって結ばれているような関係性がさらに強くなるのかなと思います。

畑中　私が面白いなと思ったのは、ミクシィのコミュニティーで「双子募集」というのがあるのです。双子になりたい人を募集して、自分と同じような人がいたら、その人と実際に会って、同じ格好をしてみる。そして、町に出ていっしょに歩いて楽しむ。

鎌田　その先はどうなるのですか。歩いて、楽しんで。

畑中　ただそれだけです（笑）。もしそこでずれが発見されたらその人とはバイバイで、また新しい双子を募集する。それは内省とはほど遠いというか。

木村　私が自分の文体を大事にするというときは、オリジナリティーを大事にしますが。

河合　いまはそうではないのです。

鎌田　私は木村先生の本を読んでオリジナリティーを感じて、人柄とか思想性に共感します。ところが、最近の子はそういうところに着眼しない。そこに独創性を見ないみたいですね。

河合　二次創作がそうですね。ある作品があったら、それをパロディーにして、いかに面白く書き直すか。

畑中　元の作品のキャラクターはそのままに、自分なりに面白くストーリーを書き直したりするようなことですね。

鎌田　たとえば、『となりのトトロ』だったら、元の物語をベースに、キャラクターはそのまま、シチュエーションとかストーリー展開を作り変えていく。ことによるとポルノにしたり、いろんなものに変えたりする。そういう市場としてコミック・マーケットというのがあるんです。たとえば、木村敏さんなら木村敏さんのオリジナルがあって、そこから自分たちが別の枝葉をつくって、つながっている。

木村　面白いねえ。

鎌田　本末転倒の世界というか。本のオリジナリティーより、末のほうが茂っている。

河合　考えてみたら、日本人は昔から本歌取りとか、本末転倒文化みたいなところがありますね

（笑）。

木村　それは日本特有の現象ですか。

畑中　欧米にもありますが、日本が一番すごいです。

河合　日本は、アニメをはじめ「オタク」文化を世界中に輸出しているんです。「オタク」はフランス語になっています。

鎌田　"kawaii"という言葉も世界共通語になっていますね。

主語的主体と述語的主体

畑中　実際の「もの」を共有していることがすごく大事だという気がするのです。「こと」の世界ではなく、具体的な「もの」とかキャラクターを通して、自分たちがつながっていることを確かめているように思います。

河合　言い方を変えると、「こと」への信頼がなくなっているのかなという気もします。

鎌田　罪責感にはネガティブな面もあるけれど、深く自分自身を考え直すことにもつながります。罪責感を持たない場合、自分を振り返るとか、見つめ直すというのはどういうふうになるのでしょうか。

畑中　深まるという感じはまったくないですね。

河合　本来自分のために書く日記をブログで世界に配信していること自体が、もう内と外がひっくり返っている。そうなると心理療法はどうなるのだろう。内面化していかないので、むずかしい。

鎌田　木村先生は、日本人にとっては「あいだ」のほうがプライマリーだと言われました。たとえば「音」と「沈黙」であれば、「沈黙」のほうにプライマリーな一つの力というか、リアリティーがあった。それが日本の根本的な世界存在感覚だとすると、いまのような非常に表層的なもの、フィギュアやキャラクターでつながっているのは、ベースになるものが失われているということですね。

河合　私の見方では、ヨーロッパは「主語的主体」をつくってきた文化である。「述語的主体」の日本にとって、グローバル化というのはとてもシビアで、主語的主体になれるかというと、そうでもない。それで違う形を模索しているのだと思います。

鎌田　浮遊しているような感じです。

木村　要するに、日本では主語的なリアリティーのほうがバーチャルなんだ。

鎌田　「主語的主体は偽物っぽい」というような感覚は、日本人の中にはずっとあったんじゃないでしょうか。

河合　一方で、主語的主体に飽き飽きしている西洋人は、日本文化を面白いと感じる。

鎌田　ある種の西洋文化の病理を担っている人たちは日本文化を面白がるところがあります。しかし、日本人がその先に何があるか見えているわけではないんですね。

鳥の渡りを決めるものは？

河合　ユング派のジェームズ・ヒルマンから聞いたのですが、今日、アメリカではカウンセリングがあらゆる分野に入っていて、潤滑油としてのカウンセラーがいなかったら、もう社会は回らない。だけど、カウンセラーは、昔の精神科医やサイコセラピストが持っていたような、「魂とはなんだろう」という問いを誰も持っていない。いま、むしろそのような原理を問おうとしているのは、問い方はちょっと違うけれど、脳科学者のほうだ。精神医学と心理学の将来はこれからどうなるのだろう、というのです。

木村　大きな問いですね。こころをどう理解するかにもよりますが、私自身が理解する「こころ」は、脳には依存していない。脳を必要としていないと思うのです（笑）。たとえば、この研究所の前を流れている鴨川にはユリカモメがたくさん飛んでいるでしょう。渡り鳥は大勢で一斉に遠距離を渡るのですが、ある場所を飛び立って、何千キロか何万キロか離れた目的地まで、いったいどういう申し合わせで渡っていくのかを考えたことがあるのです。動物行動学の人にいろいろ質問をしてみたけれど、答えが出ていないようです。私の勝手な解釈ですが、渡り鳥の群れ全体が一つの個体なのだろう。その群れが気象条件などに応じて決心して渡るのではないか。そうすると、その群れには脳はないわけです。一羽一羽には脳があります。渡る目的は繁殖ですから、脳がコントロールして繁殖をする。しかし全体をコントロールしている脳というものはないのじゃないか。

このアイデアは今西錦司さんの「種の主体」という考えからヒントを得ました。ダーウィンの個体単位の進化論ではなく、今西さんの、「種は変わるべき時が来たら変わる」という考え方はすごいと思います。脳は各個体の運動や感覚を制御していますが、最も大事な渡りには、各個体は何も決定権を持っていない。そして、人間もそうじゃないかというわけです。

「あいだ」がプライマリーだと申しましたが、「あいだ」からは単に二人ではなく、場合によっては無数の人間が派生しうるわけです。これは渡り鳥がモデルです。

鎌田　沖縄の八重山諸島には、いつやるか決まっていないお祭りがあります。島の人によると、「波がやってくると始まる」と言うのです。

木村　それはよくわかる。渡り鳥の論理です。

鎌田　波が来ると、群れが決心するのと似たような形で祭りの日が決まって、みんなの力がぎゅーっと求心化していく。

木村　そういうものは一〇〇年、二〇〇年単位の話ではない。今西さんの「種の進化論」だと、種が変わるときは、先駆者もいるし落ちこぼれもいるけれど、全部が変わるという。でも一斉に変わるわけではないんですよ。これは面白いですね。

鎌田　群れが決心するというのは、西田幾多郎の「場所的論理」と同じですね。

木村　そうです。まさに「場所」が「あいだ」ですから。脳とはまったく無関係です。

鎌田　突然、一遍上人の話になりますが、『一遍上人語録』で大変惹かれたのが、南無阿弥陀仏というのは人間が唱える南無阿弥陀仏じゃなくて、吹く風、立つ波、この森羅万象すべてが南無阿弥陀仏である。そして、人間が極楽往生するというが、そうではなくて、「南無阿弥陀仏が往生する、南無阿弥陀仏が南無阿弥陀仏する」という論理なんです。

木村　そうですね。西田幾多郎も、「物来って我を照らす」という言い方をしています。私が物を見て、物の存在を確認するのではなく、物が私の存在を確認させてくれるという意味です。いまの一遍上人の話も同じだろうと思います。「場所」あるいは「群れ」、「種」と言い直してもいいですね。

河合　そう考えると、本来の心理療法はそういう動きを取り戻す場所になっていますね。

木村　患者さんと私の「あいだ」というものがそこに実現されればいいわけです。患者さんとのあいだで何かが熟してきているという感覚、妙な感覚ですが、それを持てたら、その人はかなりよくなりますね。

鎌田　熟してきているという感覚は、たぶん群れが決心するというのと同じだと思います。ミクシィの若者の時代も、そういう群れが決心する過渡期なのでしょうか。

木村　ひょっとすると、人類の進化史上で一つの曲がり角にいるのかな。

脳を動かしている「何か」

鎌田　なぜ「群れが飛び立つ」のかは、実際にはまだ解明されていませんね。

木村　動物行動学の人に頑張ってもらわないといけないが、解明はむずかしいでしょうね。個体が動くには、脳が道具として必要ですが、しかし脳を動かしている何かがある、と私は思っているんです。精神科の病気でも、脳が冒されているから、症状が出てくる。脳がその症状を出さざるをえなかった何かがあるわけです。私はその何かが本当の意味での病気だと思うのです。

鎌田　いまの生物学的な精神医学では、遺伝子の解析やドーパミンやノルアドレナリンやセロトニンなどの脳内神経伝達物質がどう作用するかというエビデンスの研究がほとんどで、「脳を動かしている何か」という、より根源的な問いは少ないように思いますね。

木村　誰かが出てくれば変わる。やっぱり人だと思うのです。心理学でも、たとえばフロイトやユングが出てこないと、ことは始まっていなかった。私は精神医学全体がこれからどちらに向かうかということにはあまり関心がない。そのうち誰かが出てくることを期待しています。

河合　先生のいまのご発言は、洗礼者ヨハネみたいですね。その予言の言葉で終わりにしましょうか。今日はどうもありがとうございました。

（初出：『こころの未来』二〇〇九年）

7

精神病理学とオートポイエーシス

×花村誠一

花村誠一（はなむら・せいいち）
一九四七年生まれ。東京福祉大学社会福祉学部教授（現在）。精神科医。共編著に『〈複雑系の科学と現代思想〉精神医学』（青土社）、『分裂病論の現在』（弘文堂）など。

精神病理学 vs 生物学的精神医学

花村　精神医学は少なくとも二〇年ぐらい前までは、医学のなかでもいささか独自の領域と映り、人文系のひとたちにもアウラを感じさせるような状態が続いていました。八〇年代ぐらいから精神医学はずいぶんと良かれ悪しかれ変貌を遂げつつあるのではないかと思います。

その最大の動きというのは、やはりなんといっても、生物学的精神医学の隆盛です。これには八〇年代半ばに生じたテクノロジーのさまざまな刷新があずかっていると思います。たとえば、DNAの解析がコンピュータを駆使すれば誰にでもできるようになりましたし、またクローニングの技術により、DNA連鎖の一部を大量に複製することができるようになりました。そのほか画像診断における解像力の飛躍的な増大など、諸々のテクノロジーの進歩とともに、精神疾患の生物学的研究がますます盛んになっているという事実があります。アメリカ議会がブッシュの時代に、九〇年代を「脳の一〇年（decade of the brain）」と宣言したくらいですから、これはもう不可逆的な変化かもしれません。

おそらくそういう動きのなかで、二年ほど前になりますが、『臨床精神病理』という雑誌が臺弘先生の「精神分裂病の生物学的研究と精神病理」という論文をとりあげることになりました。編集主幹の笠原嘉先生が何人かの精神病理学者にこの論文についてのコメントをお求めになり、「精神病理学 vs 生物学的精神医学」という特集が組まれたわけです。そのなかで木村先生は「メタ精神医学としての現象学的精神病理学」という論文をお書きになって、ご自分のライフワークである現象学的精神病理学の位置価を見定めておられます。木村先生にとって、それは生物学的精神医学と対等に並べられるようなものではなく、メタ精神医学、あるいは精神医学の基礎論として位置づけられるものです。

日本精神神経学会も、ここ数年、「精神病理学と生物学的精神医学の接点」というシンポジウムを組んでいます。昨年の学会では木村先生もそこでシンポジストとして発表なさいました。そこでは、まず、両陣営が無理に接点を求めようとせず、それぞれの独自性のなかで研究を進めていくのが本筋であると言いきっておられる。臨床のなかでは、いわば「第三の目」として、両陣営がいやおうなく収斂する「臨床精神医学」という場を具体的に考えていく必要がある、ということをおっしゃられたように記憶しております。

一方ではメタ精神医学ということで、数学基礎論とアナロガスにとらえられ、他方では非常に具体的な臨床そのものがそれに相当するものである、ということになりますね。現象学的精神病理学の位置価をめぐるこれら二つの発言は木村先生の頭のなかでは、トポロジカルに同じことなのではないかと私には思われます。いかがでしょうか。

木村　いきなり難しい問題にきましたね。現象学的精神病理学という旗印で私がやってきたことは、臨床精神医学以外のなにものでもなかった、という気持ちがあります。私が大学を卒業して医局に入ったばかりの頃ですが、そのとき教授だった村上仁先生に、精神病理学をやりたいと言ったのです。そしたら村上先生が非常に不機嫌な顔をされて、精神病理学なんて特別な分野はないんだ、臨床精神医学しかないんだ、と言われたんです。いまだにこの会話を鮮明に覚えています。

それ以来私は、臨床精神医学の別名としての精神病理学を、しかも現象学的精神医学の名がつくビンスヴァンガーから勉強を始めました。「現象学的」という言葉をつけるつけないにかかわらず私は、精神病理学というのは本来は臨床だと思っています。

先ほどの問題ですが、今言われたように、その二つの論文は多少言い回しが違ってはいますが、同じことを言っています。それから「メタ精神医学」ですが、これも「第三の目」は「メタ」以外にありえないと思っているんです。並列的に、生物学的精神医学とヤスパース＝クルト・シュナイダー流、あるいはコンラートなんかをいれてもいいかもしれませんが、そういった精神病理学に並ぶ第三の目という意味ではまったくなかったわけです。

ですから、それぞれがとことんやればいいじゃないか、つまり、生物学的精神医学は先鋭的な自然科学的方法を駆使して、突っ走ればいいんじゃないか。なまじ人間の心なんか、どうせ考えないんだから、考えなくてもいいじゃないか、心のことをやっているんだなんて思い込まないほうが健全だ。だから徹底的に物質科学として脳の研究をやっていけばいい。

一方で、記述精神病理学というか精神分析も含めてもいいんですが、異常心理学は徹底的に精神の科学として、これもそんな脳のことなどおかまいなく緻密にやればいいのです。

でもこれでは両方とも治療につながらないのは当然であって、治療につなげる専門家が必要ではなかろうか。そういう人が臨床精神医学としての現象学的精神病理学をしっかり考えれば、それでいいのであって、なまじ両陣営のドッキングを考えるのは不可能でもあるし、そもそもそれは不良設定問題ではないかということを思うわけです。

　ただ、私の言う現象学という名称はきわめて広いので、ヤスパースやフッサールをはみ出しているのは当然で、しょっちゅう松尾正さんなんかに怒られるわけなんです。西田幾多郎とか最近ではヴァイツゼッカーなどをそこにいれて考えていますから。私は我々が経験したとおりの真実を写生するのが現象学だと思っています。何が見えてくるか、それは人によってあるいは見方によって随分違ってくる。臨床の場で見えてくるものをきちんと書くということを現象学と考えれば、それはすでに臨床精神医学なんですね。そしてそれがメタ精神医学でもあるだろうと思うんですね。

花村　はじめにふれた『臨床精神病理』誌の特集には、私も原稿を求められましたので、そのとき関心をよせ始めていたオートポイエーシスで書いてみたんです。精神医学には一〇年以上前から、誰もがスローガンにうたっている「バイオ－サイコ－ソシアル・モデル」というものがあります。それを単なるスローガン以上のものにする、そういう精神医学基礎論として、この新しいシステム論は十分注目に値するものであると考えました。

　これについてはまたあとで詳しくとりあげることにしまして、実は私もそこで「メタ理論」という字面のうえでは木村先生と似た言葉を使っているのです。いささか安易にホフスタッターの『ゲーデル、エッシャー、バッハ』などを持ち出し、オブジェクト・レヴェルとメタレヴェルのもつれ、例の「不思議の輪」に喩えてもいます。両陣営の一枚岩的なドッキングはもとより、弁証法的止揚などというまやかしも、私は信じるつもりはありません。それでもなお、私は自分の分裂病論を生物学に向けて開口させようとしており、これを単なる「不良設定問題」に終わらせない道はあるか、というのが私の問題です。

臨床での日々の現実を見ますと、現在起こっている大きな変化として、DSM-ⅣやICD-10による操作的診断規準が非常な速さで定着したことがあげられます。症状の評価という点でも、レイティング・スケールを用いた計量精神医学的研究が広がりつつあるように思います。ハイデルベルク大学のクラウスさんは、これを「ファーストフード精神医学」と評しましたが、若い精神科医はそういう形で精神医学の修行をしていくという現実があるわけです。

私くらいの世代までは、精神科医となった以上、サイカイアトリック・マインドといいますか、何かしら精神科独自のものを皆で共有していたはずです。八〇年代の後半ぐらいから、精神医学および精神医療に、ディスフィギュレーションという意味での全面的な変化が起こりつつあることを意識せざるをえません。これにはやはり、リオタールの言うポストモダンの条件、操作性と実効性が何よりも優先されるということ、そういう時代的背景があると思います。ポストモダン状況は、確固たる方法論を欠くという意味で、医学における抵抗減弱部位（locus minoris resistentiae）、精神医学にもっとも強く作用したと言えるかもしれません。

脳と精神医学

木村　それをポストモダンと言っていいのかどうかわかりませんけど、精神病を脳病だと考えれば、統一診断基準、レイティング・スケールあるいはこの頃の操作主義的な治療実践は、一応これは不思議はない。一般の身体医学に準じただけのことですからね。問題にすべきはそこなのです。私にとっては、これまでメインの主題にしてきた分裂病ということで言えば、分裂病は脳病でもあるわけです。脳病であるという証拠は嫌というほど見せつけられているわけであって、ただ脳病である前に――「前に」と言うのは論理的な前でもあるし時間的な前でもあるのですが――、人生のというか生き方の病だというふうに考えるんです。

人間の生き方、あるいはあり方、存在様式でもよいのですが、そういうものが、どこかでそのままでは継続できなくなり、一つのカタストロフィックな点があって、そこで脳病が始まるわけでしょう。それと同時に精神病も始まるわけですけどね。そこから後を我々は診断し治療するわけです。それ以前は診断や治療の対象にならない。それ以前のところは、私がよく借りるサリヴァンの言葉で言えば、way of life なのであって、実はその way of life としての分裂病こそが問題だと思うわけです。

大学の医学部で先端科学をやっている人たちに囲まれて思ったことですが、ニューロサイエンスではすぐ「脳と心」という話題が出てくるんです。この話題は一つのはやりのアイドル語でしょう。しかし恐ろしく底が浅い。肺は呼吸作用を営む器官だし、胃は消化作用を営む器官だし、同じように脳は心理作用を営む器官だと、それだけのことなんですね。私は現象学的精神医学などと大袈裟なことを言わなくても、臨床医学が扱う心はそれとはまったく違ったものじゃないかという気持があるんです。脳と心という一対の言葉として語られる心だったら、コンピュータのほうがずっと優れているに決まっているんです。だからＡＩのことをすぐその人たちは言うわけですけど、でも

ＡＩでは絶対にまねのできない何かを私たちは求めているわけだし、実際患者さんが何に苦しんで、何につまずいて、つまり患者になって我々のところを訪れるかといえば、それは決して脳の分泌物であるところの心の問題でつまずくのではないわけですね。

だから、脳の分泌物であるマインドではない、自分の人生を生きているマインドこそを、考えなくてはいけない、そのためにはlifeということを徹底的にやらなくてはいけないのではないか。日本語ではlifeを「生命」と、「生活」あるいは「人生」とに訳し分けたから困るんですけれども、人間が生きている、ということには両方はいるわけで、その一つの側面に心という働きがあって、これは絶対に脳には還元できない問題で、脳と心と言うことでは語られないものだと思うわけですね。それを見るためには、生きるということを真正面から問題にしなければいけない。ふつうの意味での生命科学ではだめですし、もちろん認知心理学でもだめだろう、何かそれを語れるようなパラダイムが欲しい、これがずっとこの間の私のモチーフなんですね。

花村　ただいまのお話は、先ほど述べたサイカアトリック・マインドを共有していた世代の精神科医なら、誰もが納得できることかもしれません。重要なことは、木村先生がことあらためて、「生きている」というあまりにも自明過ぎて、それとして問題にされなかった言表に思索を集中し始めたことです。

私にとってその問題が浮上した契機というのはやはり分裂病者との一触即発のやり取りのなかでです。通常は出会えない例外的な瞬間のなかで、生きているということそのものに直面させられたといいますか……。

木村先生は生きているという言表を精神病者が非常に生きにくくなっているという文脈で使うこともあるし、病気というのは生きていることのたぐいまれな表現であるという文脈で使うこともありますね。私の場合、断然、後者の文脈に近くて、ほとんど分裂病者に教えられたと言ってもよいかもしれません。

もう一つ、私の場合、操作的診断学や計量精神医学になじんでいる世代と一緒に、これから自分の仕事を展開していかなければならない、ということがあります。私にとって、彼らが疑似科学に陥る危険を指摘することより、そこに具体的な介入を行うことのほうがずっと重要なんです。

そこで、たとえばオートポイエーシスのような生命科学から機構上の知見を、数学から表記上の技法を借り受け、それらを論理として普遍化した構想も出てくる。木村先生は生命科学も困るし、認知科学もだめだとおっしゃられますが、ああいう動向へ積極的にアクセスすることに関してはどのようにお考えでしょうか。

木村　生きているということ、das Leben に接近する方法として、考えたというか本能的にこれしかないと思ったのは、このかん精神医学で非常に問題になっている言語とか、意識とかをとっぱらっちゃって、人間の特殊性については判断を停止して、生物一般について言いうるような「生きている」ということを切り口にしてみようということです。人間の特殊性については別だてで考えればいいということで、このかん、生命論をちょっとしつこくやっているわけです。だから、精神病理学者でありながら、従来の精神病理のテーマは扱わない、それは基礎論を済ませてからという気持ちがあるからです。

花村　その場合、人間と生命一般とはどういうふうにつながるのでしょうか。

木村　三段重ねのようなもので考えていて、ほんとの基礎論は生命論だと思うんです。ところが医者として出会っているのは生物ではなくて人間ですから、しかもその人の人生を問題にしなくてはいけない以上、歴史性——これは特殊人間的なものだと思いますが——を問題にしなくてはいけないと思うんです。ところが、我々が相手にする人が言葉で語るとか、妄想症状とか言語的に構造化された症状が出ますよね。特に精神分析はそこを問題にしますよね。一応そこのところは最上階で、下に二つの層があると思っています。

花村　ラカン派は新宮一成氏をはじめ、生命を語ることについては禁欲的ですね。

分裂病を語るというアポリア

木村　それはそれでいいんじゃないでしょうか。精神医学の基礎論にはならないだろうけれども、一つの特殊科学としてはいいと思います。

私が生命一般を扱っていく最大のディレンマは、「語る」ということです。「語る」という営みは特殊人間的なものなわけでしょう。生命を語る人は誰でも持たなきゃいけないディレンマだと思うけど。

私は精神科の治療状況というのは患者との「共生」状態だと思うので、治療者としては一言も語らなくてもそれでいいわけですが、幸か不幸か学問の世界に身を置いてしまって語らざるをえない以上、語りはアポリアというか、永遠の課題だと思うんです。精神分析の方がいともたやすく語っていますが、非常にうらやましいですね。でも何とか工夫しなければいけないだろう。でもラカン派の人も言うことですが、言葉でもってどこかで自分の語っている言葉を破壊せざるをえなくなるんですね。

花村　私は当初、構造主義の影響を非常に強く受けていまして、少なくとも妄想病までは、それで私なりに語ることができたんです。ところが、私の臨床における主要な対象、分裂病についてはなかなか語り出せなかった。ソシュール言語学からパース記号論への移行など、私なりにいろいろと模索したものです。木村先生のおっしゃる「語りのアポリア」ということから見ると、私にとって分裂病というのが大きな意味を持っています。

木村　私の場合もそうです。

花村　一般システム論との絡みで今オートポイエーシス論が、河本英夫さんを中心にして始まっています。私はそれに多大な関心を持っているのですが、あくまで私の臨床との絡みからでして、かなり特殊な関連の仕方をしているのかもしれません。河本さんによるオートポイエーシスの理論構成は、従来の学問パラダイムを根こそぎ覆すようなものになっています。河本さんも自著『オートポイエーシス』（青土社）の序文で言うように、これはパラダイムないし視点の転換にとどまるものではなく、新たな経験を行うことを要請するようなものなんですね。

先ほどの「語りのアポリア」に即して言えば、ここでは、それこそクリプキが言う意味で、「行為のアポリア」そのものが問題になります。木村先生は私が河本さんと急接近を遂げた頃、「無意識と主体性――遺伝子のゲシュタルトクライス」と題された論考で、オートポイエーシスにふれられておりますね。

木村　現存在分析的精神医学をやっていますと、いやおうなくハイデッガーを読むわけです。『存在と時間』でハイデッガーが「存在」という言葉で語っていることは実はさっきから語っている「生きる」ということなんですね。ハイデッガーはこう言うわけです。現存在、人間存在というのは非常に特別な存在であって、自分が存在していることにおいて、その存在に関心を向けているような存在者なのです。「存在する」という場合にハイデッガーはもちろん人間以外のものについての存在のことも言っているのでしょうが、後期ハイデッガーは別として『存在と時間』のハイデッガーは現存在分析論ですから、基礎的存在論をやる通路として、今言った自分が存在していることにおいて存在それ自体を問題にしているような存在者であるところの現存在を分析しようというのがあの本の動機なんです。ところが人間が存在するということは人間が生きているということ以外のなにものでもないので、別の言い方で言えば、人間は生きているということにおいて、生きているということに関心を向ける生きものだと言っているのに等しいのです。

ですから、私の場合の現象学のオリエンテーションは、いわば最初から生命にあったと言うことはできるんですよね。そのとき最も大きなインパクトを受けたのは存在論的差異の問題です。存在するもの、存在者とその存在者が存在しているということ、ですね。「もの」と「こと」を便利に使えば、存在という「もの」と存在するという「こと」との差異ということになりますね。ハイデッガーが『根拠の本質』で言っていることですが、人間存在は自分の存在者性、もの性を超越して、自分自身の存在そのものへ、つまりあるという「こと」へと、存在論的差異を常に乗り越えようとしているわけでしょう。存在者でありながら、自分の存在に関心を向けているわけですから、関心を向けるということで差異を常に乗り越えている。ハイデッガーはこの乗り越えの働きこそ自己の自己性なのだという非常に明確なことを言っているんです。存在論的差異というのは、これとこれは違うというスタティックな差異ではなく、非常に動的な出来事なのですが、この動的な差異が自己性なんです。ご存じのように私は一時期差異ということに非常にこだわったときに念頭にあったのは、この動的構造としての差異なんです。いわゆる生物学でも、個々の生きものとそれが生きているということとのあいだに存在論的差異があるでしょう。それこそ人間で言えば自己として意識されるようなものだろうと思ったわけです。

システム論に話を持っていくと、従来のシステム論で言うシステムは「もの」なんですね。私は「もの」をシステムと見ているようなシステム論には関心がないんです。存在者であるところの、従来のシステム論が問題にしてきたような「もの」としての有機構成と、それがオーガナイズされるというかそれになる生成の動きとの差異みたいなものが、その有機体のセルフとして問題にできるのではないだろうかと思っていました。そこでマトゥラーナ、ヴァレラの『オートポイエーシス』(国文社)を読んで、ひょっとするとこれなら存在論的差異のところまでいけるかもしれないと思ったのです。

それにはもう一つ伏線がありまして、西田幾多郎なんです。西田幾多郎も「ポイエーシス的自己」という言い方でオートポイエーシスと同じことを言っています。つまり、つくられたものはつくるものをつくるべくつくられた、というかたちのつくられるものとつくるものの循環こそが生命であって、この生命こそ自己なんだと言っていることを前から知っていたので、それとオートポイエーシスがドッキングしたんです。

花村　うーん、木村先生の場合、かなり哲学的バイアスが強いのだろうと私も予想はしていたのですが……。オートポイエーシスはしかし、あくまでも経験科学から出てきたコンセプトであるわけですね。

木村　もちろんそうですね。

花村　河本さんも著書のなかでふれていますが、オートポイエーシスはドイツ観念論、とくにシェリングの自然哲学に読み込むことができます。そういうコンテクストでみれば、西田哲学やハイデッガーを介して、この構想にアクセスするというのもわからないわけではありません。

私も一応精神病理学などをやっておりますので、哲学には少なからず関心を持っておりますが、地理的かつ時代的に木村先生との違いを意識しています。まず、東京で形成された人間にとって、ハイデッガーよりもヴィトゲンシュタインのほうに強く影響されるということがあります。

次に差異について言えば、つい先頃訃報が入ったG・ドゥルーズの『差異と反復』に私は非常に強く影響されています。彼はあそこで、ハイデッガーの「存在論的差異」の構想を継承していますし、いささか唐突なかたちでではあれ、シェリングの谺も反響させています。この本はドゥルーズが哲学史に借りを返したものですが、一つの「哲学的SF」の企図でもあります。『存在と時間』に較べて、『差異と反復』が科学、特に数学とはるかに強く浸透し合っていることはたしかだと思います。

DSMのエピステーメ

花村　話は変わりますが、最近ペータースの論文を読みまして、以下のような興味深い議論にふれることができました。DSM－Ⅲ以降、インターナショナルな診断基準が全世界の精神科医のあいだで定着しています。それでも、大陸系の精神医学の伝統とアングロ・アメリカの精神医学の伝統の違いから今でも相互理解にしばしば齟齬が生じるわけです。ドイツ精神医学の思想的源流はやはりゲーテでして、彼の原型やメタモルフォーゼという概念が精神病理学の展開にも濃厚に形跡をとどめています。クレペリン、ヤスパース、シュナイダーなど、ドイツ精神医学の巨星たちはもとより、フロイトもこの系譜のなかにはいることになります。

アングロ・アメリカのほうはロックやヒュームの経験論がその基礎にあります。そこでは、疾病分類などよりも、治療的実践のほうが優先されるわけでして、ペータースは、テューク家の足跡を大きくクローズ・アップしています。アメリカ精神医学界が打ち出したDSM－Ⅲも基本的にはこの流れです。ナチスの時代にアメリカに亡命したカール・ヘンペルという哲学者がいます。論理実証主義を多少おだやかにした論理的経験論をうたったひとです。このひとがアメリカ精神症候学会に招かれまして、精神疾患の分類について講演したのですね。それがDSM－Ⅲがつくられるにあたり、一つのバックボーンになったというわけです。

アメリカ精神医学界は、たしかにDSM-Ⅲによって、アドルフ・マイヤー以来の心理力動論的伝統を大きく変えました。中井久夫さんはかつて、力動精神医学vs正統精神医学という構図を掲げましたが、ペータースのは系譜学的整序で、それと少しく異なる相貌が浮上します。ドイツ精神医学の影響を強く受けた日本の精神科医のあいだには、DSMに対する反発もあると思いますが、現実的にはそういった操作的診断学の流れがどんどん浸透しています。

木村 今のお話をうかがった限りではその通りだと思います。イギリス経験論が今のアングロアメリカンの精神医学を支配しているのもその通りでしょう。おそらく経験論だけではなくて一種の科学主義だと思いますが、その科学主義も経験論から出てきているんだとも考えられますから、そうなんでしょうね。

私はこのところ「リアリティ」と「アクチュアリティ」を使い分けているでしょう。ドイツのエルヴィン・シュトラウスという精神科医が、我々は現在形で生きて、完了形で認識している、ということを書いています。科学も経験論も認識論ですから、経験論なり自然科学で捉えられるものは常に完了形のもので、それを私は「リアリティ」と呼んでいるんです。すでに現実になってしまっているものです。「アクチュアリティ」はそうじゃなくて、現在の最先端というか、決して認識できない今の瞬間、常にリアリティを分泌し続けている生成のことです。我々はいつもリアリティより常に一歩先へと生きている、それを「アクチュアリティ」と呼んでいるんです。

ゲーテの原型とかメタモルフォーゼのなかにもヴェルデン、生成という考えがありますね。ヴェルデンこそがアクチュアリティだと思うんです。だから、DSM-Ⅳみたいにきれいに分類できたり、レイティング・スケールのようにきれいに評価できるようなものはリアリティでしかない。すでに生成済みのものです。脳病が始まって以降のものです。患者は発病後もサイコティックであり続けているわけでしょう。この「あり続ける」というのは生成です。非常に興味深いのは、どんな医者に出会うかでそれは変わってくることでしょう。それは人間関係のなかでヴェルデンが変わるからです。この生成は決して分類できない。それは臨床にあまり携わらない生物的精神科医がつくったものだろうと思っています。診断基準が統一されないと困るでしょうから、論文を書くためのものですね。治療実践には全く必要のないものですよ。というか治療実践で一番問題になることというのはそこには一言も書かれていないですよ。

花村　診断と統計のためのマニュアルであって、診断と治療のためのものではない、というわけですね。シュナイダーのように、ドイツ精神医学の中枢にありながら、ＤＳＭ‐Ⅲを用意したようなひともいます。分裂病の一級症状とか、彼がどうしてああいうものをつくることができたのか、ちょっと不思議です。

木村　ドイツ人であったって記述に徹してもおかしくないですよ。アクチュアリティには迫っていません。ヤスパースもそうです。

花村　ゲーテが最初に出てくるというのは、ドイツの精神病理学のなかに類型論があることを想起すればよくわかることであって、これはイギリスの経験論にはないものですね。シュナイダーも疾病論的には積極的に類型論にとどまっていて、彼は先ほどの系譜のなかではクリティカル・ポイントに立っています。いや私がシュナイダーを持ち上げるのは、あの簡潔な文体に惹かれるところがあるからです。ヤスパースもシュナイダーも正統派精神医学の代表みたいに言われますが、前者には『ストリンドベリとヴァン・ゴッホ』のような著作もありますし、少なくともDSMとひとしなみに扱うことはできません。ヴィトゲンシュタインのように独語圏から英語圏にわたるのも、ドゥルーズのようにヒュームから始めてニーチェに到るのも、クリティカルです。ドゥルーズの「マゾッホ論」など、ニーチェから学んだ徴候学・類型学・系譜学の応用と言ってよいものです。

木村　類型ということと関係あるかどうかはわかりませんが、ゲーテの「形」は生成と切り放せないものですね。生成し続けているものをどこかで一瞬時間を止めたときにそこに「形」というものが出てくる。類型もそういうようなところがあるのかな。ヴァイツゼッカーも「ゲシュタルト」という言葉に大変深い意味を込めて使いますからね。DSMで一番哀しいのは、分裂病や躁鬱病の類型としてのいろいろな病像が持っている実感がまったくどこかへ行っちゃったからです。それだけで幻滅ですね。類型の感覚は精神科医にとって非常に大切だと思いますよ。

花村　DSMは論理的経験論にもとづいて、無理論的（atheoretical）、つまり理論を廃して実証に徹する、ということをうたっています。しかし、理論を本当に廃することはできるのでしょうか。ペータースはいささか皮肉まじりに、一つの哲学的立場、すなわち論理的経験論が精神疾患の分類に対して全面的に適用されたのがDSM-Ⅲだと述べています。いずれにせよ、精神医学を科学にしようとする流れのなかで浮かび上がってきたものではあります。

もう一つ、アメリカにはベルタランフィから始まるシステム論的端緒があります。精神医学では従来、二重拘束理論でありますとか、そういう場面でシステム論が話題になりました。精神病理学サイドとしては、むしろこちらのほうが再び現代的にかたちをなすかどうかが、重要な問題であると思います。

　ここではとりあえず、我々のよく知っているドイツ語圏精神病理学から、二人の論客だけとりあげてみます。一つはリュック・チオンピで、彼の感情論理的端緒がシステミックかつサイバネティックな思考モデルを採用しています。もう一つは木村先生にとっては最大の僚友であるブランケンブルクでありまして、彼も最近、積極的にシステム論に向かっているんです。二年前に来日したとき、我々のところでも講演してくれたのですが、それは「精神医学におけるシステム論の現代的意義」と題したものでした。

　そこではルーマンの社会システム論、さらにはマトゥラーナ、ヴァレラについての言及がかなりありました。彼が達成した現存在分析および現象学的精神病理学を大切にしながら、システム論的に転記することを試みていました。そこで問題になるシステム論は、むろんオートポイエーシスにほかなりません。

　ルーマンの社会システム論の精神医学への応用は、すでに一九八〇年代の初め、シュライファーというひとによってなされています。妄想論にルーマンの複雑性の縮減などの機能分析を導入したものです。ブランケンブルクのルーマンへの接近は、後者がオートポイエーシス化してからだと思います。彼はむろんシステム論的家族療法、治療論的バイアスからの応用を評価はしています。彼はしかし、神経システム、心的システム、社会システムという三つのシステムのうち、心的システムから問題を立てています。これはまさに精神病理学の核心的問題をシステム論で考えようということだと思うんです。そういえば、彼は少し前から、自律性と他律性をめぐって、難解な議論を展開し始めていました。

システムと環境

木村　ブランケンブルクがシステム論で何を言おうとしているかは、それは今後のことだなと思っているわけです。システム論がアメリカの経験科学として発展してきたということをおっしゃったんですが、河本さんは経験そのものを変えるようなものとして提出していますね。私もそういう可能性を見ているんです。

ヴァイツゼッカーに関心を向けているときと時期的に一致したからかもしれませんが、非常に一致する点があります。ヴァイツゼッカーは主体を有機体に内在するものとは考えないわけですね。有機体と環境との接点に主体をおくのです。これはひょっとすると大変なことだと思うんです。西洋人で主体というものをこれほど外に持ち出して考えたひとがいるだろうか。というのも、私は昔から間＝自己というふうに考えてきましたから。私自身、主体、自己をシステムであるところの自我と環境との接点で考えてきたからです。オートポイエーシスも接点で考えてみたらどうだろう、というのが最初の直観なんですよ。

花村　ブランケンブルクも明言していたことですが、ヴァイツゼッカーの言うコヘレンツ（相即）、これはオートポイエーシスで言う構造的カップリング、つまり、システムと環境とのカップリングに、そしてルーマンの言う接続能力、つまり、諸システム間で作動がどんどん接続していくということに対応するものだと思います。

木村　僕はそうは思わないんです。カップリングというのは二つのオートポイエーシスのカップリングでしょう。

花村　システムから見ると、他のシステムは環境になりますからね。

木村　いや、そうではなくて、コヘレンツはヴァイツゼッカーの場合、主体とほぼ同じ場所における出来事ですね。僕はそれをオートポイエティックなシステムと考えるのであって、有機体のことはオートポイエティック・システムと考えないのです。河本さんの本では、第三世代のオートポイエーシスはこれからどうとでも考えられるシステムだということを書いておられますが、第二世代から第三世代への橋渡しとして、溶液が結晶を析出してくるプロセスの話を書いていますね。溶液を環境と見る考え方と、そのプロセス自身をシステムと見て、結晶はシステムが排泄する廃棄物なんだという二つの考え方があるということを書いています。これがオートポイエーシスに通じるということで、非常に面白いんですね。

結晶は生命ではありませんから、単なるアナロジーに過ぎませんが、生命体と環境との接触面でのプロセスをオートポイエーシス的に見たら、似たことが言えるのかもしれない。もし私の身体的存在をかりに自我と言うならばこれは私という自己が他人との出会いあるいは「あいだ」という出来事の後に残した、いわば廃棄物みたいなものですね。

花村　結晶が廃棄物だとするならば、それが再び生成のプロセスのなかにはいっていくとき、はじめて第三世代のオートポイエーシスが成立するわけです。その場合、結晶はもはや廃棄物ではなく、システムの構成産物になるんです。

木村　そうかもしれませんが、今言ったのは私のオートポイエーシス理解というか概念なんですよ。それから個体と集団というのも私のこのところのテーマです。複数の個が一つの集団をつくって、集団全体が一つの個として環境と接触していく。個々の個体は個々の個体として環境と接触していく。ですからオートポイエーシスということを有機体と環境との接点で考えるとすると、個体と環境の接点ということは比較的イメージしやすいわけですけれども、集団と環境の接点というのは幾何学空間的には絶対にイメージできません。河本さんは「位相空間」という言葉を使われますが、普通の意味の幾何学的空間とは全く違ったある場所で、それこそカップリングと言っていいような、個と個の出会いがオートポイエーシスなんだけれども、それが括弧付きの「空間的」に自己増殖をして、多数個体の全体と環境との出会いになる、というようなことを考えているんですよ。

花村　集団への帰属意識と自己意識のずれですか。

木村　帰属意識というと違うんです。意識は関係ない。集団と環境との接点が各個体によって分有されていると思うんです。分有している個体と、その個体自身として環境との接点を持っている個体と、個体のその二つのあり方のずれなんです。その場合意識が出てくるのは特殊人間的なことです。

花村　それはしかし、オートポイエーシスとはかなりずれているような気がします。分子が原子の集まりというような、既成の経験科学のイメージを引きずっているように思います。集団と個といった場合、オートポイエーシスでは要素複合体関係のようなイメージをとらないで……
木村　いや違うんだよ。集団も個もシステムと考えないんです。システムは接点にしかないんです。
花村　接点に相当するものは普通ですとカップリングになるんですけれども……
木村　システムと言う必要も全くなくて、オートポイエーシスはシステムではなくて、出来事だと思っています。その出来事が生じている場所、それがオートポイエーシスです。個体なら個体をシステムと言うならば、オートポイエーシスはシステムの問題じゃない。
花村　オートポイエーシスは経験科学を標榜している以上、もっとザッハリッヒなものですね。つまり、心的システムと社会システムとのカップリングを問題にするんです。個と集団ではないんです。構成素が違ってくるんです。心的システムの構成素は思考ないし表象ですし、社会システムのそれはコミュニケーションです。社会システムから見るとそれぞれの個体は環境のほうに区分されます。
木村　マトゥラーナとヴァレラの間に齟齬が生じて、社会システムを考えられなかったのは、だからだと思うんです。私のように接点に持ち出せば、その考察は無限に可能なんですよ。階層構造みたいなものは自由自在に可能なんですよ。
花村　要素複合体関係も階層構造もオートポイエーシスはとりません。ルーマンがマトゥラーナ・ヴァレラが陥った袋小路を突破することができたのは、社会システムの構成素をコミュニケーションと見定めたからであって、コミュニケーションの連鎖が……
木村　よく似ているじゃないですか。コミュニケーションというのは接点のことを言ってるんですから。ルーマンはよく知りませんが、そういう気がしているんです。個体レヴェルでも考え集団でも考える。この両方を考えなくては分裂病は解けないと思いますからね。分裂病を主体の病と考えていく場合に、それをもうちょっと言い換えていく場合に、それをオートポイエーシスという言い換えができるんじゃないかと思ったわけですよ。ですからオートポイエーシスが個体の内部にあるという考えは困るんです。システムの内部にあっては困るんです。

花村　オートポイエーシス・システムがみずからを位相空間に実現していくという場合に、システムの作動あるいはシステムの行為自体は位相領域にはいらなくて、ヴァイツゼッカーの「相互隠蔽」という概念がぴったり来るものと考えています。

木村　例のオートポイエーシスでいつも難問として出てくる「入力も出力もない」という言い方ですが、あれも全体を境界面あるいは接点に置けば、もちろん入力も出力もないのは当然だろうと思うわけです。これはライプニッツのモナド論のなかで、「モナドには窓がない」と言われていることについて、下村寅太郎さんは「モナド自身が窓なのだからモナドに窓がないのは当たり前だ」という非常に面白い言い方で言っていますが、これは卓見です。オートポイエーシスとモナド論はきわめて近い関係にあるという気がしますね。オートポイエーシスがそもそも内と外の境目にあるのだったら、それ自身に入力も出力もないというのは当然でしょう。

分裂病のオートポイエーシス

花村　話が再び哲学的になってきたのですが、オートポイエーシス自体はあくまでもザッハリッヒな機構論としてあると思うんです。

木村　僕自身にとっては大きなひらめきを与えてくれたのは事実なんですよ。入力も出力もないとか、境界をそれ自身が設定するとか、これは言わずもがなだとは思いますが。マトゥラーナも自分でつくった概念でしょうが、ぜんぜん言えていないと思っているんです。もっと言えば、本人たちの自己誤解ではないだろうか。オートポイエーシスというのはもっと大きな射程を含んだ概念だと思っていますけどね。

花村　私は自分の分裂病論がオートポイエーシスと出会ったことで、大きく変わろうとしている実感があります。今日は巨匠の胸を借りる絶好の機会なので、私がずいぶん前に描いた図（図1）について少し説明してみたいと思います。むろん、これはオートポイエーシスと出会う前のものですから、今後大きく変改されるであろうことをお断りしておきます。

木村先生もおそらく、九つの区画を持つこの図のことはご存じかと思いますが、多種多様な分裂病像のコンステレーションです。まず縦軸の疾病論的スペクトラムですが、ヤンツァーリクにならって、「構造の変形」と「力動の逸脱」を両極に、「欠損の媒介」を中間に置いています。次に横軸のパトス的スペクトラムですが、ブランケンブルクにならって、「情態の変化」と「行動の異常」を両極に、「両方の共存」を中間に置いています。重要なのは、いずれの軸にも、両極のあいだに図と地の反転のような関係があり、中間がブーツストラップするということです。

二つの軸を直交させると九つの区画がつくれますが、多種多様な分裂病像も、これらのうちのどれかに配属することができます。そうしたうえで、幻覚妄想、人格変化、緊張病性という三つの構成成分の分布をマッピングしたのがここに掲げたものです。ほぼ中央に三つの構成成分がアマルガメイトされる帯域が浮上しますが、これがもっとも典型的な分裂病にあたります。問題は私が一体どのようにして、それぞれの分裂病像を特定の区画に配属したのか、ということになります。

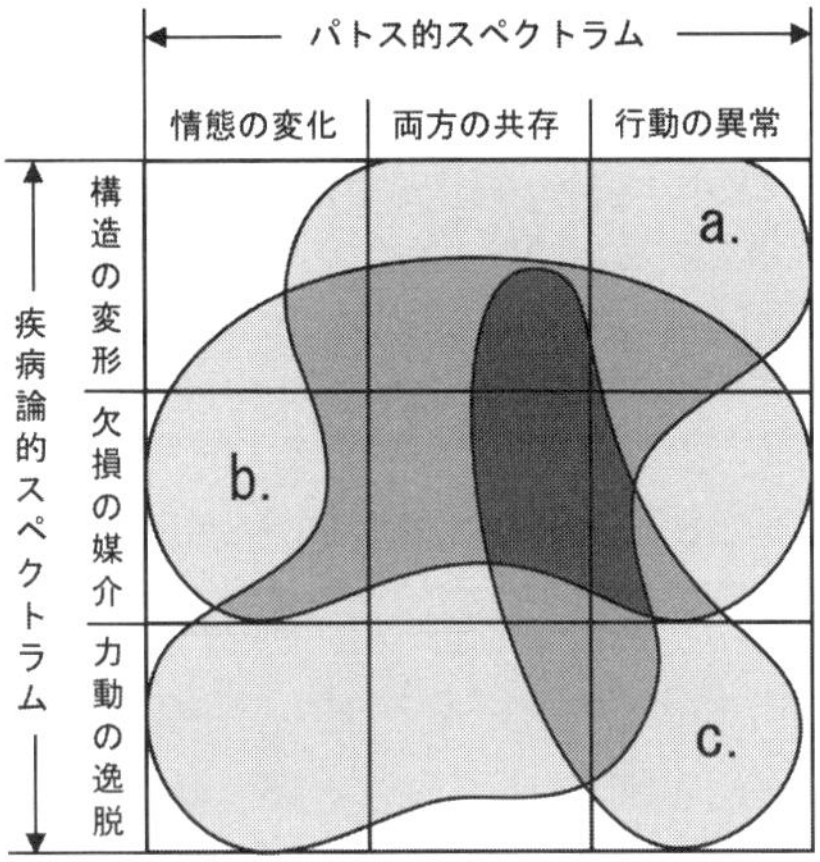

分裂病像の３つの構成成分 a. 幻覚妄想 b. 人格変化 c. 緊張病性の分布：花村（1986）より改変

図１

その問題にはいる前に、私にとって長らく難問だった縦軸の理解について、オートポイエーシスの用語を援用してみましょう。心的システムの構造構築は、同一性の軸、境界の軸、構成産物の軸によって、位相学的に分析することができます。パラノイアのような構造の変形では、同一性の軸が強固に形成されるぶん、境界の軸のぶれは比較的小さくてすみます。カタトニアのような力動の逸脱では、境界の軸が激変するぶん、同一性の軸はかえって不動のままにとどまります。

典型的な分裂病は欠損の媒介（先行的欠損）が前

提になり、ここでは、同一性の軸も境界の軸も定まりません。観察者からみると、心的システムは構造形成を拒絶しているかのようにみえ、さまざまの異様な構成産物に満たされます。これは先ほど話題になった結晶（廃棄物）のようなものでして、記号の生成プロセスそのものによって分割されたイコン（写し）です。オートポイエーシスでは、これが再び生成プロセスに回帰していきますので、構成産物の軸だけが肥大化することになります。

私の分裂病論では、「主体」も「他者」も、「時間」も「空間」も、少なくともキーワードにはなりませんし、乏しさだけが際だってしまいました。私の仕事に対して舵取り役をつとめるこの図と、私が唯一自分のものとして導入した〝イコン〟（写し）の概念との結びつきもあいまいなままでした。オートポイエーシスによって、デッドロック状態だった私の分裂病論も少しずつですが動き出したという気がしています。河本さんが私の書いたものを読んで、「独力でオートポイエーシスの理論のごく近くまで到達していた」と評するのは少しほめすぎかもしれませんが……。

木村　独力でオートポイエーシスにかなり近いことを考えているなどということを言われるのは、花村さんにとってあまり名誉なことだとは思いません。それだとせいぜいがんばってもオートポイエーシスまでだということでしょう（笑）。オートポイエーシスは乗り越えなくちゃいけません。

花村　オートポイエーシスはまだ始まったばかりですし、まだきわめて完成度の低いものです。私にとっては、そこに非常な魅力があるんですけれど……。

木村　だから私もオートポイエーシスという言葉を便利に使わせてもらって、勝手に理論構成をしようと思うのです。使うとすれば、似ても似つかないものができてくる可能性があるんですよ。自己制作（オートポイエーシス）というのはこれまで考えたこととぴったりなので、使っているんです。分裂病を既成のオートポイエーシス概念で説明しても、私はあまり魅力がないのね。

シュレーバーを読む

花村　既成でないことに免じまして、今度は横軸、私がこれまでパトス的スペクトラムと呼んでいたものについて説明させてください。ここに掲げるのは、昨年、河本さんと一緒に、北海道で開催された精神病理学会で、例のシュレーバー症例を分析したときのものです（図2）。横軸のキャプションが「心的システムと身体システムとのカップリングの解体の諸相」という恐ろしく複雑なものに変わりました。もちろん、我々の共同作業はまだ始まったばかりですから、これは暫定的なものです。

ここに言う身体システムは、むろん解剖学的身体（Körper）ではなく、ドイツ精神病理学で言う生きられる身体（Leib）のほうです。何をシステムとするかは、構成系の確定に依存しますが、この場合に

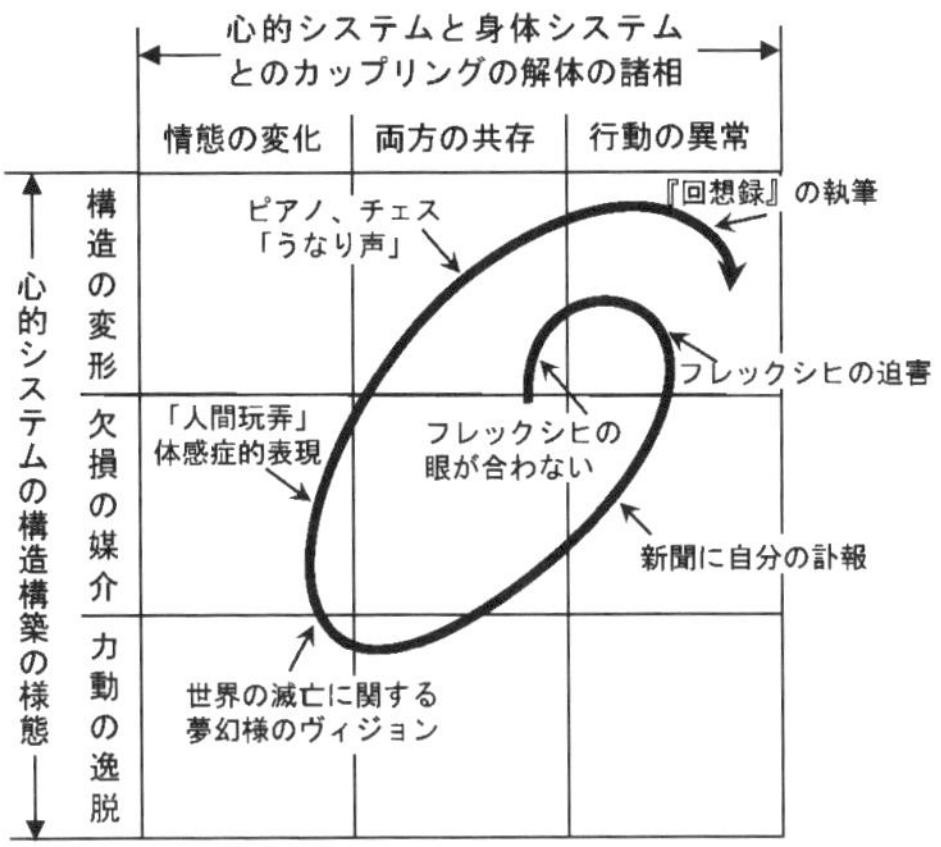

シュレーバー『回想録』における精神病理学的な主要プロットの軌跡：花村－河本（1994）

図2

は、あくびとか寝返りとか、何気なく行う要素的行為になります。シュレーバー症例というと、フロイトもラカンも妄想に照準を合わせますが、私はむしろ要素的な症状のほうに関心があります。オートポイエーシスは生成の視点をシステムから構成素へと徹底して、いわば分析のオーダーを一段上げるのです。

オートポイエーシスは、システムの作動的閉鎖性を強調するため、諸システム間のカップリングの問題を解決しなければなりません。心的システムと身体システムとのカップリングについては、私の図の横軸、というよりブランケンブルクがすでに解決しています。彼は情態の変化と行動の異常について、両者がヴァイツゼッカーの言う相互隠蔽の関係にあることを見いだしました。彼は正当にも、これら二つがともに「身体関連的」(leibbezogen) であることを強調しています。

アンネ・ラウのような内省型の患者では、心的システムと身体システムとのカップリングが情態の変化というかたちでしか実現しません。シュレーバーのような偏執型の患者では、行動の異常というかたちをとるわけで、『回想録』の執筆もその一つです。典型的な分裂病は、相互隠蔽の破綻にもとづく両方の共存、すなわち、端的なデカップリングに陥ると考えればよいでしょう。ドイツ精神病理学には、ブランケンブルクをはじめ、分裂病者における身体性の変容を扱ったすばらしい仕事がありますね。

心的システムはほかにも、主要なものとしては、社会システムや神経システムとカップリングを遂げています。シュレーバー『回想録』は、これらのカップリングの機構(およびその変容)を考察するには格好の素材であるように思われます。私の作図にこの観点から改変を施し、シュレーバーの急性期から慢性期へと至る病態変遷をマッピングしてみたわけです。私も河本さんも、この作業を通して、オートポイエーシスの経験科学的な応用可能性にかなりの手応えを感じたものです。

木村 そうですか。率直な感想を言わせてもらえば、どうも理論先行ではないか、オートポイエーシスという理論が先にあって、臨床経験を無理にそこに当てはめようとしているような気がしてしょうがないんです。私の場合はまず臨床経験があって、理論はあとからなんですよ。まずは経験だけでいいんです。経験そのものでやろう、と。ただそれを語り出すときにオートポイエーシスが利用できるなら利用しようということなんです。

花村 たしかに、この発表は、私が河本さんと組んで、理論的バイアスをフルにかけて、シュレーバー症例に挑戦したものです。もっとも、木村先生があとのほうで言われたことについては、私の立場と変わらないと思いますよ。私にも二〇年に及ぶ臨床の経験がありまして、当初からこのようなことを考えていたわけではないんです。最初にこの図を直感したのは冗談混じりで言えば、いささか天啓に近いようなものでした。私も今よりはずっと若かったし、次々と入院してくる患者さんたちを懸命に治療しながら、分裂病圏のあまりの多様さに驚嘆したわけです。

私はよく自分の臨床を「多種多様な分裂病者の同時追跡」と表現するのですが、これは当然、数が増えるにしたがい、無理がかかってきます。理由は簡単で、こちらは体が一つしかないわけで、あちこちで同時に病勢が増悪したりすると、本当に体がもちません。治療者 - 観察者としての私の心的システムは、もはや物理空間ではなく、位相空間に実現するしかなかったのかもしれません。ともかく、そういう時期に、きわめて抽象的な図が私の頭のなかに析出したんです。

ヤンツァーリクやブランケンブルクの仕事が私を助けたというなら、これはもう木村先生のような大先達がいたおかげです。私の場合も、決して理論先行ではなくて、いつも「経験の弟子」たらんと心がけているんです。しかし、もしその経験が「新たな」ものである場合、否応なく理論を誘発するんじゃないでしょうか。分裂病者が言語危機に陥り、妄想を立ち上げるのと、これは少し似ているかもしれません。私は木村先生と比べると、こういう側面がきっと強すぎて、それで先ほどおっしゃられたようなことを言われるのでしょう。

木村　ただ一読者としては、そういう感想を持ちますね。

花村　抽象度が高いのでそういう印象をも持たれるかもしれません。

木村　九つの区画のうちのどこに当てはまるかというやり方は、ちょうど元素の周期律表の元素探しのような感じを与えてしまうんですよ。

花村　メンデレーエフの周期律表との類比は、私自身、この図をはじめて掲げた論文のなかで持ち出しているんです。たしかに、九つの区画が臨床のなかで次々と充填されていくわけで、その発見的な働きに我ながら驚いたものです。私はしかし、同時にその論文のなかで、この図とのそういうプレイフルな関わりを戒めるようなことも書いています。当時の私は、疾病論的欠損のパトス的側面をクローズアップするにしても、その具体的方途を欠いていました。そういう点では、語りの面でオートポイエーシスが大いに啓発的に作用していることはまちがいありません。

木村　もちろん学問は研究者ごとに別でなくてはおかしいのであって、花村さんのオートポイエーシスの取り組み方には非常に期待しておりますけど、私はかなり違った捉え方をしているものですから、決してそれをすりあわせる必要はないんですよ。それにとにかく、図のように視覚的にものを表すというのは私のもっとも苦手なところなんです。

アンタンシテをめぐって

花村　先ほど私は、この図をごく簡略に、オートポイエーシス論でもって翻案したわけですが、問題がまた一つ、残されたままになっています。つまり、私が一体どうやって、個々のケースを九つの区画のいずれかに配置したのか、という問題です。結論をズバリ先に言わせていただきますと、治療実践を介してということになりますが、いかがでしょう。このことは私の図において、けっして隠されてはいないのですが、きわめて見えにくくなっているのも事実です。

木村先生は視覚的な表現があまりお好きではないようですが、ここで改めて、それを見えやすいものにさせていただきます。九つの区画は一見整然と同一平面に並べられているように見えますが、実はそうではありません。この図がいわば反転図形を二枚、それも相互に直交するように重ね合わせたものであることを想起してください。このことを念頭にいれれば、九つの区画が次の三群にグルーピングできることも、ただちにわかります。すなわち、四隅に位置する「両極の両極」、中間に位置する（四つの）「両極の中間」、中央に位置する（一つの）「中間の中間」です。

これによって、私の図に奥行きが知覚できるようになり、平面ではなく立体になります。先ほど掲げたシュレーバーの病態変遷の軌跡も、路面電車のそれではなくなります。むしろ、高低差によって走るジェットコースターのように、きわめてダイナミックなものになるのです。ジェットコースターというのは、高低差によって速度差を生み出す装置にほかなりません。ピアジェの『量の発達心理学』にもあるように、速度は「より多いかより少ないか」しか問題にできない特殊な量、外延量ならぬ内包量（強度）です。

精神医学では、私以前にただ一人ミュラー＝ズーアが強度的－形相的な「出来事としての分裂病性」に注目しました。現代哲学では、ドゥルーズが〝アンタンシテ〟について、驚くべきコンテンポラリゼーションをなしとげました。私自身は木村先生も参加していたあるワークショップで、ほとんど「出来事としての治療実践」と言ってもいいようなかたちで、これを導入したわけです。言い換えると、私は多種多様な分裂病像を、治療実践を介して強度の度合を見積ることによって、しかるべき区画に配属したのです。

木村　それではアンタンシテがエクスタンシテ（外延性）に変質する。

花村　もし木村先生がおっしゃるとおりなら、アンタンシテに関しては沈黙しなければならなくなります。実際、私がこれについていくら書いても、何を言おうとしているのか、論文からは読めないと言われるわけです。私に会って、じかに話を聞けば、少しはわかったような気になるというのだから、さらに始末が悪い。私にしたって、自分の分裂病論をほかのひとにわかってほしいし、自分の治療技術をほかのひとに使ってほしいわけです。

オートポイエーシスとの出会いが、はたして私のこういう悲（喜）劇的な状況を少しは変えるのかどうか、予断はできません。それはそれとして、アンタンシテとの絡みで、最後にもうちょっとだけ、重要と思われることにふれさせていただきます。

ついさっき、私は私の図には、縦軸でも横軸でもない第三の軸、垂直の軸があるということを指摘しました。この垂直の軸は心的システムと社会システムとのカップリング、分裂病圏ですから、デカップリングの諸相を表します。ルーマンはこれら二つのシステム間のカップリングについて、「相互浸透」という卓抜な概念を導きました。河本さんも言うように、この相互浸透は、おそらくドゥルーズが強度という言葉で言おうとしたことにつながっていると思います。

私は社会システムについて考える場合、いきなり家族システムに向かうのではなく、まず医者と患者という一対一の「最小社会システム」から考えることにしています。オートポイエーシスでは、医者と患者の治療関係は、およそ次のようなかたちでイメージされることになります。

つまり、医者は医者としてこの最小社会システムにカップリングし、患者は患者としてこの最小社会システムにカップリングするんです。一見、何の変哲もないものと映るかもしれませんが、これは明らかに、従来の医者と患者のあいだに相互作用というイメージを更新しており、その点で、新たな機構上の知見を約束するものであると思われます。こと分裂病者が相手となると、双方のカップリングが同時併行的に維持される保証はどこにもなく、各々にデ(脱)カップリングやレ(再)カップリングの諸局面が出来事的に生起することになるでしょう。こういうきわめて粗いスケッチだけでも、ドゥルーズの言うアンタンシテをかなり具体的なかたちで語るものであることがわかります。

木村　「アンタンシテ」を「強度」と訳すこと自体がアンタンシテからはずれて、エクスタンシテに一歩近づいていると思うんです。内包量もいけない。エクスタンシテは延長でいいと思うんですけど。やはりアンタンシテは語りえないことなんですよ。だから訳語が見つからない。それと、アンタンシテを私は自分の言葉としては使いませんから。私はアンタンシテのことを言いたいから自分の言葉で「境界」という言葉、「境目」という言葉を使うんです。エクスタンシテでは必然的に内と外が出てくるんです。アンタンシテには内も外もありません。間一髪、ふれあいそのものがこれこそアンタンシテだと思うんです。

花村 木村先生が言われたことは、またしてもイメージで恐縮ですけれど、私とは少しずれているような気がします。「タイミング」は木村先生のなかでは大切な言葉で、「間一髪」というのもそれとの連続で出てくるのでしょうが、私にとってはそれほどのものではありません。スポーツで言うと、木村先生はよく野球とかの例を出されますが、私だったら、サーフィンとかハンググライダーとか、ただなかにはいっていく新種のスポーツになるでしょうね。もっとも、これがドゥルーズの受け売りであることを断わっておかなければなりませんが、ともかく私にはフィットします。この場合、「ただなか」というのは、文字どおり新種の身体感覚にはいっていくことだと思います。オートポイエーシスも新たな経験のただなかにはいっていくことを要求しています。アンタンシテに関しては、木村先生はより時間論的に、私はより身体論的にとらえていると言えるかもしれません。

木村 僕は瞬間に生成する出来事としての時間こそアンタンシテだと考えているものですから。少なくとも、花村さんも引用しているミュラー＝ズーアの論文はそういうふうに読みました。僕たちはそれぞれ違うアンタンシテを生きていればいいので、同じだったら気味が悪いですね（笑）。

文献

花村誠一「分裂病者の死の系譜――地と図の間で」『臨床精神病理』7: 113-126, 1986
花村誠一＋河本英夫「シュレーバー『回想録』とオートポイエーシス――ボロメオ結びを解く」日本精神病理学会第一七回大会（札幌）一九九四年九月二二日（抄録『臨床精神病理』16, pp.52, 1995）
花村誠一「分裂病の精神病理学とオートポイエーシス」河本英夫＋L・チオンピ＋花村誠一＋W・ブランケンブルク『〈複雑系の科学と現代思想〉精神医学』pp.173－239、青土社、1998

（初出：『現代思想』一九九六年二月号）

8

木村敏先生をお訪ねして

日本の精神病理・回顧と展望

×鈴木茂×深尾憲二朗

鈴木茂（すずき・しげる）
一九四八―二〇一三年。精神科医。著書に『境界事象と精神医学』（岩波書店）、『人格障害とは何か』（岩波書店）、『人格の臨床精神病理学』（金剛出版）など。

深尾憲二朗（ふかお・けんじろう）
一九六六生まれ。帝塚山学院大学人間科学部心理学科・人間科学研究科臨床心理学専攻教授（現在）。精神医学。共著に『精神医学のおくゆき』（創元社）、『いのちと病い』（創元社）など。

ご経歴について

鈴木　それでは、定刻になりましたので、インタビューを始めさせていただきます。本日〔二〇〇九年七月五日〕は、日曜日にもかかわらずお出ましを願いまして、恐縮しております。京都はやはり暑いですね。「日本の精神病理学・回顧と展望」〔『臨床精神病理』のシリーズ〕は今回が一三回目で、最終回ということになります。最終回は、当学会〔日本精神病理学会〕の理事長を長く務めてこられた木村敏先生のお話を伺って、有終の美を飾りたいと、こう思っております。

まず、先生のご略歴を紹介しておきます。先生の最初の論文集である『分裂病の現象学』(1)の序論と、エッセイ集『形なきものの形』(2)などに収録されている簡単な自己紹介によりますと、先生は、一九三一年、昭和六年に旧朝鮮のお生まれで、生後間もなくお父さまが京大に戻ったために五歳まで京都で育ち、それ以後は旧制三高に入学するまでの一二年間を飛騨高山ですごされました。旧制斐太中学三年のときに終戦を迎えられて、その後は三高から京都大学医学部に入学し、一九五五年、昭和三〇年のご卒業です。一年間のインターン生活の後、五六年の五月に京大の精神科に入局しますが、三ヵ月後には岐阜県の山奥に新設された病院に放り出された(16)、と書いておられますね（笑）。

木村　そのとおりです。

鈴木　六一年に一回目のドイツ留学でミュンヘンに立たれますが、それまでの期間の記述が抜けていて、ちょっとわからないのですけれども。

木村　その岐阜県の病院を一年余りで辞めて、京大へ戻って、あの当時は副手というのが、助手の下にありました。無給なんですけど。無給の副手というのがあって、それになって、それで、要するに生活費を稼いでいたのは大津市の滋賀里病院という病院ね、そこに行っていました。

鈴木　一回目の留学から帰って、常勤医になられた民間病院ですね。

木村　そうです、そうです。

鈴木　六三年に帰国なさると、大学を離れて滋賀里病院に勤務し、六五年には水口病院に移って、そこで「非定型精神病の脳波と臨床像との間のシーソー現象」(3)に関する論文とか、先生が「家族否認症候群」(4)と命名なさった妄想症状に関する論文を『精神神経学雑誌』に掲載して、六八年から今度はハイデルベルクへ、二回目のドイツ留学をなさいました。二年後に呼び戻されて帰国し、名古屋市立大学の助教授を経て、七四年に名市大の教授に就任され、八六年には京大教授に転出なさっています。九四年に京大を定年退官後は、河合文化教育研究所の主任研究員になられると同時に、二〇〇一年までは龍谷大学国際文化学部の教授、二〇〇四年より二年間は立命館大学文学部哲学科の客員教授を務めておられました。八一年には第三回シーボルト賞（ドイツ連邦共和国）、八五年に第一回エグネル賞（スイスのエグネル財団）、二〇〇三年には第一五回和辻哲郎文化賞を受賞しておられます。

木村　大体そんなところでしょう。

鈴木　エグネル賞の受賞記念講演のときは、私もドイツに留学中だったので、スイスまでご一緒して、羽織袴姿によるドイツ語のご講演を伺った思い出があります。先生の最初の論文は、医学部を卒業して八年目の六三年にNervenarztに掲載なさった離人症に関する論文[5]で、著作集第1巻の冒頭に、先生ご自身の訳で収録されています。ドイツ語のその処女論文以来、木村先生はいまだに旺盛な執筆活動を続けておられるわけですが、先生の最初の出版物は、みすず書房から出されたビンスヴァンガーの『精神分裂病』の翻訳本[6]でしょうか。

木村　ちょっと待ってくださいよ……最初の出版は実は音楽なんです。

鈴木　ああ、先生の〈あいだ〉論の発想の原点は、医者と患者との〈あいだ〉体験以前に、学生時代の合奏体験に遡るということですからね。それは、音楽之友社から刊行されたという、ゲオルギアーデスの『音楽と言語』[7]ですか？

木村　いえ、『音楽と言語』はミュンヘン留学の産物なので、ずっと後です。ピアニストのエトヴィン・フィッシャーが書いた『ベートーヴェンのピアノソナタ』[8]。ドイツ文学の佐野利勝先生との共訳ですが、一九五八年にみすず書房から出したのが最初ですね。雑誌だとその前の年にヒンデミットの『J・S・バッハ』という本を長廣敏雄先生との共訳で『芸術新潮』に連載していますけれども[9]。それはまあいいとして、精神医学のほうでは、ビンスヴァンガーでしょうね。

鈴木　私の手もとにある『精神分裂病Ⅰ』の第一刷発行は一九五九年六月になっています。ということは、弱冠二八歳のときに刊行された書物で、今年は二〇〇九年ですから、ちょうど五〇年、ぴったり半世紀前になるんですね。

木村　そう？　なるほど。

鈴木　あの本は、統合失調症の五症例に関する現存在分析が二冊に分冊されていて、最初の巻などはほとんど全部を木村先生が訳されていましたね。

木村　分担ですけど、最初の巻は全部僕です。

鈴木　そうですか。巻末には木村先生による「現存在分析」の解説が付いていて、全体として木村先生の存在感が大きいような印象を受けましたが。

木村　はい。非常に苦労しましたが、翻訳というのは楽しい仕事ですね。

近年の対談本から

鈴木　本日のインタビューでとくに言及しておきたい点のひとつは、ビンスヴァンガーからテレンバッハ、ブランケンブルクを経てヴァイツゼッカーに至るまで、木村先生の翻訳・紹介のお仕事が日本の精神病理学界に与えた影響の大きさです。それは、先生のオリジナル論文に引けを取らないほど大きいのではないでしょうか。この件については、読書会の問題などと絡めて、また後で取り上げたいと思います。ご活躍の期間がとにかく長いので、先生の業績を一回のインタビューで「回顧と展望」するのは至難のわざなんですが、名市大におられた八〇年代の半ばまでを主に私がお聞きすることにして、八六年に京大に転出なさって以降のお話は深尾先生が担当するという形でインタビューを進めていきたいと考えています。

さて、二〇世紀中の先生の業績のほとんどが、日本語で書かれたものに限れば、二〇〇一年に弘文堂から全八巻の著作集として刊行されています。その後、それらの論文の多くが、ちくま学芸文庫などに文庫化[10]─[14]されて、廉価で求めやすくなっています。文庫版には、坂部恵先生とか野家さんとか鷲田さんといった哲学者たちの解説が付いていて興味深いですし、それから先生へのインタビュー本ですね、それが近年になって二冊、檜垣立哉氏という若手哲学者によるもの[15]と今野哲男氏というフリーの編集者によるもの[16]とが出版されていますので、本日はなるべくそういった書物とダブらないように、先生の思想に深く立ち入るというよりもむしろ、われわれが日常身近に接してきた先生の素顔や臨床といった側面に多くの焦点を当ててみたい、と考えています。ところで、先生が最近対話本を出されるようになったことには、何か理由があるのでしょうか？　その辺からお聞きしたいと思います。

木村　ありません。私からのイニシアチブでやったものではなくて、みんな向こうからの申し込みでやったものなので。

鈴木　需要があるわけですね。次々と文庫化されるのも、人気があるからでしょう。

木村　どうなんでしょうね。檜垣さんという方は、深尾君がよくご存じなんだけど、京都に、あれはいつごろでしたか、「計算の哲学」というグループができまして、そのメンバーで、私もそれに、どうしてか知らないが呼ばれて、二～三回参加したことがあるんです。

深尾　「計算の哲学」のリーダーが三好博之さんという人で、この人は三好郁男先生の息子なんです。

木村　三好郁男さんという精神科医は、ご存じないですか。僕の同級生なんだけれど。

鈴木　メダルト・ボスの『精神分析と現存在分析論』[17]の翻訳者で、若くして亡くなられた方ですね。

木村　その息子さんです。

鈴木　「計算」ですか。

深尾　つまりこの三好博之さんはコンピューター学者、計算機科学者なんです。数学科出身で計算機科学を専門にしてこられたんですが、お父さんが精神科医だった影響で、精神病理学とか哲学のような方面にももともと興味があって、自分の専門とそういう分野を結びつけたいという動機を持っておられるんですね。それで、何年か前に「計算の哲学」というグループを立ち上げたんです。このグループのメンバーには郡司ペギオ－幸夫さんとかいろんな人がいるんですが、檜垣さんも初期からのメンバーなんです。

木村　その檜垣さんがね、どうしてか僕の書いたものをよく読んでくださっていたんです。前から。それで、檜垣さんのほうから話が来たんです。

深尾　檜垣さんが、親しくしている河出書房新社の編集者に木村先生との対談本を出したいとお願いして、ＯＫが出たということで、檜垣さんから僕に「木村先生は受けてくれるだろうか」と言ってこられたんです。で、僕が木村先生に仲介して、成り立った本ですよね、あれは。

鈴木　あの本は、なかなかわかりやすくまとまっていると思いましたね。

深尾　檜垣さんという人は非常に解説に長けているんですね。専門のドゥルーズだけでなく、西田哲学の解説本も出していますし。

鈴木　なるほど。そういうことでしたか。ところで、木村先生というと、我が国ではたぐい稀な独創的思索者という面ばかりが強調されますが、先生にはそれ以外にさまざまな顔がおありです。臨床家であることはもちろん、とくに翻訳家とか、若い人を周りに集める教育者としての魅力などが卓抜だと私は思っていますが、そのほかに、啓蒙家とか組織管理者といった立場でも、意外なほどご活躍しておられるのではないでしょうか。口さがない古くからの弟子たちが飲み会などで集まると、「先生は、思想よりもむしろ人物の方が偉いのではないか」といった発言も出るくらいですからね。

『自覚の精神病理』の衝撃

鈴木 それではまず、ここに持ってきました『自覚の精神病理』[18]、一九七〇年に出版された新書ですが、この本の話から始めたいと思いますが。

木村 忘れちゃっているな、その本に書いたことは。

鈴木 忘れちゃいました？ そうですか。これは、私たちの世代が最初に出会った木村先生の著作なんですね。紀伊國屋新書で、三〇〇円。店頭ですぐに入手できました。私は一九七三年に東北大学を卒業して、七五年に名市大に入局したんですが、医学生時代にこの本に接して、その読後感を同級生の渡辺哲夫君などとよくしゃべり合ったものです。彼にこの本を貸したところ、書き込みだらけにされてしまって、仕方がないからもう一冊買いましたけれども（笑）、とにかくわれわれが精神科を選ぶきっかけを作ってくれた一冊でした。哲学の野家啓一先生も東北大学で私と同学年で、以前お話した際に、やはり学生時代に仙台でこの本を愛読したという話をお聞きしました。

その二年後に『人と人との間』[19]が出て、そちらを先に読んだ人もいるでしょうけれども、先日亡くなられた坂部恵先生が、《『自覚の精神病理』とその続編の出現は、私ども木村氏とほぼ同世代の哲学学徒にとって、虚を突かれるような衝撃でもあり、同時にまた、目を開かれるような新鮮な体験でもあった[10]》と、文庫本の『分裂病と他者』の解説に書いておられますから、七〇年代の知的若者向けの啓蒙書として広く読まれたのだと思います。

深尾先生の学生時代にはもう、木村先生の本がたくさん出ていたと思いますが、最初に読まれたのは中公新書の『時間と自己[20]』あたりでしょうか。

深尾 そうです、『時間と自己』ですね。あの本は、僕らは前からたいへんな名著だと思っていたわけですが、最近になって、作家の玄侑宗久さんが「自分が影響を受けた本」としてテレビで紹介したので、売れているそうですね。僕らにとってはうれしいことです。僕自身は木村先生のことを全然知らない段階であの本を読んだんですが、そのころはいわゆる「ニューアカデミズム」のブームで、浅田彰さんや柄谷行人さんもあの本を早くから評価していたんですよね。僕が読んだのはそれが理由ではないんですけど。

鈴木 この『自覚の精神病理』についてもう少し話を続けますと、この本は三つの章から成っていて、第一章が離人症、第二章が家族否認症候群、第三章が統合失調症を扱っているのですが、それらはすべて、六〇年代の木村先生のお仕事の総決算というか、ダイジェスト版になっているような気がします。そして、①最初の留学中にドイツ語で書かれた離人症の処女論文[5]が「外国語論文系列」、②『哲学研究』に掲載された統合失調症の基礎障害に関する論文[21]が「哲学論文系列」、③ドイツ精神病理学の広範な紹介と翻訳[22]が「翻訳・紹介系列」、それに④「家族否認症候群[4]」が民間病院での臨床経験から生まれた「臨床論文系列」という具合に、木村精神病理学を構成する諸要素がすでに六〇年代から出揃っていることが、この本に見て取れます。六〇年代のドイツ語論文としては他に数編の、うつ病の罪責体験に関する日独の比較文化的研究があって、それらは『人と人との間』の中に生かされているわけですね。

「ドイツ語というもの」

鈴木　他の精神科医の追随を許さない木村先生の特質のひとつは、独創的な精神病理の論文をドイツ語で書かれることにあると思います。翻訳・紹介や総論にしても、木村先生によるものほど手際よくコンパクトにまとっているものは滅多にお目にかかれません。そこでお聞きしたいことは、木村先生はどうして、帰国子女でもないのに、そんなにドイツ語に堪能になられたのかという点です。先生はどこでドイツ語を学ばれたのでしょうか。

木村　僕らのころの旧制高校というのは、もちろん医学部へ行く人間は理科へ入るわけですけど、理甲と理乙とに分かれていて、理乙というのはドイツ語が必修だったんです。その当時の医学部は、やっぱりまだドイツ語が主流だったんです。教科書なんかもね。セシルという英語の内科の教科書がありますね。あれが入ってきたのが、僕らが卒業する前ごろ。そのころになって、やっぱり英語をしなければいけないなという風潮になったけど、それまではドイツ語でよかったんですよ。医学部の学生は。

それとね、こういうことがあるんだ。僕は岐阜県の高山という田舎町の中学から入ったぽっと出でしょう。それで、三高へ入ったときに、都会から来た人たちは、終戦後間もないころですけど、みな英語がひどくよくできたんです。やっぱり都会では英才教育みたいなことを戦時中もやっていたんですね。そういう英才教育を受けた連中が三高に集まっていたものだから、英語はかなわない。で、しゃくにさわるでしょう。僕は負けん気が強いですから。だからね、ドイツ語はみんなスタートラインが一緒ですから、ドイツ語なら勝るだろうと思ってね、それでドイツ語を頑張ったということもあるのでしょう。

それと、非常に幸運だったのは、精神科の医者になってから、すぐ岐阜県の山奥の病院へ一年余り行っていたでしょう。そうしたらね、その病院からほど近いところというか、やっぱり昔の汽車に乗って随分かかりましたけど、同じ岐阜県下の伊深村という大変な田舎に、ドイツ人の老婦人が住んでいたんです。日本人と結婚して。伊深村でお百姓をしておられた。佐野エンネさんという先生なんです。

この先生、実は大変なインテリでね、たしかトマス・マンなんかともお知りあいだったんです。個人的に。その人にドイツ語を教わることができたのです。僕はいつかはドイツへ留学するつもりでいたから、ドイツ語の会話を習おうというつもりだったんですね。それで毎週一回その田舎の百姓家へ通いました。ところがこの先生からは、会話だけでなくて、ドイツ語の構造というのか、ドイツ語とはこういうものだというのを教わりましたね。それ以来、僕は読書会なんかで若い人にいろいろ教えていることの大部分は、その先生から僕が教わったことの受け売りなんです。それが大きかったんじゃないでしょうか。
僕の次にその先生に教わったのが、濱中淑彦君なんです。それから長井真理さんも僕が紹介してね。

深尾　そうすると、個人教授をしておられたということですか。

木村　そうなんです。岐阜県の病院を辞めて京大へ戻ってからは、遠いので毎週行くことはできない。ドイツ語でその先生宛に手紙を書いて、それを添削して送り返していただく。そして月に一回、それを持ってお宅に伺う。まだ新幹線なんかないときだから、東海道線で岐阜から高山線に乗り換え、美濃太田で越美南線に乗り換えて、何駅目かの小さな駅で降りる。駅前の自転車屋で自転車を借りて、それで半時間ぐらいかかったかな。片道で半日仕事です。山奥の農家なんですけどね。そこへ行ってね、その間にやりとりした手紙の添削を材料にしてドイツ語を教わるんです。先生のお宅にほとんど丸一日いるんですよ。丸一日いて、御飯も呼ばれてね。その先生、自分でお米つくっていますから、自分のつくったお米で御飯をつくってくれるわけです。そして夜遅くに京都へ帰ってくるということを、毎月一回、何年も続けました。これでドイツ語が上手にならなければ嘘ですね。

その先生、日本にいるドイツ人仲間ではたいへんな有名人らしくて、僕がドイツの留学試験を受けたとき、試験官とのドイツ語での口頭試問があるでしょう、それがみんなとても苦手なのに、僕は、あなたはだれにドイツ語を習いましたかというようなことを聞かれて、佐野エンネ先生ですと言ったら、もうそれでフリーパスみたいでね、エンネ先生にどうぞよろしくお伝えください、なんていうことをそのドイツ人が言って、それでおしまいになったぐらいです。

鈴木　先生、その、「ドイツ語というもの」を習われたとおっしゃったけれども、それが「日本語というもの」とどう違うのか、その点を少しお聞きしたいのですが。つまり、ドイツ語で論文を書くときは、ドイツ語で考えておられるわけですよね。

木村　そうです。何語であるに限らず言葉というものは自分が言いたいことを言葉にして語るわけでしょう。その場合に国語によって単語が違うだけではなくて構文というのか、単語の並べ方もすっかり違う。要素どうしの一対一の対応ということはありえないんですね。基本的な単語のドイツ語らしい並べ方とはどういうものか、それを徹底的に教わりましたね。

僕はドイツ語で論文を書くときでも、日本語の草稿をつくっておいてそれをドイツ語に訳すということはけっしてしない。いきなりドイツ語で考えて書くわけです。自分の言いたいことをドイツ語で構想して、それをドイツ語の構文にするわけですね。場合によってはそれを日本語に訳して、日本語の論文にすることはありますけれども。これができるようになったのは佐野エンネ先生のおかげですね。

臨床家と治療

鈴木　つぎに、臨床家としての木村先生についてお話をお聞きしたいと思うのですが、これが実は、いちばんの難題なんです。というのも、先生も多くのテーマについて能弁に語っておられるけれども、治療を語る言葉というのは、余りにも少ないんですね。
木村　余りにも少ないですね。
鈴木　そのうえ、《精神科の病気、とくに統合失調症は、自然治癒でしか治りようがないのではないか。医者が「治す」のではなくて、勝手に「治る」ということです。医者が薬やそれ以外の方法を使って積極的な治療をして治すということは基本的にありえないと思う》[16]とまでおっしゃっています。あるいは、ちょうど今西進化論が「種は変わるべきときが来たら変わる」というのと同じように、「患者も変わるべきときが来たら変わる」といった言い方をなさるわけですね。でも、「勝手に治るんだ」とか「変わるべきときが来たら変わる」と言われると、「では、その変わるべきときとは、どういうときなのか」というような疑問が、凡人の頭には浮かぶわけです。木村先生が治療者として優れているということは、これは、そばにいる人間には疑いないことなんです。別に木村先生に限らず、教授の手術や治療がうまいか下手かをいちばんよく知っているのは、身近で実際に見ている人たちであって、外部にいてその教授の治療論を読んでいるだけの人にはあまりわからないわけですね。
「木村先生は頭でっかちなことばかり書いているから、ひょっとして臨床はだめなんじゃないの」というようなことは、若いころ、外部の人たちに何回か聞かれたことがあります。私はたいていの場合、「オーソドックスで、上手だよ」と答えていましたが、木村先生の臨床能力を疑うような話は、身近で働いている人間からは聞いたことがありません。それでは、木村先生の臨床のありようはどうなっているのかということを言葉で表現しようとすると、非常に難しい。先生ご自身がそもそも

《治療論というのは一回も書いたことがない》とおっしゃるし、《治療は、ラポールをもとにした完全な個人的関係だから、一般概念をもってしては語れない》[15]とか、いつもそういう形で言っておられるわけですね。

木村　そうです。

鈴木　でも、たとえば、うつ病の治療論なども、やっぱり一般的な言葉では書けないものなのでしょうか。

木村　僕は抗うつ剤の臨床治験というか、うつ病の薬物療法に関しては、結構書いていますよ。

鈴木　薬物療法に関して、ですね。

深尾　木村先生は治療についてあまり書かれないということを批判する向きもありますが、研修医時代に直接習った者として感じるのは、薬物療法については結構積極的だということです。特にトフラニールについては論文もいくつか書いておられます。

鈴木　「トフラニールの定式療法」という論文がありますね。[23][24]

深尾　トフラニールを普通よりたくさん使う方法ですよね。ただ、木村先生のお考えでは、抗うつ薬と抗精神病薬とは全然違うというんです。抗うつ薬は患者に足りないものを実際に補っているけれども、抗精神病薬というのは全く対症療法に過ぎず、下手をすると逆効果にさえなると。[25]そういうふうに、それぞれの薬の薬理については、それぞれの病態との関係について、独自のお考えをお持ちですよね。

木村　例のロラント・クーンが、うつ病で生じる自律神経系の身体症状は、うつ病の本態に対抗する生体反応であって、トフラニールはこの防衛反応を補強することによって基礎過程を治癒に導く。だからイミプラミンの副作用は、あれは実はうつ病の症状と同じものが出るんだと言った。僕はそれをひどく高く評価していて、それについて書いてもいる。(15) 本物の内因性うつ病の治療論は書く。いくらでも書くんですが。分裂病ね、統合失調症、あれについては僕はちょっと妙なことを考えているものですからね。そもそも治療するということは、患者の症状を取ることでしょう。でも、患者は別に症状で自分が苦しんでいるわけじゃないんですね。精神科以外の科だと、患者は症状で苦しんで医者のところに行くわけですけど。統合失調症の症状で苦しんでいるのは家族あるいは周囲の人であってね、患者自身は症状で苦しんでいるのではないので、症状をターゲットにして治療をするということに、どういう意味があるだろうかというのを昔から考えているんですよ。

それで、ちょうど反精神医学と僕との接点になるわけなんだけど、精神医学というのは、要するに社会防衛的な機能が強すぎる。患者のことは放っておいてね。そういうようなことを昔から考えていましたから、それもひとつあるのかもしれないな。治療論にもうひとつ熱心じゃなかったのは。

しかしやっぱり、治療は結構しっかりやってるつもりだし、それなりに、やってきたからなあ。年をとったから患者を減らそうとしているんですけれども、僕から離れてくれなくて困っているというか、治療者としては、僕じゃなきゃ困るという人が結構たくさんいるのでねえ。ということは、やっぱり治療者でもあるんだろうと思うんだけども。

鈴木　先生は、《理論を教えることは苦痛だけれども、臨床的なコツのようなものを若い人に教えるのは好きだ》(16) と書いておられますけれども、「臨床的なコツ」というのは、認識にはならないようなものなのでしょうか。

木村　とにかく論文にはならないですよ。論文には絶対ならないと思うなあ。だから、ケースカンファレンスなんかで、主治医が症例を持ち出して治療を検討することは、しょっちゅうやっていたわけでしょう。やはりこの患者とこの医者、この治療者との関係だったらこうじゃないのということは言えるんですよね。でも、それを理論化して、一般論にすることはできない。

いわゆる治療論として治療のノウハウを語るということになると、一人称の私の世界や、自己と他者の根底をなす非人称的なメタノエシスの場所が全然抜け落ちるでしょう。完全に三人称化されちゃいますからね。それはしたくなかったということがあるんだろうな。

鈴木　いちばん極端な三人称的方法には、治療マニュアルというのがありますね。マニュアル的治療。

木村　そうそう。

鈴木　その対極にあるのが木村先生の、いわばノエシス的行為としての治療的アプローチで、これは一般的な言葉による認識にはなりがたい。両者の中間に、たとえば中井先生なんかが定式化しているような、ある程度ノエマ化された治療「論」がある。おもしろいのは、中井先生の治療論が好きで真似ようとする人は多いんですけれども、「自分がやってみたらうまくいかなかった」と言う人も少なくないんですね。

木村　もちろんそうだと思います。

鈴木　そういう現象が出てくるところが、何というのかな、だから、だからということでもないんだけれども、「精神療法というのは、そういうものでしかあり得ないだろう」という気は致しますけど。

木村　僕はだから、仮に治療論を書いたとしたら、やはりほかの人がやったらちっともうまくいかないようなものしか書けないんじゃないかと思います。

鈴木　先生という治療者と「対にして」初めて、その治療法が言えるということですね。

自覚的現象学と声による治療

鈴木　治療論としては語ることができないけれども、患者との間で一対一の個人的な交流を起こすための方法については、ごく初期のころから「自覚的現象学」と名づけて提唱しておられます。『分裂病の現象学[1]』の序論では、《分裂病者と個人的に向かい合ったときに、私自身が受ける独特の印象、すなわち患者に面しての私自身のそのつどの自覚を出発点に置いて、私自身の自覚において分裂病者の内面を直観する方法を「自覚的現象学」と名づけた》とあります。「自覚」という言葉は、通常の辞書的用法では、他人や周囲のことを余り斟酌せずに遠ざけて、自分一己のことだけに意識を集中し沈潜することによって自分自身の欠点や責務をよりよく知るとか、悟りを開くとか言う意味で、要するに「一人称的な知」に対して使われる言葉でしょう。ところが、木村先生の言う自覚という概念は、西田幾多郎に由来するのでしょうけれども、「出会いの場において、他人の内面、患者さんの内面をそのまま自己の内面として自覚する」という意味であって、他人の内面を知るための方法、つまり「二人称的な知」なのですね。この方法は、統合失調症患者を相手にする場合に限っての話なのですか？

木村　いえ、そうではない。あれは分裂病の、いわゆる直観診断とか感覚診断とかいう問題から出てきたことなんですけどね。だから、分裂病論として言い出したことかもしれませんけど、他の病気の患者さんでも同じことが言えるわけですね。ずっと最近になってから、「二人称の精神病理」なんてことも書いているけれども、(26) 二人称というのは、要するに一人称のことではないか、あるいは一人称というのは二人称のことではないかと考えているんです。つまり自分、自己というのは、この私の体の中に閉じ込められたものではなくて、相手との、それこそ間に広がっているような何かで、その何かを我々は自己としてとらえているのではないか。だから、それは自己でもあるし、同時に他者でもあるわけなのですね。

鈴木　自己は、一人称的な個別主体であると同時に、非人称的なメタノエシス的基底層によって他者と通底している。その二重性というのは、木村先生のすべての鍵概念に現れてくる二重性ですよね。自己でも生命でも存在でも時間でも、みな大文字のそれと小文字のそれ、ノエシス的とノエマ的、集団的・非人称的なものと個別的なもの、ヴァーチュアルな層とリアルな層とが二重構造になっているわけですね。

たしか著作集の最終巻の解説で、先生が精神療法に触れた数少ない文章を集めたのですが、そのほとんどが、治療論というよりも「治療を実践する際の心構え」といった感じのものでした。たとえば、《患者の苦痛の伴侶となろうとする態度》（一四八頁）とか《患者がそこで自然で「なめらかな」

感情をもち得るように配慮して、患者との間に一つの時間を共有するように努力する》(一八三頁)といった文章です。あとは、精神療法を含めて、治療関係とは《治療者と患者とが互いに相手の中の「絶対の他」を認めて、それと関係を設立し、この関係そのものを彼自身の自己の場所として生きること》(著作集第2巻、四〇八頁)といった難しい説明になってしまいます。そういう中で、「言葉よりも声を重視する」という興味深いご見解がありました。

木村 そんなこと書いていましたっけ。

鈴木 声はそもそも、息吹というか、呼吸なしには発せられませんから、やっぱり生命的なものに近いというようなことがあるんでしょうか。

木村 そうでしょうね。声がいいということは、外国でも時々言われますね。自分ではわからないですけど。

鈴木 何か、赤ん坊を寝かしつけるのがお得意だ、とかいう話ともつながりますかね。

木村 あれは声と関係ないけどね。

鈴木 具体的に言うなら、言語的な意味よりも、声や態度による反応とか、場の雰囲気のほうを重視なさるということでしょうか。会話の内容をカルテに逐語的に書きとることも、先生はあまりなさいませんね。

木村 今の、赤ん坊を寝かす話はね、僕が赤ん坊を抱いているとすぐ寝ちゃうという、昔からそんなことを言われたことがあるんだけれども、何か、雰囲気づくりみたいなものはできるのかもしれない。自分ではわからないんですけど。だから、僕から離れたがらない患者さんというのは、その雰囲気みたいなものから離れたがらないということがあるのかもしれないですね。それは、こうすればいいんだということで若い人に教えられるものではないし。

鈴木　そうですね。その人の持ち味だから。

木村　持ち味みたいなものですよね。その持ち味みたいなものでやってきているという以外ないんだよな、僕の治療というのは。

深尾　赤ん坊がすぐ寝るという話なんですけど、僕らは毎年お正月の三日に木村先生のご自宅にお邪魔しているんですが、三年ほど前ですかね、僕は三つだった娘を連れていったんですけど、その娘が木村先生のおうちで寝てしまって、二時間も三時間も起きなかったんですよね。あまりよそで寝てしまうということはないんですけど。実際、そういうことがあったんです。これは何なんでしょうね。関係があるのかなと思うのは、木村先生がよくおっしゃることで、たばこを吸う患者さんとは、診察のときに一緒に吸うようにしていらっしゃると。

木村　昔はそうだったんだよね。

深尾　一緒にたばこを吸うと、医者と患者さんが同じ煙に巻かれるということになりますよね。それはつまり雰囲気ということで、呼吸、鼻粘膜の感覚ですか、たぶんそういう原始的な感覚の次元で共通する場をつくるという……。

鈴木　発達段階には、口唇期（oral）に先立って、鼻腔期（nasal）があるんじゃないか、と木村先生は言っておられますね。[16] フロイトには nasal な、雰囲気の感覚が薄かったから、nasal を無視していきなり oral の段階からはじめてしまったのではないか、と。

深尾　そういうふうに、理論的には「あいだ論」的・生命論的治療だと言ってもいいと思うんですが、これは実際には誰でも真似ができるものではないでしょう。たぶん実際には、たばこは別としても、木村先生のお声のほうに主導権があるというか……。

鈴木　先生の声の質は、重めの中に柔らかさや艶が入り交じっていて良質なうえ、豊かな声量で常にゆったりと安定した話し方をされますから、とても聞き取りやすいし、軽やかでありながら表向きは能弁という印象を与えなくて、相手を落ち着かせる独得のリズムがあるんですよ。何と言いますか、自然に説得されてしまう雰囲気を醸し出していて、相手に安心感を与えるのでしょうかね。

深尾　具体的にどんなお声かというと、今ここに録音されているわけなんですが、日本人の声としてはベースが強いと思うんですよね。しかもこう、何か、通るところもある。

木村　何がある？

深尾　高音の成分というか、通るところもあって。基本的にはベースが強いんですけど。

木村　音楽をやっていましたからね。僕は歌はだめなんだけども、合唱の指揮をずっと長らくやっていたから、それも関係あるかもしれないんだけど。

鈴木　臨床と治療の話のお終いに、症例記述に関する問題を取り上げておきますと、もともと先生は、nomothetisch ではなくて ideographish に、個別のケースを深く掘り下げることによって普遍に達するというやり方を重視しておられました(15)。それが昨今では、《昔は症例を詳しく書いていたが、この頃はほとんどそれをしなくなった。最近は私に限らず、一種の倫理的な理由から詳細な症例を書かない風潮があって、精神病理学が衰退する理由の一つになっている(16)》と書いておられます。守秘義務ということが今日しきりに言われていますけれど、ヴァイツゼッカーは『病因論研究』[27]の「まえがき」で、《提示された症例を、だれかが自分の知っている人だからと言って、世間に公にするとか、そういう悪用をやったら、それはやった人の責任であって、医療関係者に責任はない》と明快に述べています。私もこの原則でよいと思うのですが。

木村　でも、そうも言えない時代だからね、今はね。

鈴木　それはそうですけれども。

木村　それは、大きいんです。症例をきちんと書けなくなった。精神医学的なリアリティさえ歪めなければ、フィクションで創作すればいいというような人がいるけれども、それは絶対にだめだと思うんですよ。書くんならきちんと書かなければね。昔からの偉い人が書いた大症例というのは、ほとんどそのままだろうと思う。

鈴木　そうですね。その症例に関してフロイトやビンスヴァンガーが何を言ったかということよりも、その症例自体が持つ力というか輝きが、後々までずっと残っているわけですからね。

木村　名前ぐらいは変えるでしょうけど、それ以外はね、ちゃんと書かないと症例にはならないと思うんです。

木村思想への逆風

鈴木　では、次に、翻訳作業と読書会のテーマに移りましょう。先生の訳し方が単に外国語を日本語に移しかえる翻訳作業とまるで違うことは、先生の読書会に参加して鍛えられた者にはわかってきます。たんに意味が通じればよいという翻訳ではなくて、この箇所でこういう書き方をするときのニュアンスとか言外の意味とか、それこそ「背後にあるもの」への着目ですね。古典に対する訓詁学のように一字一句の読みを大切にして、テキスト上で著者の考えとぶつかり合いながらご自分の思考をめぐらすといった感じなのです。そこに参加していると、たんにドイツ語が、外国語が上手になるというばかりでなくて、考える訓練にもなるということです。ビンスヴァンガーからテレンバッハ、ブランケンブルクを経てヴァイツゼッカーに至るまでの翻訳は、木村先生以外の人にはできなかったでしょうし、先生ご自身の思索とも深く結びついています。それと、読書会における翻訳は、第子たちとの対話や教育にとって最良のツールになっている、という現実的な効用があるように思います。

　その一方では、先ほど話題になった治療論なんかでも、先生の根本思想を直接議論に載せようとすると困難な面がありますし、他者論などに関して木村先生への批判が出た時期もあったように思います。そういうときでも外国語のテキストをあいだに置いて、共同で読むという行為が、対話を可能にする最良のツールになっていたような気がするんです。

深尾　それは、名古屋で、批判が起こっていた時期に、ということですか。

鈴木　いや、批判の有無にかかわらず、読書会はいつもやっていましたでしょう。

深尾　それでは、批判が出た時期というのはどういう時期だったんですか。

鈴木　これはべつに名古屋に限った話ではないと思うのですが、先生が時間論を完成させて、次に他者論へと踏み込まれていった八〇年代の半ばの時期ですね。先生ご自身が『分裂病と他者』[10]の序で述べておられるように、「あいだの内在化」がもたらす「他者の内在化」という問題、要するに《自己の「内部」に取り込まれてしまった「他者」などは、もはや「他者」の名に値しないものではないのか》といった疑問です。でも、これを話題にするには、その前に先生のお仕事の歴史的な発展を概観しておくべきでしょう。時期に関する区分は皆さん似たり寄ったりなんですが、たとえば野家さんは、文庫版の『自己・あいだ・時間』(二〇〇六年)の解説[11]で、「自己に関する木村の思索の歩み」を、七〇年代における「あいだ論」の時期、八〇年代における「時間論」の時期、九〇年代以降の「生命論」の時期、という三つの時期に大別しています。檜垣さんが[15]「自己と非自己」と「自己と時間」と「自己と他者」を木村先生の「三つの思考の軸」と呼ぶのも、似たようなものです。けれども、こういった区分は滑らか過ぎて、修正を要するのではないか、と私は思っています。第一期の「あいだ論」の時期は六〇年代にすでに始まっていて七〇年代前半まで続き、第二期の「時間論」の時期は七〇年代後半から八〇年代前半まで、と前倒ししてみたほうが精確でしょうけれども、それはまあいいとして、もっと注目すべき出来事は、第一期と第二期の境目である七〇年前後に「反精神医学運動」、第二期と第三期の境目である九〇年代前半には「構造主義的な言語論や他者論」という当時の支配的な潮流が入り込んできて、それらに対する先生の対決があったということではないでしょうか。

深尾　その後の方の対決についてては僕も多少知っています。

鈴木　僕は、先生のお仕事の中で時間論が一番好きなんですけど、それが出始める直前の七〇年前後に、学会闘争みたいなものがあったわけでしょう。それで本学会の前身も解体してしまいました。当時は、近代精神医学を批判するという反精神医学運動の潮流が世界中を席巻して、わが国の学会闘争もその一環とみなされたものです。統合失調症の家族因説が流行して、笠原嘉先生なんかがレインの本を次々と訳されたりしていました。そのとき、木村先生はハイデルベルクに留学しておられたのだけれども、ドイツでもそういう運動があった。反精神医学運動に対して木村先生は、さっき言われたように、ご自分にも一部同調できる点があるという思いから、帰国後の七三年にみずからの態度表明として発刊されたのが『異常の構造』です。そこで「反・反精神医学」の立場を鮮明にして、この問題に一応の終止符を打ってから、七〇年代後半の時間論に入っていくわけですよね。そういう対決を終えた後の先生の書くものは、とても若々しくて、オリジナリティに溢れている。木村先生ご自身も、《七〇年代は日本の精神病理学にとっても私自身にとっても、もっとも充実した時期だった》と、文庫版の『自己・あいだ・時間』[10]の「あとがき」に書いておられましたね。七〇年代後半からの時間論の展開は、先生のお仕事の白眉ではないでしょうか。

木村　七〇年代から八〇年代の前半なんですよね。

鈴木　とくに時間論の時期に重なっているわけですよ。中安信夫さんの編集で『精神科臨床のための必読100文献』[28]という本が、二〇〇三年に星和書店から出ているんですが。

木村　それは知らないな。

鈴木　ご存じなかったですか。要するに、若い精神科医たちの臨床に「必読」と考えられる文献を、世界中の著者一〇〇人から一つずつ、代表する論文を集めて解説した本です。先生を代表する論文として私が躊躇なく選んだのは、「分裂病の時間論――非分裂病性妄想病との対比において」（『分裂病の精神病理5』一九七六年[29]）で、高橋潔先生に解説を書いてもらいました。その続編の「時間と自己・差異と同一性――分裂病論の基礎づけのために」（『分裂病の精神病理8』一九七九年[30]）も、理論的な叙述が素晴らしい作品なのですが、こちらはやや難しいので、前者を選択しました。あの時代にこの二つの論文がありますよね。

木村　あります、あります。

鈴木　木村理論と臨床が渾然一体になった名作をひとつ選ぶとしたら、あれが一番いい。たくさんある中で、不思議に迷うことなくあれを推薦して、採択されたのですけどね。

木村　僕も、自分でもそう思うけど。

鈴木　反精神医学運動が、先生にとっての第一回目の逆風というか、時代の支配的な潮流に対する先生の対決だとすると、第二回目の逆風に当たるのが、ラカンが日本に入ってきて、「シニフィアンの優位」といった考え方が隆盛をきわめた時代ではないでしょうか。

木村　それは僕自身としては、生命論への移行段階でヴァイツゼッカーが表に出てきた時期ですね。

鈴木　はい。八八年に出版された『あいだ』[13]には、「メタノエシス」とか「生命一般の根拠」といった概念が登場して、「個別化以前の生命活動」や「大文字の〈生〉＝〈死〉」に言及する「生命論的転回」がすでに始まっています。ですが、その後の九〇年代前半のラカン思想との対決が、他者論から生命論への移行を一気に加速させる駆動力になった、とは言えないでしょうか。とくに他者論に関して、ラカニアン以外にも現象学の内部で中嶋さん[31]とか松尾さん[32]からの批判が出て、先生はご自分の立場を鮮明にされました。たとえば兼本浩祐先生の論文[33]に対するコメント[34]として、《わたしの現象学は「認識論」ではない。「知」の拡張をいささかも目指していない。だから、それは真理・真実・事実といった審級とは一切関係がない。ラカンのいうシニフィアン優位の存在理解と私のいうノエシス的な存在理解との違いは、「生命」という事態を知的にとらえようとするか、それとも感性的ないし行為的に捉えるかの一点に帰着する。純粋に感覚的・行為的な「感じかた」でもって捉えた「生命」という事態は、知的には「到達不可能な何事か」である》と書いておられます。精神病理学に「科学性」と「真理愛」の必要性を強調するラカニアンの藤田博史さんに対しても[35]、木村先生はフロイトの原文に溢れる「感性」と「非科学性」の意義を例に挙げて、《「真理」が治療の現場において何の役にも立たないことは、フロイト自身がおそらくもっともよく知っていた。……治療の現場で大切なのは、「知」であるよりもむしろ、?に導かれた「非知」の感性なのだ》と真っ向から反論しておられます[36]。そうした態度表明を経て、生命論や行為論の方向へどんどん没入していかれたと思うんです。その最初の段階に、「死の欲動」に関する独自の解釈とか、『偶然性の精神病理』(一九九四年)[12]に所収されている一連の論文があって、これがまた素晴らしいと私は感じているんですけれども。

木村　『偶然性の精神病理』ね。はいはい。

鈴木　だから、何か新時代を支配するような流行思想が外から入って来て、その潮流と対峙することがあると、そのたびにその後で、先生は何か新しい領域に大きく踏み出されていかれたような気がする、ということを言ってみたんですけどね。

翻訳作業と読書会

木村　何か、外国語の話から、ずれちゃったみたいな感じだけども。

鈴木　翻訳の話でしたね。

木村　だからね、読書会方式の教育ということに話を戻すと、僕が京大精神科に入局した当時に受けた精神病理学の教育というのは、原書を逐語訳する読書会だけだったんです。いわゆる抄読会というものは一切やらなかった。

抄読会というのは誰かがある論文を読んできて、こういうことが書いてありますという報告をして、他の人はそれを聞いているだけですね。結論というか、知識を獲得するだけのものでしょう。精神病理ではあれは絶対やっちゃいけないと僕は思っているんですね。精神病理学というのは知識の問題じゃないから。そうではなくて、一語一句原文を読んで、その著者がそこで何を言いたがっているのか、この論文を書かせた著者の原体験は何だったのか、それを、論文を通じて追体験しなければ精神病理学は身につかない。そうやって勉強するという教育を私自身が受けてきて、それが大変よかったと思うものですからね。例えば入局早々にヴァイツゼッカーの『ゲシュタルトクライス』[37]なんていうのを読書会で読んで、それで僕はヴァイツゼッカーにぞっこんほれ込んだ、ということになるんだけれども。こういう感激は抄読会では味わえません。

それで僕は、二度目のドイツ留学から帰って、名市大で若い人たちを教えなければならない立場になったとき、これはやっぱり読書会をやる以外ないんじゃないかと思ったんですね。

鈴木　やっぱり先生ご自身も、読書会というものが最良の教育手段だと。

木村　だと思ったんです。

鈴木　そういう意識があって、ずっとやってこられたんですね。

木村　はい、そうなんです。

鈴木　実際、結果的にもその目的を果たしたのだと思います。私がもっとも教えられたのは、読書会と、あとは何といっても、一年目と二年目の時期に、初診のシュライバーにつかせていただいたことですね。

木村　それはあるね。

鈴木　ただ、シュライバーは、多くの人数が体験できることではないですしね。

木村　読書会というのは、だから、名古屋にいるころも、いくつもやっていたわけでしょう。大学の医局だけではなくて、八事病院という関連病院、あそこでも読書会をやっていましたしね。いくつかの読書会を並行してやっていた。それで京大に来たときに一番困ったのは、あのころまだ紛争の最中でしたから、教授というものは、何と言ったらいいのかなあ、事務職としては認めるけれども、自分たちにものを教えてはいけないという、そういうころに京大に戻ってきましたから。読書会をやりますと、どうしてもやっぱり教える側、教えられる側の上下関係というのは変だけど、彼らの嫌う関係ができあがるでしょう。

鈴木　個人の気質や信念の違いを超えて、語学に大差がありますからね。

木村　差があるから、しょうがないわけでしょ。だから、それは、大学の、教室の中ではやれなかったんです。京大の中では。で、やれなかったものですから、しばらくやっていなかったんですけど、若い人たちがやっぱりやってほしいという、あれはね、深尾君なんかの、何級上になる？

深尾　濱崎先生ですね。

木村　濱崎さんは、僕と一緒に名市大から京大へ移ってきた人ですからね。京大では、武本君たちの学年ですよ。

深尾　武本先生たちは、僕の三年上、昭和六三年入局組ですね。

木村　あの学年の人がね、要するに僕に精神病理学を教えてほしいということを言い出したんですよ。杉崎君、馬屋原君、武本君、川崎君、角田さんなんかですよ。それといま静岡のてんかんセンターの院長をしている井上有史君、彼は助手だったのですが、やはり読書会をしたいと言ってきましてね。

それで、読書会を教室内でできないんだったら、外へ出てやろうということで、京都では最初から学外へ出たんです。教室の中ではやらずにね。結局は真如堂というお寺で、寺子屋として始めたわけですね。それが今でも続いているんですけど。

鈴木　今は先生、読書会をいくつやっておられるんですか。ヴァイツゼッカーを読む心身論研究会というのも、やっておられるでしょ。

木村　あれは名古屋でやっているでしょう。京都では、アポリアという変な名前をつけているんだけど、教授時代に教室の外で始めた寺子屋読書会。これはだから僕が教授をやめたあともそのまま続いているんです。もうひとつ京都でもヴァイツゼッカーを読んでいますけど。これは僕が主宰しているのではなくて、哲学の人が主宰している会に、僕はいわば、客分として参加している。だから合計三つです。

それともうひとつね、読書会は外国語のテキストを読むわけですけれど、僕のひとつの考え方として、外国語を読む場合に、日本語でもそうなんだけど、著者がそこで何を言いたいのかを読まなければいけない、つまり、文字になって、既にエクリチュールとして我々に与えられたものを読むのではなくて、その前にそれを書いた著者側のノエシス的な思いがあるわけでしょう。それを読まなきゃいけないということを言うわけですよね。それを訓練するには読書会が一番いいから。

鈴木 先生がよく言われる「主知主義的な認識論に対抗する主意主義的な行為論の立場」ということで、著者がそこで何を言いたかったかということですね。

木村 何を言いたかったかということね。それを読む訓練をするとね、患者の診察の場合に、その症状で患者は実は何を表現したがっているのかということを読む訓練にもなるだろうと。

鈴木 なるほど。

木村 大学で若い人を見ていて、この人は患者をよく見ている、と僕が感じる人は、読書会での読みがいい。読書会は、単に外国語の読解というだけでなくて、患者の症状を読むということにもつながるのではないかと思ってね。それで僕は読書会というのを大事にしているんですけどね。

エディプス・コンプレックスについて

鈴木　次に、どなたにもお聞きすることなので、先生の生い立ちとご家族について少しお伺いしたいと思います。先日いただいたメールによると、「ちょうどいま、ある出版社からの依頼で、少し大きな自伝を執筆中」と伺いましたが。

木村　ええ、もうあらまし書きました。その出版社が自伝のシリーズを計画していて、その一冊として来春〔二〇一〇年〕には出版されるのではないかと思います。(38)

鈴木　その本を参考文献として、予告掲載しておきますね。ところで、先ほど触れた『形なきものの形』(2)の中の簡単な自伝には、《ぼくの親父は終生、生まれ故郷を拒み続けていた人だった》とか、《ぼくが唯一、自分の存在の根っこのような場所として受け入れたのは、父の生まれた村だった》とか、書かれていますね。

木村　はい。

鈴木　父親との関係は、先生の「フロイト好き」と絡んで興味深いテーマですので、差し支えのない範囲内でお答えください。

木村　いや、むしろ、僕はエディプスというものを認めないのです、僕自身は父親が大好きでしたから、エディプスとか、原父殺しなんかの話には乗っかれないんです。僕が自分の自己を確立するために親父を否定する必要というのは、まったく感じなかった。親父はおもしろい人だったんだな。

鈴木　おもしろい人だったのですか。
木村　うん。人間というものが好きな人でしたね。
鈴木　お母様というのは、あの本には余り出てこなかったんですが。
木村　うん、母親というのは、やっぱり母親としか言いようがないんだなあ。
鈴木　深尾先生に伺いますが、木村先生の弟さんは京大の神経内科の教授で、長くアメリカで研究生活をなさっていた方なのでしょう。
深尾　そうです。木村淳先生。とても有名な人ですよ。
鈴木　先生は専門が近いでしょうから、よくご存じなのではないですか。てんかんなどを研究しておられた方でしょうか。
深尾　淳先生は末梢神経がご専門でしたよね。
木村　筋電図ですよ、専門はね。深尾筋電図と末梢神経生理学ですね。
鈴木　小さいころの先生との兄弟仲などは、どんな感じだったんですか。
木村　結構仲いいですけど。年が四つ離れているので、適当な間隔かなと思いますね。仲よしの兄弟ですよ。二人っきりだから。
鈴木　片方が精神科、もう一方は神経内科で、兄弟とも京大の教授になられたわけですね。
木村　弟も一回精神科に入っているんです。
鈴木　京大の精神科に？
木村　はい。というのはね、京大には神経内科が、昔はなかったんですよ。第三内科の中でニューロロジーもやっていたんです。それと、当時は精神科でもニューロロジーをやっていた。弟は、形だけ精神科に入局して、インターンを京大でやらずに、すぐ横須賀のアメリカの海軍病院へ行ったのです。

鈴木　あそこを研修先に選んで、その後アメリカへ行く人が、私の世代にもいました。

木村　そこに行って、そのまま医師国家試験を受けて、すぐアメリカへ行っちゃったんです。で、向こうでニューロロジーをやって、アイオワ大学の教授をしているときに京大の教授になったんですね。京大を定年になってから、いまはまたアイオワ大学に戻っています。弟は野球の選手でもあったんです。私はスポーツ系じゃないけど、弟はスポーツ系なんですよ。だから、脳波ではなくて、筋電図をやったというところがあるんじゃないかな。国際的な知名度は私より遥かに上です。脳波と筋電図は、なぜかひとつの同じ学会を持っているんですね。

深尾　それは向こうでもそうです。臨床神経生理学という名前でまとまっています。

木村　それの国際組織の会長をやったりしていた。

深尾　僕は木村敏・淳のご兄弟が精神科と神経内科の教授だった時代に精神科の研修医だったんです。敏先生から淳先生への他科受診依頼の返事を届けたこともありますよ。

木村　生い立ちというのを多少しますか。

鈴木　はい、お願いします。

木村　私の家は古いんですよ。親父は和歌山県の高野山の出身で、菩提寺というのが火災で焼けちゃったから、系図が残っていなくて、そんなに確実なことはわからないんだけども、どうも、私で三六代目らしいんです。医者として。かなり古いんです。その前は恐らく、お寺だったんだろうと思うんですがね。ところが親父は、どうしたものか、親父の親、僕から言うとおじいさんと、僕はおじいさんを知らないんですけど、うまくいかなかったんですね。それで、いつのころか高野山を飛び出して、とにかく絶対に自分の故郷へは戻ろうとしなかった。法事とか何かで行かなきゃいけないときにも、「おれは行かないから」なんて言って、僕に代わりに行かせたりしてたんですけどね。

親父は内科の医者で、昔の三高から京大の医学部を出て、ちょうど僕が生まれたころは朝鮮の慶尚南道、ですから釜山のすぐそばの小さな町にいたらしいんです。そこに京大の関連病院があったらしいんですね。で、僕が生まれて三ヵ月でまた京大に戻ってきて、大学に入って、それからあと、大学からの赴任人事ということで、岐阜県の高山へ行ったわけです。ところが、親父が僕らと高山にいる間に京大に汚職事件があって、出身講座の教授が失脚しちゃったらしいんです。それで親父は大学へ戻れなかった。親父は恐らく研究職、研究者志向だっただろうと思うんですけどね。で、高山の赤十字病院の院長をずっと長くやっていて、終戦後、僕と弟と二人も京大へ入ったらさすがに当時の勤務医の給料ではやっていけないというので、開業しちゃったんですね。

鈴木　開業なさったのは、そんなに遅かったのですか。

木村　僕らが大学に入ってからです。僕一人だったらまだ何とかやれたんだろうな。弟まで大学へ入ったものだから、やれなくなって、開業したのだろうと思うんですね。

だけど、親父というのはね、さっきもちょっと言ったけど、人間が好きなんですよ。人格者というか、人格者という言い方はおかしいな。何と言ったらいいんだろう。僕はやっぱり、非常にいい人だったと思う。とくに開業してからは、そばで患者とのやりとりを見ているでしょう。これはいい医者だと思いましたね。やっぱり僕の治療関係のひとつのモデルになっています。親父は内科の町医者ですから、精神科医とは全然違いますけど。

僕は、父親というものは、男の子にとってはやっぱり難しい存在だと思うのです。エディプス的な構造がまったくないとは思わない。しかし僕自身の場合はいい関係でした。

だから、僕はフロイトは好きなんだけれども、エディプス・コンプレックス、それから原父殺し、あれはね、理論としてはともかく、実感としてはまったくわからないのです。とくにエディプス・コンプレックスというのはわからない。実感としてね。僕がラカンになじめない最大の理由はそれだろうと思うんです。エディプスを根本的なところで認めるか認めないかでしょう。僕は理論よりも実感を大切にしますから。そんなことでいいかな。

鈴木　どうもありがとうございます。大変よくわかりました。

深尾　先生は最初のご著書である『自覚の精神病理』(18)の中ですでにエディプス・コンプレックスのことを「新しい神話」とか「理論的仮構にすぎない」とお書きになっていて、現在までその立場で一貫されているわけですね。

先生は、「フロイト学派はともかくフロイト自身は好きだ」とよくおっしゃいますが、先生のフロイトの引用の仕方は独特で、もっぱら『快原理の彼岸』の「死の欲動」ばかりを引かれますよね。先生のお考えによると、「死の欲動」はヴァイツゼッカーが言う「大文字の生命＝死」と同じものだということですね。それは西田幾多郎と同じような発想でもあるし、だからこそ木村先生は、外部からは哲学の京都学派の直系であるとみなされているのだと思います。でも、狭義の精神病理学の範囲で考えている人たちにとっては、先生がフロイトに触れるときに、「死の欲動」ばかりを引いて、フロイトの一番中心的なエディプス・コンプレックスを引かないということが、すごく不満なはずなんです。

木村 ラカン派から見ればそうでしょうね。

深尾 そうです。ラカン派はフロイトのエディプス・コンプレックスの構造を純粋に取り出したと思っているわけですから。

木村 僕は、それを認めないと言っているわけだから。

深尾 だからエディプスがなかったらラカンどころではないということになりますから。で、先生はエディプス・コンプレックスを認めない理由について、自分自身が父親との関係が悪くなかったからだと説明されたと思うんですけれども、僕なんかもそうですね。僕の父親も医者で、まだ生きていますが、全然絶対的な権威とか、そういうことを感じたことがないですね。でもそれを日本文化の母性構造とか、何かそういうふうにとる人もいると思うんです。実際、ラカン自身が日本に来たとき、「日本人は分析不能」と言っているわけです。日本語は外国語に対して無防備に開かれていて閉じていないから、日本人は分析できない。つまり、日本には大文字の〈他者〉がいないと言っているわけです。それはそれでつじつまが合ってしまうんですけど、それじゃあ、日本のラカン派というのは何なのだという話になるんですよね。結局、こういうのはフランス人の自国文化中心主義に基づいたオリエンタリズムであって、まったくの空論だと思います。
鈴木　エディプス・コンプレックスを普遍的な構造とみなす精神分析に対しては、ドゥルーズとガタリなんかも『アンチ・オイディプス』[39]で、欲望の流れを抑圧する反動的な欺瞞性を問題にしています。しかし、そういう彼らも、エディプス三角を取り払うとたちどころに欲望が氾濫して主体がバラバラになり、あたかも統合失調症のごとき事態になってしまうかのような、極端な議論に傾きがちです。先入見なしに世の中を見れば、父親不在の母性社会とかエディプス・コンプレックスのような紋切り型の構造に還元できない、もっと柔軟で寛容な父・息子関係があちこちに認められるはずで、木村先生のお父さんにしてもそうですけれど、木村先生ご自身が弟子たちとの間でそれを体現なさっているのではないでしょうか。

感覚的な確信に由来する二つのテーゼ

鈴木　議論に先立ってその前提となる「体験から来る確信」の内容と程度が、人によってかなり違う、という話にちょっと戻りたいと思います。「これはもう、感性的な体験から来る確信なんだ」と先生がおっしゃるテーマの一つが、「自己と他者との〈あいだ〉」と「自己主体内部の〈あいだ〉」とが全く同じものなのだ、という「あいだの唯一性」に関する信念ですね。中嶋聡先生は、前者を「自我性」、後者を「自己性」と呼んで区別して、統合失調症の基本障害は「自我性の障害」ではなくて、「自己性の障害」つまり「自己差異化の営みの障害」にある、木村先生の言う「個別化の障害」

は、この二つの観点を混同している、と批判する論文を書いたのでした[31]。木村先生は、それに対して反論なさって[40]。

木村　はい、はい。

鈴木　他者に対する自己の「自我性」と自己自身にとっての自己の「自己性」とがまったく同一であるのか、同一ではないのかと問われたら、たいていの人は戸惑うでしょう。両者の同一性を感覚的に強く確信できるような体験も、逆に、その同一性を全面的に否定し切れるような体験も、たいていの人は持っていないのだと思います。そういうなかで先生が、「両者はanalogousな関係などではなくて、まったく同一なのだ」と信念をもって主張なさるので、読者はそれを何とか知的に理解しようとして壁にぶつかるのではないでしょうか。でも、感覚的に十分確信できないことを理解しようとすれば、知的な努力に頼るほかありませんからね。純粋に知的な観点から見るなら、両者をさしあたり独立した二つのシステムとみなして区別するという中嶋流の考え方のほうが、一般人にはずっと受け入れられやすいことになるのでしょう。

木村　同じものを縦に見るか横に見るかの違いなんだということです。

鈴木　その点が、「他人の内面、患者さんの内面をそのまま自己の内面として自覚する」方法の可能性の問題と関連していて、悩ましいんですね。最近のインタビュー本[16]には、本当に他人の心を自分の内面として自覚できるのかという問題について、《この矛盾はいつも心のどこかに引っかかっていて、今でも決着がついていない》とか《そういうことで無理やりに自分を納得させているところがある》とか書かれてあって、自覚的現象学の立場に対する信念がやや後退気味になっているかのような印象がありますけれども、これは遠慮して言っているだけの話なのですか？

木村　つまり、これはだいたい鈴木君が、名市大時代に僕に対する批判として、木村現象学には他者がないということを言っていた。私の現象学というのには他者がない、すべては自己だという一種の独在論みたいなところがあるわけですね。はたしてそれでいいのかということは、今でもずっと考え続けています。

鈴木　絶対的に不可知な他者を、〈あいだ〉の外部に最初から措定するレヴィナスやラカンのような立場と、無限としての他者を自己の内側に取り込む先生や西田のような立場とでは、どちらのほうがより独在論的なのか、よくわからないところがありますよね。ただ、統合失調症患者に出現してくる他者性に関して言うと、《この反自己的な未知性をおびた他者性は、外部から出会ってくる他者のうちによりも、むしろ自己性の構造自体の内部から出現してくる、自己の内部的な一契機である[20]》とおっしゃる先生の議論が、たしかに臨床的な実感とよく合致するんです。それと、先生は通常の現象学の立場を超えて、「現象学的精神医学は、成因論を内に含んでいなければならぬ」と一貫して主張しておられます。「自覚的現象学において分裂病者の内面を直観できる」という主張も、「現象学的精神医学は成因論を内に含む」という主張と同様に、じつは事実の確認や確信というよりもむしろ、「そうあらねばならぬ」という要請だったのでしょうか。西田が「ねばならぬ」を連発したり、フロイトの書く文章には「？」が隠されていたりするのと同じように[36]、先生の初期の文章にもじつは目に見えない「？」がつけられていたということなのでしょうか。

深尾　ふと、自分は思い込みをやっているんじゃないかという反省をされることもあるということとですか。
木村　うん。
鈴木　いやあ、先生は『時間と自己』[20]のあとがきなどで、「私たちが自分の人生と思っているものは、もしかしたら錯覚かもしれない」とか、「だれか（＝死）によって見られている夢ではないのだろうか。それでもいいんだ」というふうに明確に述べておられますからね。
深尾　読んでいる方が話を渡されるところが。
鈴木　というよりも、ご自分の感覚的な体験に賭ける信念の度合いが、並の人とは全然違うのですよ。ですから、最近の対談本を読んでいて、その辺に「意外だな」という感じがしました。もう二〇年以上前になりますが、「他者観・他性観の、論者ごとによる大きな相違は、個人の気質や体験の違いに還元されるものなのでしょうか」と、木村先生にお尋ねしたことがあるんです。そのときの先生のお答えが私のノートに残っていて、それによると、「議論による合理化に先立って、最初に信念の違いがあるようだ。確かに私のこの確信は錯覚かもしれない。永遠に醒めない夢かもしれない。しかし、それはそれで仕方のないことだ。自分の意識がそのようにしか考えられないのだから、それを忠実に記述（description）することが現象学だと思うから」ということでした。聞き書きですから、文責はもちろん私にありますが、「柄谷行人は好きだけど、彼の他者論は、見方によればあれ以上の独我論もないわけだ」とも書いてありました。
　それと、論議を呼びやすいもうひとつのテーマが、人間と動植物との間に、言語の介入による断裂よりも、むしろ「生命との根拠関係」を通じての生命的連帯感を見る、というお立場ですね。要するに、ラカンみたいに、シニフィアンないし象徴界への参入によって動物と人間とが分断されるのではなくて、生命の、大文字の〈生〉とのつながりというものは、これは人間でも動物でも一緒なんだと。

木村　はい。

鈴木　生き物であれば一緒なんだと。それで、人間の場合は、たかだか言語というものが介入して、大文字の生命とのつながりを隠蔽するようになったところはあるけれども、そんなものは実はたいしたことではなくて、大文字の〈生〉とのつながりのほうが根源的で重要なんだ、ということですよね。先生がおっしゃりたいのは。

木村　はい、その通りです。大文字の〈生〉とのつながりが対人場面で展開したものを、言語が後追いしている。言語はあくまで後追いです。

鈴木　この二つのテーマあたりが、やっぱり先生独自の、どちらかというとマイナーな主張なのではないのでしょうか。

木村　マイナーというのは？

鈴木　賛成者の数が少ないというか、マジョリティーの立場ではないという程度の意味ですけれども。

木村　賛成者がね。なるほど。

鈴木　賛成者というより、そういうふうに心の底から実感できる人の数が少ないのではないか、ということです。

木村　そうかな。僕は西田との近さはそこに見ている。

鈴木　そうですね。その感覚は、西田と共通するもののようですね。私は若い頃、先生の他者論がよく理解できなかったのですが、今では先生の他者論を、「論としては理解できない」し、その根底にある感覚的な確信の共有も難しいけれど、そのことによって逆に、それが典型的な他者の言葉と感覚であることを私自身に知らしめてくれるもの、というふうに感じています。感覚的な体験や信念がほぼ一致していて、私に容易にわかるようなことを言う人は、私にとって他者ではありませんからね。先生の生命論にしても、ご自分の感覚的な体験に由来する信念にもとづいて、それがどれだけ多くの人々に共有されるか否かに関わりなく、ほぼ同一の内容をそれこそ反復強迫的なまでに「論として」主張して已まない先生の情熱的な行為自体が、先生のおっしゃる「生命との根拠関係」や「大文字の生命＝死」の発現をパフォーマティヴに示すもののように、私には映るのです。そういう意味で、先生の「他者論」と「生命論」は、たんに知的に理解されるべき論ではなくて、先生みずからの行為によって他者や生命というものについて生き生きと伝えてくれるという点で、独創的なものになっていると思います。これは、同じ感覚を背景に持つことによって、知的にもストレートに先生と理解を共有することができると感じていた「時間論」の時代とは、まったく別種の「理解」の仕方になりますけれども。

木村　つい最近も、これは深尾君も聞きに来てくれたけど、京大の「西田・田辺記念講演会」で講演をしたんです。西田に「私と汝」という名論文がある。西田の中期かな。要するに、私と汝は、〈絶対の他〉である。これが出発点なんです。ところがその〈絶対の他〉というのは、言ってみれば私と汝の間柄が〈絶対の他〉でしょう。それはもう当然そうなんだ。ところがその〈絶対の他〉が、汝の底にあり、私の底にあるというわけですね。両者の根底に〈絶対の他〉がある、それでその〈絶対の他〉で両者が通じ合っているんだというのですね。それはね、同じことでしょう、僕の言っているのと。

鈴木　そうです。

木村　そうなんですよね。その〈絶対の他〉というのは、やっぱり大文字の〈生〉みたいなものを、西田が直観的にとらえて、〈絶対の他〉という名前をそれにつけたんだろうと、僕は思っているんですけどね。

鈴木　個別的な生命を守ろうとする自己意識が、その〈絶対の他〉を排除しようとすると。

木村　排除？

鈴木　先生の文章をそのまま読みますと、《いったん生を享けた個体にとって、個別的自己の生存が最大の関心事となる。だから個体的生命の自己意識は、みずからの成立の根拠であるはずのこの集合的・連続的な「生死一如」の匿名的生命を、自己存在にとって「絶対に他なるもの」として排除しようとする》(『心の病理を考える』[41]一八五頁：著作集第6巻、三六二頁)。

木村　そういう書き方をしたかなあ。まあ、そう言ってもいいか。

鈴木　こう言われるとわかりやすいんですよ。私の立場からすると。

木村　やっぱりそれはもう、個ということでね、個別的生命という、小文字の「生」の立場ということですね。普通に「生命」と言うと、自分の身体が生きているという小文字の「生」のことですから。西田ですら生命は身体的だと考えた。しかし僕はその底にゾーエー的な大文字の〈生〉をどうしても考えたいのです。それは個別身体的に生きているわけではないから、「生」とでも「死」とでも、どちらでも言える。「有」と言っても「無」と言ってもいい。西田はそれを「絶対の無」と言うわけですね。そしてそれを「絶対の他」と名づけたとたんに、自己の根柢を自己から排除することにもなるんでしょう。

鈴木　先生の場合は、個が大文字の〈生〉を怖がって排除したがるよりも、その根源的な生命の上に、個体としての個別的な生命が乗っかって。

木村　そう、乗っかってる。

鈴木　乗っかって、躍動する。治療の際には《精神科医のほうも自己意識を超え出て、大文字の〈生〉の世界に参入し、ゾーエーを患者と共有する》[16]とか、とにかく大文字の〈生〉に対する恐れよりも、歓喜というか親近感のほうがはるかに強いですね、先生の場合は。

木村　はい。自分自身の根っこだというところがあるんですね。

鈴木　兼本浩祐さんなんかの批判点も多分そこにあって、[42]個別的な生命にとって《生命との根拠関係を体験することは、人という枠組みを脅かすほどに危険な側面をもっている》から、《ふつうの人間にとっては、生命との根拠関係を体験することによって人としての枠組みを失うよりも、人としての枠組みの内にとどまって生命との根拠関係から阻害されるほうがマシだろう》というか、現にわれわれはそういう生き方をしているではないかということなんですね。木村先生の立場から見ると、ニヒリズムかもしれませんが。

木村　兼本君は、それが全体主義につながるということを言ったんじゃなかったかな。
鈴木　全体主義ということもあるけれども、重点はやはり臨床的なもので、これは私の解釈ですが、要するに「そんなに個別的な生に汲々としていなくてもいいではないか」と。
木村　はいはい。
鈴木　というふうに患者に言うことはよくないのじゃないか、というような。
木村　患者にはそんなこと絶対言いませんよ。
鈴木　いやいや、患者に言うって、直接言うかどうかは別としてですね。
木村　ああ、そういう気持ち。治療者の姿勢ね。
鈴木　そういう姿勢が、先生の文章の勢いの中にかなり出てくるところがあって。
木村　あるかもしれませんね。
鈴木　それはやっぱり、何というか、その辺のところをわりと、先生のお考えを嫌う人は嫌うのじゃないですか。
木村　うんうん。それはそうかもしれませんね。

ラカン派との対立

深尾　木村先生と日本のラカン派との対立って、もうけっこう昔の話になったんですけど、まだちょっと一部生々しいところもあると思うんですよ。だけど、この際ですから、それに関わることを喋っていいですか。

鈴木 どうぞ、どうぞ。

深尾 僕自身は個人的にラカン派の影響を全然受けていないと思いますが、僕が木村先生と出会ったときは、ちょうど日本のラカン派の全盛期だったんです。先生は八六年に京大に教授として帰っていらっしゃったわけですが、僕は医学部に入学したのが八五年で、学生時代には早くから精神科に行こうときめていたわけでもなかったので、精神科の教授がだれかということも全然意識していなかったんです。それで卒業したのが九一年ですが、ちょうどそのころ、九〇年から九六年まで『イマーゴ』という雑誌が出版されていました。短命だったあの雑誌については今でも惜しむ人も多いようだし、いろんな見方があるでしょうが、ひとつには日本ラカン派の運動拠点だったんですよね。その雑誌に木村先生が、九一年四月から九二年三月にかけて一年間の連載を持たれた。たしかあの連載は「生命と自己」という題名だったんです。

木村 そうじゃない。あれはね。

深尾 後で『生命のかたち／かたちの生命』[36]という本になったんですけどね。連載のときの題名は、「生命と自己」だったんです。

木村 そうだっけ。そうか、そうか。

深尾 仮題だったんでしょうから、小さい字で書いてあるんですけど。僕が入局してすぐに先生がその連載を始められたというタイミングもあって、僕は二回目か三回目からずーっと毎月できたてホヤホヤの原稿を読ませてもらっていたんです。

木村　そうでしたっけ。

深尾　お忘れですか。僕にとっては忘れがたい、濃密な時期なんですけれど。それで、僕は個人的に生命論というのに非常に親近性があるので、先生の連載を抵抗なく、毎回引き込まれて読むことができたのですが、『イマーゴ』の寄稿者の多数派はラカンに近い構造主義的な人たちで、あからさまに木村先生に喧嘩を売ってくる人もいたのです。

木村　いましたね。

深尾　そこに兼本先生など何人かの人が、割合あからさまに木村先生を攻撃する場面があって、木村先生は、多少はそれに反論されたこともあったけれども、基本的には我が道を行かれた。

鈴木　たしかに堂々と我が道を行かれたわけですが、でもね、僕は今回のインタビューに先立って、『イマーゴ』誌上のやりとりを読んでみたんですけど、そうしたら、木村先生のほうから先に、ラカニアンにとっては聞き捨てならないようなことを歯に衣着せずに書いているのですよ。《科学的真理に安住した生こそ、ニヒリズムにすぎない》とか、《真の主体性は、ラカンの言う「主体」と違って、言語以前の生命的現実にこそ備わっている》とか、《ラカンのいう「物の界域」(le réel)は生命的な響きに満たされている。le réel との根拠関係は、なまじ言語機能を獲得して le réel を隠蔽してしまった人間よりも、直接的現前に生きている動物たちの方にずっと豊かに見られる[36]》なんて、自分たちの牙城に堂々と書かれたから、もう無視できず、反論せざるを得ない、というのが実情だったんでしょう。

深尾　だから、後から考えると、ラカン派の中に木村先生がドーンと入り込んで、好き勝手なことを言われたので、周りをいら立たせたということになるんでしょうか。
鈴木 そうそう、そういうことだと思いますよ。
木村 なるほど。そうですか。あまりそんな意識はなかったな。
深尾 そうですか。木村先生は意識されていなかったんですね。
鈴木 だけど、藤田さんの反論[35]は、あまり面白くはなかったね。「イマジネールな実感信仰に基づく非科学性」を槍玉に挙げて、《精神病理学は、無知の機能によって営まれる実感に基づいた想像的なディスクールを捨て去って、象徴的なものの地平で真理を目指して享楽を排除し続けるような、科学の姿勢を選択しなければならない》なんていう教条のご託宣でね。
深尾 そうですね。木村先生は実際にイマジネールなものを評価しなければいかんと書いておられるんですよ。そこはちょっと喧嘩を買っているところもあるんですよね。私としてはイマジネールなものを重視したいと。
鈴木 そこの部分を引用しておくと[36]、《われわれはラカンのいう「イメージの界域」(l'imaginaire)を、「シンボルの界域」(le symblique)に対し「復権」しようとしているのである。前者は「父の名」によって止揚されて後者に移行するのではなく、ただ後者によって隠蔽されるにすぎない》。もう一つはあれですよ、《ラカンのいう「物の界域」(le réel)は、生命的な響きに満たされている》と言われたことにも、カチンと来たんだろうなあ。
木村 そうか。たいへん面白い話ですね。そもそも、le réel＝現実界、l'imaginaire＝想像界、le symblique＝象徴界ですか、あの訳語自体が出来損ないだし。日本のラカン運動はまったくお粗末だったな。もう過去形で語ってもいいでしょう。

深尾　藤田氏との個人的なやりとりはともかくとして、もう少し大きな構図で見ますと、僕らが卒業した九一年には、精神病理学という分野はもうすでに確立した分野と思われていて、その当時の主役がラカン派の人たちだったんですよ。ラカンの影響を受けた人たちが、木村先生を始めとする現象学的人間学派に論争をふっかけていた。理論派の人たちはみんな、強弱の差はありましたが、多かれ少なかれラカンの影響を受けているようだった。小出浩之先生とか加藤敏先生のように、現象学派からラカン派へ立ち位置を移された人たちもいらっしゃったので。

鈴木　そういう時期がありましたね。精神科医になったばかりの人たちには、当時の状況が、「ラカン派にあらずんば、精神病理学者にあらず」といった雰囲気に映ったのも無理はないでしょうね。実際には、ラカン理論に疑問を持つ人や、あの騒ぎに参加するのが嫌で沈黙を守っていた人も少なくなかったと思うのですが。

深尾　鈴木先生は木村先生の思想の展開を、反精神医学との対決とラカン派との対決という二つの対決の時期で分けられたわけですが、実は反精神医学とラカンとの関係も複雑でしょう。フランスでは、実際、反精神医学の旗手だったフーコーとラカンとは交流があったわけですね。ガタリなんかはラカンを批判して出てきたわけですし。五月革命の後に文科系の人たちが意気消沈しているところに、国際精神分析協会から破門されたラカン派が、「医師でなくても分析家になれますよ」と言ってオルグして勢力を伸ばしたということでしょう(43)。しかし日本での展開はまったく違っていて、反精神医学が忘れ去られようとしていた八〇年代に、「ニューアカデミズム」のブームによって構造主義・ポスト構造主義が流行した後に、その副作用として急激に精神病理学におけるラカン派の浸透が始まったということだったように思います。そういう状況の中で木村先生がいろいろと刺激を受けられ、反応されながらも、結局は転向することなく独立独歩で行かれたということは、後になってよくわかったんです。

「ニューアカデミズム」あるいは「現代思想」のブームというのは浅田彰の『構造と力』が出た八三年から始まったわけですから、僕の場合は幸か不幸か大学に入ったとたん、ずっぽりとその時代だったんですね。そしてその当時からすでに、木村先生は日本の「現代思想」の重要人物ということになっていた。僕は後から知ったのですが、八六年に出版された『別冊宝島』の『わかりたいあなたのための現代思想・入門Ⅱ　日本編』[44]にも「七〇年代を代表する思想家」六人のうちの一人として挙げられていたくらいです。だけど、僕には個人的な志向がもとからあって、むしろ最初から生命論のほうに、理論生物学とかそういうほうにずっと興味が寄っていたので、その時期に急に流行り出したポスト構造主義とか言語中心主義というのにはなじめなかったんです。それで僕は、木村先生には「現代思想」のほうからではなく、最初から生命論者として出会っているんです。

理科系の学者たちとの交流

深尾　初めに言いましたが、僕が最初に読んだ木村先生の本は『時間と自己』[20]なんですが、これは自分なりにいろいろ読んで勉強しているうちに、生命論を突き詰めると時間論になるんだというふうに思いまして、僕はそこから入っているのです。精神病理学の本としてではなくてですね。
それと、これは「ニューアカデミズム」のほうになりますが、僕が学部学生だった八八〜八九年当時、京大経済研究所の佐和隆光先生が「諸科学言語の変換文法」というクローズドのサロンをやっておられて、浅田彰さんはその中心メンバーでした。このサロンには、数学者の森毅先生とか、まだ京都にいた上野千鶴子さんとか、構造主義生物学の柴谷篤弘先生と池田清彦さんとか、いろいろな学問分野の有名人が常連メンバーとして集まっていまして、二ヵ月に一回くらいだったと思いますが、ゲスト講演者を呼んで研究会を開いていました。常連はだいたい京大系の人でしたが、ゲストは東京など遠くからも呼んできていましたよね。

木村　そうでしたかね。

深尾　ええ、柄谷行人さんなんかも来て講演されたんです。このサロンは秘密集会のようなもので、学生は参加できないことになっていたんです。もしオープンにしていたら、それこそニューアカデミズムにかぶれた学生であふれ返っていたはずです。それなのに、ひょんなことから僕は来てもいいということになって、佐和先生というのはいい人なんで。それで喜んで毎回出ていたら、あるとき木村先生がゲストとして呼ばれてお話しされたことがあったんですね。

木村　一回ありましたね。

深尾　あのときのお話はたしか時間論だったと思いますが、僕が木村先生のお話をじかに聞いたのはあれが最初です。僕も医者の息子で、医者になるということが最初から期待されていたわけですけど、ニューアカデミズムの影響もあって、医者になるということが嫌になっていました。当時はまだ薬理学教室で実験させてもらっていたりして、基礎医学者になろうかなという気持ちもあったんですけど、どっちかというと哲学方面に興味が行っていたわけです。しかもたまたまそういう学際的サロンに参加させてもらえて、面白くてたまらなかった。それで医学部の狭い世界には満足できなくなってしまっていました。そこに木村先生と出会って、何というか、いろいろな他分野の人たちに尊敬されているということがすばらしいと思えたんです。木村先生が哲学者たちに評価されているということは皆さんよくご存じのことですけれども、僕がもっとすごいと思うのは、理科系の人たちにもすごく尊敬されているんですよ。

鈴木　ロボットとかね。

深尾　そうそう。最近でも京大の人工知能、ロボット研究グループに呼ばれて講演されたりしていますしね。ロボットはどんなに人間らしく動いても実感を感じていないから離人症だ、なんて議論になったそうですが。それから理科系の中でも理論系の、生物物理学・理論生物学の清水博先生や津田一郎先生も木村先生のファンですよね。そういう理科系の人たちにも注目されているというのは、やっぱり木村先生の書かれるものの論理性がずば抜けているからだと思うんですよ。一般の精神科医の話すことは、何というか、症例を挙げてぐじゃぐじゃと何だかわかったような解釈をするというのか、気持ちで、感情的にわかればいいというか、そういうことが多いじゃないですか。ところが木村先生はきわめて論理的な話をされるわけですよね。それこそ「AイコールA」の意味とは何かという話になるわけですから、数学みたいな次元まで下がっていくわけですよね。そういうところが、理科系の人たちにも魅力を放っていると思うんですね。

僕自身は、完全に理科系の人間というわけでもないのですが、精神科医になるためだけに医学部に入ってくるような、いわゆる文学青年タイプでもなかったんです。文理半々ぐらいで、科学にも魅力を感じる人間だから、むしろ基礎医学とかをやってもよかったんです。だから、木村先生のいる精神医学教室でなければ、入ったかどうかまったく怪しいですね。たまたま自分の大学である京大の精神科の教授が木村先生だったからよかったわけですよ。

木村　鈴木君は、東北大学を出て名市大へ自分のほうから入ってこられたんだけども、深尾君の場合は僕がスカウトしたところが少しあるよね。

深尾　でもスカウトというのは、別に、何回もというわけではなくて。やはり自発的に行ったんだと思いますけども。

木村　学生で臨床実習に回ってきたときに、ああ、この人おもしろいと思ってね。

深尾　そうでしたっけ。それは覚えていないです。

木村　たしかそうですよ。

深尾　僕が覚えているのは、入局したとたんに、そのころ理科系学生の間で流行っていたカオス理論の話を先生にまくし立てていたことです。先生もカオス理論にすでに興味を持っておられて、素人の青二才にすぎなかった僕の話をまじめに聞いて議論してくださいました。その名残が印刷物になって残っているのは、『生命のかたち／かたちの生命』(36)のあとがきに、もちろん僕の名前は出てきませんが、木村先生が「私はこのごろ、カオス理論に大きな関心を寄せている」と書いておられて。

木村　そうね、そうでした。

深尾　実は、木村先生が京大を定年退官された後に龍谷大学に何年か勤めておられたのは、カオス理論と関係があるんですよね。あのころ龍谷大学には山口昌哉先生という、日本におけるカオス・フラクタル理論の先駆者である数学者がいたんです。

木村　あの先生にスカウトされたんだ、僕は。

深尾　山口先生が龍谷大学に行かれたとき、京大から若い弟子を一人助手として連れて行かれた。その人に僕ともう一人同期の研修医、それと十一元三先生がカオス理論について教えてもらっていたんですよ。カオス理論を実際に脳波の分析に使おうとしていたんです。当時は今ほどコンピューターが発達していなくて、自分でプログラムすることができる程度だったわけですが。それで一緒に勉強していたら、その弟子の人が、山口昌哉先生が木村先生に会いたがっているというので、会談をセッティングしたところ、龍谷大学に赴任するという話になったんだと思います。

木村　そうだったですね。

鈴木　三好先生の「計算の哲学」にしても佐和先生のサロンにしても、京都の人たちの学際的な横のつながりというのはすごいですね。その中心的な核のひとつに、木村先生がおられる。

深尾　そういうわけで僕個人は、鈴木先生たち先輩とは逆に、生命論のほうから木村先生の思想に入っているんですね。だから、木村先生周辺の人間の中では変わり種かもしれません。ちょっと自分のことをしゃべりすぎましたね、すみません。

鈴木　深尾先生みたいに、木村先生を相手に何か自分の考えていることをぶつけてくる人がいっぱいいるわけですよね。先生は人に対して鷹揚というか開放的で、基本的に「来るものは拒まず」ですから、外部からも信奉者がたくさん集まってきます。渡辺哲夫氏なども、ときどき東京から質問にやって来る、と聞いています。彼が質問するときも、こんなふうに直截にパーッと言うんですか。

木村 自分の考えを言いますよ、渡辺さんなんかは。それで僕にどう思うかと聞く。

鈴木 先生はそういう人たちを分け隔てなく受け入れてあげて、師というか対話者というか、先程ご自身は一時期サンドバッグだとか称しておられましたけれども、そういう父親的な教育者の役割を引き受けておられるのがすごいと思うんですけどね。

木村 どうですかね。

鈴木 他にどういう人が、議論しに来るのですか。たとえば小林敏明さんとか、あの先生もそんな感じなんですか。

木村 あの人はもう今はちゃんとした哲学者になってドイツで教えていますけれども、若いころはやっぱり僕のところへしょっちゅうやってきて、いろいろしゃべっていきましたね。

鈴木 小林さんは、文庫版『自分ということ』の解説(14)に、《私にとって木村敏は師ならぬ師である》とか、《影響の受け方自体がふつうに「師弟関係」と呼んで済ますことのできないある種の緊張関係を孕んでいる》とか、《木村と自分との〈あいだ〉は、尊敬と不遜な競争心がない交ぜになっている》とか、書いていましたよ。

木村 それから、さっきもちらっと話しが出ていたけど、今沖縄にいる中嶋君ね。中嶋聡。あの人も東大にいた頃、何かというと、東京から僕のところに出てきては、僕に議論を吹っかけて、だいぶ議論して帰っていったら論文が一つ書けていたなんて。
鈴木　何か、先生の周囲は、いつも人が多くて賑やかですよね。
木村　そうですか。
鈴木　先生の私淑するハイデガーとか西田なんかは、シゾイド的に孤高を保っているというか、周りの人たちが敬して遠ざけるといったイメージが何となくありますけど、木村先生の周囲には人が大勢集まってきて、きっと先生の人徳でしょうけれども、それで恩恵を被っている人は多いでしょうね。なかには、それで発病を免れている人までいるかもしれないな。
深尾　ちょっと来るのが遅すぎたなという人もいましたけどね。

分析哲学と神経哲学への開心

深尾　木村先生は一九九四年に京大を定年退官されました。同年にご自分の思索の軌跡をコンパクトにまとめた岩波新書『心の病理を考える』(41)を出版されています。この本の冒頭に《精神病理学は一種の哲学である》とあって、医学部を退官されてふっ切られたのかなと思うのですが。「臨床哲学」という言葉もこの本から出てきていて、その後の木村先生の学術的活動は、ご自身の思想の発展だけでなく、一つの学問分野としての臨床哲学の確立に向けられているように思います。
　その手始めとして、哲学者の中村雄二郎先生との共同編集で、哲学書房から『講座　生命』を出版されました。これは年刊として、九六年に第一巻、九七年に第二巻、九八年に第三巻が出ていて、僕も第二巻と第三巻に書かせていただきました。二〇〇〇年の第四巻以降は木村先生が現在所長を務めておられる河合文教研から出版され、河合文教研主催で毎年一二月に開催されている「臨床哲学シンポジウム」を中心にした内容となっています。『講座　生命』は二〇〇四年の第七巻で終わりましたが、「臨床哲学シンポジウム」は今も継続中ですし、その記録は『臨床哲学の諸相』というシリーズとして刊行されています。この「臨床哲学シンポジウム」には内海健先生と津田均先生が協力されています。

『講座　生命』という書名からも明らかなように、木村先生の考えられている臨床哲学というのは生命論に基づいたものですが、しかしこのシリーズにはいろいろな人が書いていて、それらを見れば、木村先生が決して自分の思想をイデオロギー化して弟子たちや他人に押し付けようとしているわけではないことがわかると思います。

木村　さっき鈴木君が僕の仕事を第何期と分けていたけど、定年後にちょっと妙な時期がありましてね、英語圏の分析哲学にひどく興味を持った時期がある。みすず書房の『関係としての自己』(二〇〇五年)[45]、あれは著作集以後のものですけど、第Ⅳ章にある「自分であるとはどのようなことか」なんていう論文は、明らかにネーゲルの『コウモリであるとはどのようなことか』[46]を意識して書いたし、それを引用もしています。

あれは、ちょうど僕が定年になって自由な時間がふえたとき、何をしようかと思って、英語の勉強をしようと実は思ったんですよ。僕は、読むほうはそれなりに読めますけども、英会話が全然できなかったんです。それで英会話の先生を探していたら、アメリカ人の哲学者を紹介してくれた人がいましてね。そのアメリカ人がね、分析哲学の出身なのにハイデガーに非常に興味を持っていて、だから私とは話が合うし、それで、そこへ会話の個人レッスンを毎週一回受けに行っていたのです。会話といっても、とにかくその人は僕に分析哲学の話をする。自分が今こういう本を読んでいてもしろかったなんていう話をするのです。そのときに最初に出てきたのが、ネーゲルの『コウモリであるとはどのようなことか』という本の話題だったんです。

これはおもしろそうだと思って、僕もこの本を買ってすぐ読んだ。それからチャーマーズの『コンシャス・マインド』ですね。それにデネットも読んだし、だから、あのころその先生のおかげで分析哲学の、あるいは科学哲学と言ったらいいのか、そういう傾向の本を随分読んだんですよ。

ところがその人、やがて遠いところへ、京都市内ではありますけれども、ちょっと毎週行くわけにもいかないところへ引っ越しちゃったものだから、このごろ行っていないんですけどね、その人のところへ行って、何年間か英語の本をよく読んだ。その続きで、あれは深尾君なんかとも、リベットのね。

深尾　そうですね。

木村　ちょうどリベットのものを読んでいたころ、その最後のころかな、あれから後、今またちょっと分析哲学にはご無沙汰しているんですけど、しかしもう一遍読んでもいいなと思っているんです。分析哲学というのは、僕の中でそれまでは一回も話題にならなかった哲学なんですよ。京大に在職中はまるで僕の視野の中に入っていなかった。だから、それはひょっとすると、ちょっとした――。

深尾　その時期というのは鈴木先生のさっきの区分の中にも入っていないですね。インタールードみたいな感じですけども。

木村　そうなんですよ。入っていないんですよ。

深尾　英語を習われていたということが主なきっかけだとは僕はちょっと認識していませんでしたが、ある時期木村先生が、分析哲学というか、「心の哲学」と呼ばれるもの、最近の英語圏の哲学に興味を持たれていたんですね。「心の哲学」よりさらにもっと科学寄りのもの、神経科学者のダマシオの本を僕ら弟子に読むよう勧めたりもされて。

木村　ダマシオって弟の友達なんだよ。

深尾　淳先生と同じアイオワ大学の教授ですからね。とにかくアメリカ、英語圏では、分析哲学者の一部が言語の分析から離脱して神経科学に接近して、ネーゲルやパーフィットのように思考実験を重んじる「心の哲学」という分野を創り出した。さらには「神経哲学」、ニューロフィロソフィーという分野が生まれたんですね。これはけっこうばかにできないものだと思います。神経科学の新しい知見を哲学的に解釈して、科学者とキャッチボールをするような分野ですね。

リベットの実験については、神経哲学の分野で話題になっているということは僕は知らなかったんですが、リベット自身はけっこう古い神経生理学者なので、僕は名前とか実験の大ざっぱなことは知っていたんです。

鈴木　『講座　生命』の二〇〇四年の号に、深尾先生がリベットの実験と理論について論文を書いておられましたね。(47)

深尾　そうです。最初は二〇〇二年だったと思いますが、木村先生がいきなり「リベットのことを知っているか」と訊いてこられて、「多少は知っている」と答えたら、「アポリアでリベットのことをまとめて発表してくれ」と言われて。

二〇〇三年の神経科学大会に、木村先生と僕は連名で演題を出しているんです。たしか「神経科学の歴史と哲学」というシンポジウムで。アポリアの発表のためにやった勉強を基にして木村先生と共同でつくった演題を、そのシンポジウムで木村先生が発表されたんです。つまりこのときは、神経科学大会というバリバリの理科系の学会で発表するに当たって、木村先生のほうから科学的な話題を取り込もうとされたわけです。僕が『講座 生命』に発表した論文は、そのシンポジウムの後に、改めて一人でまとめたものです。

あの論文は発表後二〜三年してから内海先生や津田先生が引用してくれました。というのも、ヨーロッパの哲学的精神医学ではリベットとかダマシオとかデネットのような神経哲学の議論が共通の基礎知識になっているらしいんですね。向こうの学会に参加してそういう状況を知って、初めて僕の論文に気づいてもらえたみたいで。でもこの仕事は僕が自分でやったのではなく、木村先生のご指示でやったわけですから。二〇〇五年に出た『関係としての自己』(45)の「序論」ではご自分でリベットについて論じておられますしね。

木村 このリベットの実験をどう評価するかは、僕の場合にはやっぱり生命論とつながっているんです。僕の場合、脳というものがね、果たしてそんなに決定的に個人の感覚や行動を支配しているのだろうかという疑問があるわけですよね。さっきからの大文字の生命と小文字の生命、ゾーエーとビオスの関係ですね。ビオスはもちろん脳によって支配されているのだろうと思います。しかしことゾーエーに対しては、脳はまったく無力だと思うのです。そういう話のとき、僕はよく渡り鳥とか魚の群れなんかの例を持ち出すわけだけど、その群れ全体がどこかに向かって移動するとき、その行動全体に脳は何も関係していないんじゃないかと思う。脳は一羽一羽の鳥の感覚を制御し、一羽一羽の鳥の羽を動かしているだけではないか、というようなことを考えるわけです。群れ全体の行動がとにかくまずあって、脳はといえば、個々の個体がその集団的な行動に参加するために必要な個別的な行動を制御しているにすぎない、ということです。その場合、実際に僕らの目に見える渡り鳥の行動というのは、一羽一羽の鳥の行動の集合です。だからそれはもちろん一羽一羽の鳥の脳によって制御されている。しかしだからといって、群れ全体がある日ある時間にある出発地点からある目的地へ向けて移動する目的行動というものは、個々の脳機能の総和では説明できない。次元がまったく違います。これはひょっとすると量子力学の観測問題ともつながるかもしれない。素粒子を観測したとたんに波動性が失われてしまうということとね。

そしてこれは、やはり僕がしょっちゅう言う潜勢態と現勢態、ヴァーチュアリティとアクチュアリティという話ともリンクするわけです。もちろんゾーエーは個別化以前の潜勢的な生命でしょう。そこから個別的なビオスがアクチュアライズされて出てくるわけですね。潜勢態が現勢化するというのはひとつのプロセスであるわけですから、たとえ間髪を入れずにアクチュアリゼーションが行われても、そこにごくわずかの時間差はあってもいいんじゃないかということを考えるんですよ。リベットの時間差というものに僕がひどく興味を持ったのは、それがあるわけね。潜勢態と現勢態の間の時間差みたいなものが、あの実験で測定されたんじゃないかということですね。本当にそうなのかどうか、それはわかりませんけれども。かなり強引な読みかもしれないね。

新しい物好きと実験精神

深尾　実は、神経科学大会の発表原稿を一緒につくる作業では、木村先生と僕で意見の合わないところもあって、一時けっこうシビアなやりとりになったんです。それはともかく、木村先生はいまだに何かきっかけがあると、すごく新しいものにも食いついていかれるというのはありますね。

鈴木　それはすごいよね。本当に。nasal だから、嗅覚がいいのかもしれない。

深尾　もうひとつ例を挙げますと、これは退官前の九三年に出ていますが、「メタ精神医学としての現象学的精神病理学」という、木村先生が客観的な生物学的精神医学に対するご自分の立場を表明された論文(48)があるんですが、その論文はまた特別な意味で面白いんです。何がかというと、当時流行っていた「3Dステレオグラム」の絵、正確に言うと「ランダムドット・ステレオグラム」という点描画をそのまま載せておられるんですよね。

木村　そうそう。

深尾　3Dステレオグラムというのは、両眼の輻輳を変えることで平面の絵や写真が立体的に生きと見えてくるものです。理屈はいわゆる「立体眼鏡」と同じなんですが、眼鏡なしで自分の眼だけで立体視するんです。その絵をそのまま使って、木村先生が何を言おうとされたのかというと、「アクチュアリティというのはこういうものだ」と書いておられるんですよ。それは何というか、実際に体験してもらおうということですから、木村先生は、理屈を頭にくっつけるのではないんですよね。集団主体性とヴァーチュアリティとか、個的生命とアクチュアリティとか、そういうような対応づけをするのが哲学的・理論的な仕事だけども、木村先生としてはやっぱり感覚を直接わかってもらいたいということで。あの論文は一般にはどう思われているかわからないけども、非常に変わり種だけどいいと僕は思うんですよ。

木村　そうか、そうか。

深尾　この絵が立体的に見えたらあなたもわかると、そういうことですよね。

鈴木　あれ、僕には見えなかったんだ（笑）。

深尾　それは残念ですね。いったん見え始めると、壁の模様まで立体的に見えたりしてくるんですが……。木村先生はけっこうそういう流行り物とか、新しい物に敏感に反応されますよね。

鈴木　新し物好きですよ。思想だけに限らず。

深尾　読者のみなさんにとっては意外だろうと思いますが、木村先生はハイブリッドカーの「プリウス」の初代から乗っておられるんです。その後二代目に買い換えられて現在も乗っておられますが、今度三代目が出るようですが、どうされるんでしょうか（笑）。だから、今みたいに思想的にエコが流行り始める前から、純粋に新しい物好きで乗っておられるんですよね。

鈴木　三代目プリウスを入手するには、半年以上待たなくてはならないそうですよ。

深尾　新しい物好きと関係して、木村先生は実験主義的でもあるんですよね。これはたぶんほとんど知られていない話だと思うんですが、木村先生はご自分の体を使って人体実験をされたことがあるそうなんです。離人症について研究されていたころ、ある論文で筋肉の固有知覚が失われることによって離人症が起こるという仮説を読まれて、この仮説を実際に自分の体で検証しようということで、麻酔科医に挿管してもらって筋弛緩剤を打ってもらったそうです。その結果、固有知覚がなくなっても離人症は起こらず、ただ送り込まれる空気が胃に入って苦しいばかりだったとのことです（笑）。木村先生があの離人症についての「共通感覚障害」論を着想される前に、そんな荒っぽい実験を、しかもご自分の体を使って行われていたということはとても想像しにくくて、僕も初めて聞いたときは仰天しました。

木村　その前に加藤清先生のＬＳＤ実験の被験者になっていたことがあったからね。

深尾　そうでしたね。ＬＳＤを飲んで強烈な共感覚の体験をされて、その最中はとても楽しかったけれど、薬の効果が切れた後は何日もの間、何もかも味気なく感じられたという……。木村先生のことを理解していない人は、木村先生の議論を「理屈のための理屈」とか「頭でっかちの知的遊戯」と受け取ることもあるようですが、実際には木村先生は感覚主義かつ実験主義だと思うんです。筋弛緩剤実験では離人症を自分で実感しようとした。それに対して、ステレオグラムを載せたのはアクチュアリティを他人に実感させようとしたということで、ちょうど裏返しの関係になっていると思います。

　とにかく、木村先生はとても貪欲に新しいものを取り入れていかれる。守りに入るということがあまりなくて。もちろん部分的にはありますけど、ほとんどの場合、守る、防ぐという感じじゃなくて、同化するんですよね。さっき話されたように、リベットについてもそうですし。この同化能力というのがすごいんですよ。
鈴木　先生が一九八八年に弘文堂から出版した『あいだ』[13]という本なんて、一〇人以上の超一流の思想家を次々と俎上に載せて、ご自身の「あいだ論」の中に取り込んでいくわけですからね。
深尾　ええ、しかも一見木村先生の嫌いそうなもの、対立しそうなものまでどんどん取り込んで同化していかれる。この同化能力の並外れた強靱さが、鈴木先生の指摘された木村先生の思想における「他者」のなさと関係しているのではないでしょうかね。

離人症の解離性障害説

鈴木　新しいものということでお聞きしますとね、先生、あまり深い話ではないかもしれませんが、先生は離人症をずっと書いてこられたでしょう。その離人症が、今日では解離性障害の中に入れられていますね。
木村　そうそう。
鈴木　あれは先生、どう思われます？
木村　最近では「解離性障害でも構わないかな」という気持ちに少しなっています。初めは嫌だったんですけどね。解離性障害というものが多発するようになったのは、僕が現役を退いてから後なので、僕はよく知らないですから。でね、僕は離人症というのはやっぱり防衛機制だと思っているんですよ。もっと深い自我障害を起こさないための防衛機制。そして解離というのも、防衛機制として理解できるだろうと。

鈴木 先生は『時間と自己』[20]のなかで、離人症患者の時間感覚を「アナログ時計と比較したときのデジタル時計」にたとえて、《デジタル的な「いま」は、アナログ的な連続性がもつ「以前から以後へ」の拡がりを失って、「もの」的な刹那点の非連続の継起になってしまう》と書いておられますけれど、こういった時間感覚は、まさに「解離」そのものと言っていいような感覚でしょう。

木村 いいでしょうね。

鈴木 《「以前から以後へ」という拡がりの性格をもった「いま」こそ、時間そのものであり、私自身のことである》とするなら、解離性障害の患者も、離人症患者と同様に「時間と自己を消失している」ことになりますよね。ところが、共通感覚の病理とか、そういう側面になると、解離性障害に関しては全然そんな側面で考えられてはいないから。

木村 論じられていないだけで、適当な症例が、もし僕の前にあらわれたら、解離性障害でも共通感覚の病理として論じることができるだろうと思います。

鈴木 新離人症論ですか。

木村 そういう、共通感覚なりなんなりで、あるいは西田哲学を持ち出して何かを言うということがあり得ないことじゃないと思うんです。

鈴木 離人症に関する先生のお仕事は、統合失調症的な離人症論に始まって、解離性障害的な離人症論へ発展する、と。

木村 たとえば 僕の離人症論の基礎になっている中心的な症例は、僕が若いときに京大病院で主治医だったわけなんだけど、回診のときに村上仁先生が、「これは病識のある分裂病じゃないか？」と言われたことがあるんですよ。僕は違うと思ったんだけど、そのときに「ひょっとしたら彼女は、離人症になることで分裂病にならずに済んだのかもしれない」という気持ちはあったのね。村上先生は、離人症だけでなくて、強迫とか、不安、対人恐怖といった神経症症状を何でも、分裂病の前段階、あるいはそこで停止してしまった分裂病みたいなものとして考えようということがあったわけですよ。

鈴木　私も、村上先生流の感じ方や考え方とは違って、離人症の患者と統合失調症の患者が目の前にいればその違いはわかると思うんですけれども、鑑別診断の説明としてたとえば共通感覚の病理みたいなことを持ち出すと、両方とも似たような議論になるわけです。先生の説明でも区別がつきにくいのは、離人症の場合は、どちらかというと知覚系に問題が現われて——。

木村　他者の問題が余り出てこないという。

鈴木　というようなことですよね。自己と他者の問題は、あまり出てこない。離人症に関する先生の理論的説明で、これは統合失調症にも当てはまるんじゃないかと思えたり、二つを区別できないような感じの箇所がありますよね。そこから、離人症という病態自体が、何というか、一種の修飾された分裂病ではないのかという考え方も生じてきて——。

木村　修飾されたというのはどうかと思うけれども。たとえばブランケンブルクの症例アンネは、あれは見事な離人症を持っているわけですよ。だから、ブランケンブルクも『自明性の喪失』の中に、僕のドイツ語の論文を引用してくれているわけだし、離人症と分裂病というのは、僕は割合根っこは同じだと思っているんですけどね。

鈴木　ただ、そのほかに、中年女性の離人症みたいなのがあって――。

木村　あります、あります。

鈴木　あれはまったく別の病気で、話が違いますよね。

木村　うつ病系の離人症というのはありますね。ゲープザッテルは、彼の有名な離人症論の症例をメランコリーとして論じているわけだし。あれもやはり「解離性障害」と見ていいかどうか、解離性障害を古典的なヒステリーの延長線上で捉える文脈では、これは難しい問題ですね。

思い出深い交友関係

木村　今ブランケンブルクで思い出したけど、何かさっき、あなたが言っていた話で途中になっていたことがありましたね。

鈴木　思い出深い人の印象ですね。いちばんはやはり、ブランケンブルクでしょうか。

木村　でしょうね、やっぱり。それとやはり、テレンバッハですね。『メランコリー』(49)という本、今はうつ病が随分拡散しちゃったから、「メランコリー親和型」というのはまったくはやらなくなったし、それはそれでいいと思うけど。あれはごくごく限られた、テレンバッハが「メランコリー」と名づけたような単極うつ病の病前性格のことで、そういう人は今でももちろんいますし、中年以降に発症する明らかにポストフェストゥムの人のメランコリーには、今でも僕はテレンバッハの理論が当てはまると思うんです。それに、あの『メランコリー』という本では、ティプス・メランコリクスという問題だけではなくて、「内因」という問題が論じられていてね。これがある意味、ティプス・メランコリクス論以上に重要な議論なのですね。

鈴木 心身の区別が発生してくる以前の、根源的な生命みたいなものですよね。

木村 僕が最初あの本を読んだとき、彼が「エンドン」という概念を持ち込んだところに、一番感心したんだけどね。で、あの本に感心していたら、テレンバッハがちょうど日本へやってきた。彼は僕の離人症論文を読んでくれていて、それて意気投合してというか。だから、二回目の留学は、テレンバッハが呼んでくれたという感じなんです。テレンバッハは、人間学とは言えても、現象学とは言えない人なので、不満があると言えはあるんですけど、やっぱり僕にとっては大きな存在ですよね。

それとブランケンブルクか。ハイデルベルクへ行ったら、そこで新任の教授というか、ドイツは、主任教授以外に教授が何人もいるわけですから、新任の教授の就任講演があるという。本当にハイデルベルクに行って間もなくのころですが、そこでブランケンブルクが「コモンセンスの精神病理」(50)という題で講演をして、これは、やっぱりちょっとすごかったですね。コモンセンス、僕も共通感覚論で考えていたことだし、この人は僕と同じことを考えているんじゃないかと思ってびっくりしました。それが要するに『自明性の喪失』という本になって出てくるわけですけど。

そのブランケンブルクが先年亡くなったときに、僕はたまたまドイツへ行っていて、彼は自宅からハイデルベルクにいる僕を訪ねてくる電車の中で亡くなったという、そういうショッキングな事件があったんですね。それで帰国を延期して、葬式に出て、弔辞も述べてきたんですけど[51]、あれは大きな出来事だったですね。

あとは、ヤンツね。ヤンツという人は、テレンバッハの親友なんですよ。僕はてんかんにずっと興味があったわけだから、ハイデルベルクへ留学したときに、ヤンツのてんかんの外来を見学させてもらった。僕が感心したのは、ヤンツが、発作の出現頻度のきわめて低い覚醒てんかんの患者に向かって、「あなたの発作は、今度いつ起こるか全然わからない。いったん薬を飲み始めたら、ずっと飲み続けなければならない。それは大変なことだから、薬を飲む、飲まないはあなたの自由だけれども、どうする?」って患者に相談しているわけですよ。おもしろい人だなと思ってね。それまでの僕は、とにかくてんかんの診断をつけたら、もう薬を処方するのは当然のことだと思ってましたから。で、この人は偉いなあと思った。ドイツに行く前から、非定型精神病の脳波の論文[3]でもヤンツを引いていましたけど、このとき以来ヤンツとひどく仲良くなって、ヤンツを通じてヴァイツゼッカーのいろんな他の本のことを教わったな。『ゲシュタルトクライス[37]』は前から読書会で読んでいたけど、「あとは、こんな本を読みなさい」と言ってくれたのはヤンツでしたね。

深尾　ヤンツは、臨床てんかん学の世界では今でも尊敬されています。僕も一度だけ、静岡のてんかんセンターに勤めていたときに講演に呼ばれていらっしゃったので、会ったことがあります。もう最晩年でしたが。すごく当たりの柔らかい人ですよね。

木村　柔らかい。とても柔らかな人ですね。

鈴木　ブランケンブルクも、柔らかい人ですね。

木村　柔らかい人ですね。ちょっと、柔らか過ぎるぐらい。

鈴木　木村先生とは逆に、声も体も小さいし、とにかく地味だから、どこにいても目立たない。感性や思想のうえでも「小さな、目立たないこと」のほうを重視する人でしたから、死後に刊行された著作集のタイトルを Psychopathologie des Unsheinbaren(50) とつけた人は、慧眼と言うべきでしょうね。

木村　あの書名は、ブランケンブルク自身が生前に考えていたものなのだそうです。Unscheinbaren には「目立たない」という意味と、「見かけだけではない」という意味が両方かかっていて、適当な日本語に訳すことが難しいですね。

鈴木　握手のとき、ドイツ人って大抵ぐっと強く握りますよね。

木村　ぎゅーっと握りますね。

鈴木　あの人は、「ほわーっ」だったものね。女性よりも弱い握り方でした。

木村　握手をして、手が痛くなって困ったのは、シッパーゲスという医学史の大家で、これは偉い人だったけど。僕はあの人と握手するのが嫌だったな。

鈴木　今日はお話が弾んでとても楽しかったし、私が初めて耳にした事柄も少なくありません。掲載し切れないほどの資料が集まりましたので、そろそろお開きにしたいと思います。本日は多大なご協力を、どうもありがとうございました。

木村　いえいえ。こちらこそありがとうございました。

註

（1）『分裂病の現象学』弘文堂（1975）：著作集第1巻所収
（2）『形なきものの形』弘文堂（1991）：著作集第8巻所収
（3）「非定型精神病の臨床像と脳波所見との関連に関する縦断的考察」（1967）：著作集第5巻所収
（4）「家族否認症候群について」（1968）：著作集第5巻所収
（5）Zur Phänomenologie der Depersonalisation. Nervenarzt（1963）：著作集第1巻所収
（6）L・ビンスワンガー（新海安彦・宮本忠雄・木村敏訳）『精神分裂病 I、II』みすず書房（1959）（1961）
（7）G・トラシュブロス・ゲオルギアーデス（木村敏訳）『音楽と言語』音楽之友社（1966）：講談社学術文庫（1994）
（8）E・フィッシャー（佐野利勝・木村敏訳）『ベートーヴェンのピアノソナタ』みすず書房（1958）
（9）ヒンデミット（長廣敏雄・木村敏訳）「J・S・バッハ」芸術新潮、5‐6月号（1957）
（10）『分裂病と他者』ちくま学芸文庫（2007）の坂部恵氏による解説
（11）『自己・あいだ・時間』ちくま学芸文庫（2006）の野家啓一氏による解説
（12）『偶然性の精神病理』岩波現代文庫（2000）の鷲田清一氏による解説
（13）『あいだ』ちくま学芸文庫（2005）の谷徹氏による解説
（14）『自分ということ』ちくま学芸文庫（2008）の小林敏明氏による解説
（15）木村敏・檜垣立哉『生命と現実――木村敏との対話』河出書房新社（2006）
（16）木村敏（聞き手＝今野哲男）『臨床哲学の知――臨床としての精神病理学のために』洋泉社（2008）
（17）M・ボス（笠原嘉・三好郁男訳）『精神分析と現存在分析論』みすず書房（1962）
（18）『自覚の精神病理』紀伊國屋新書（1970）：著作集第1巻所収
（19）『人と人との間――精神病理学的日本論』弘文堂（1972）：著作集第3巻所収
（20）『時間と自己』中公新書（1982）：著作集第2巻所収

（21）「精神分裂病症状の背後にあるもの」哲学研究（1965）：著作集第1巻所収
（22）「ドイツ語圏精神病理学の回顧と現況」みすず異常心理学講座（1966）：著作集第5巻所収
（23）「Tofranil 定式療法による抑うつ患者の治療について」精神医学：7; 805-, 1965
（24）「ふたたび Tofranil 定式療法について」精神医学：8; 343-, 1966
（25）「Defekton の臨床適応に関する批判的考察――いわゆる〈分裂病欠陥状態〉の精神病理学的考察」精神医学：10; 229-, 1968：著作集第5巻所収
（26）「一人称の精神病理学へ向けて――ヴォルフガング・ブランケンブルクの追悼のために」『関係としての自己』みすず書房（2005）所収
（27）V・v・ヴァイツゼッカー（木村敏・大原貢訳）『病因論研究』講談社学術文庫（1994）
（28）中安信夫編『精神科臨床のための必読100文献』星和書店（2003）
（29）「分裂病の時間論――非分裂病性妄想病との対比において」『分裂病の精神病理5』（1976）：著作集第2巻／『自己・あいだ・時間』ちくま学芸文庫（2006）所収
（30）「時間と自己・差異と同一性――分裂病論の基礎づけのために」『分裂病の精神病理8』（1979）：著作集第2巻／『自己・あいだ・時間』ちくま学芸文庫（2006）所収
（31）中嶋聡「意識作用の構造の問題としての分裂病性自我障害」精神神経誌：91; 475-499, 1989
（32）松尾正「現象学的直観が教えてくれる現象そのものとしての分裂病者――「分裂病者という他者」の現象学の一試み」精神神経誌：93;221-265, 1991
（33）兼本浩祐「ノエシスとシニフィアンをめぐって――木村現象学とラカンについての若干の考察」imago: 3-8; 112-117, 1992
（34）「知と感性――兼本論文へのコメント」imago: 3-8; 118-122, 1992
（35）藤田博史「精神病理学は科学である」imago: 2-11; 34-46, 1991

（36）『生命のかたち／かたちの生命』青土社（1992）

（37）V・v・ヴァイツゼッカー（木村敏・濱中淑彦訳）『ゲシュタルトクライス』みすず書房（1975）

（38）『臨床と哲学のあいだ――自伝の試み』（仮題）ミネルヴァ書房（二〇一〇年刊行予定）〔→『精神医学から臨床哲学へ』として刊行〕

（39）G・ドゥルーズ＋F・ガタリ（市倉宏祐訳）『アンチ・オイディプス』河出書房新社（1986）

（40）「自己性と自我性の問題をめぐって――中嶋聡氏の「意識作用の構造の問題としての分裂病性自我障害」に対する討論」精神神経誌：367-374, 1996

（41）『心の病理を考える』岩波新書（1994）：著作集第6巻所収

（42）兼本浩祐「原罪としてのコギト――『生命のかたち／かたちの生命』を読んで」imago：6-11; 222-227, 1995

（43）M・レザンジェ（中山道規他訳）『ラカン現象』青土社（1994）

（44）『わかりたいあなたのための現代思想・入門II　日本編』ＪＩＣＣ出版局（1986）

（45）『関係としての自己』みすず書房（2005）

（46）Th・ネーゲル（永井均訳）『コウモリであるとはどのようなことか』勁草書房（1989）

（47）深尾憲二朗「自己・意図・意識――ベンジャミン・リベットの実験と理論をめぐって」『講座 生命　第7巻』（中村雄二郎・木村敏監修）河合文化教育研究所：238-268, 2004

（48）「メタ精神医学としての現象学的精神病理学」臨床精神病理：14; 177-182, 1993：著作集第5巻所収

（49）H・テレンバッハ（木村敏訳）『メランコリー』みすず書房（1978）

（50）Blankenburg, W.: Psycopathologie des Unscheinbaren. Ausgewaelte Aufsaetze., Parodos, 2007 に所収。なお本書は木村先生の監訳で二〇一〇年にみすず書房から刊行の予定である。〔→二〇一二年に『目立たぬものの精神病理』として刊行〕

（51）「Blankenburg の死を悼む」臨床精神病理：23; 275-282, 2002：『関係としての自己』みすず書房（2005）所収

（初出：『臨床精神病理』二〇〇九年一二月号）

あとがき

　これまでいろいろな機会にいろいろな方と対談をする機会をもってきた。今回、青土社がそれを二冊にわけて出版して下さることになり、喜んでお受けすることにした。自分の仕事を「臨床哲学」と呼んでいる私のことだから、「臨床篇」と「哲学篇」ということになるだろう。ここにお目にかけた第一巻は「臨床篇」の対談集ということになる。

　やはり何といっても最初に読んでいただきたいのは、最後の総まとめにもなっている鈴木茂君と深尾憲二朗君との『臨床精神病理』誌上での鼎談である。鈴木君は東北大学医学部の出身だが、もう半世紀以上も前の一九七三年に、当時私が助教授をしていた名古屋市立大学の精神科へ入局してきた。大学人としてはまだホヤホヤの私の言動をつぶさに見聞きし、私が二〇〇一年に全八巻の著作集を出したときにはその全体の構成を引き受けてくれた、いわば私の臨床生活の前半を知り尽くしていた人である（「知り尽くしていた」と過去形で書いたのは、鈴木君がこの対談の四年後に急性心不全で急逝されたからである。ご冥福を心から祈りたい）。これに対して深尾君は専門が脳波で、精神病理学とは関係が薄いにもかかわらず、私が一九八六年に京大精神科の教授になって以来、現在に至るまでずっと（主として「アポリア」という変な名前の勉強会を通じて）、多方面にわたって私の臨床活動や思索の細部に触れて来られた方である。このお二人との対談で臨床医としての私の素顔が概観できるのではないかと思う。

それとやはりどうしても読んでいただきたいのは、作曲家の武満徹さんとの対談「間——人間存在の核心」である。何故これが「臨床篇」に入ったかは、説明するのが野暮だろう。私自身が（精神科医になる前から）音楽をやっていたというのは説明にならない。私が実際に患者相手におこなっている「臨床」は、隅から隅まで「あいだ」と「気分」に満たされている。その間違いなく世界最高の具現者のお一人が、武満さんだったということである。

もう一つ挙げるとすれば、その次の「治療と理論のあいだで——精神分裂病をめぐる三角測量」で、これは安永浩氏（一九二九〜二〇一一）と中井久夫氏（一九三四〜）と私（一九三一〜）が、内海健氏（一九五五〜）の司会で一九九一年におこなった対談だろう。当時はまだ「分裂病」と言っていた統合失調症の基礎障害としての自己と非自己の関係について斬新な「ファントム理論」を提示した安永さんと、それを独自の生命理論で読み解こうとする私、この二人の臨床をつぶさに見ながら完全に独立の世界を打ち立てた中井氏というこの三人の対話には、まだ年若い内海氏も心を動かされていた。

その他、北海道は「べてるの家」でユニークな「当事者」活動を続けている向谷地生良氏と当事者の皆さんが、わざわざ京都まで私に会いに来られた「当事者ならわかる、木村敏。」、自閉症の現象学をやっておられる哲学者の村上靖彦氏との「統合失調症と自閉症の現象学」、看護師で「ケアの現象学」を専門にしておられる西村ユミさんとの「看護ケアと臨床哲学」、河合隼雄さんのご子息で「京大こころの未来研究センター」教授の河合俊雄氏を中心とするメンバーとの「変化するこころ、変化しないこころ」」、精神病理学きっての論客である花村誠一氏との「精神病理学とオートポイエーシス」などがこの巻に収録されていて、それぞれに対談の現場を彷彿とさせてくれる。

私にとって精神病理学とは、あるいは同じことだが臨床の営みとは、自分という一人称と相手という二人称との——あるいは同じことだが能動と受動との——区別がまったく消失する「ゼロ人称」あるいは「中動」の境地でしか成り立たない。この境地を如実に再現してくれたこの対談集の出現を、なによりも喜んでいる。

二〇一七年二月一五日（八六歳の誕生日に）

木村 敏

木村敏（きむら・びん）
1931年生まれ。京都大学医学部卒業。現在、京都大学名誉教授、河合文化教育研究所主任研究員・所長。精神病理学。著書に『あいだと生命』（創元社、2014）、『新編 分裂病の現象学』（ちくま学芸文庫、2012）、『精神医学から臨床哲学へ』（ミネルヴァ書房、2010）、『関係としての自己』（みすず書房、2006）、『生命のかたち／かたちの生命』（第3版、青土社、2005）、『木村敏著作集』（全8巻、弘文堂、2001）『心の病理を考える』（岩波新書、1994）、『時間と自己』（中公新書、1982）、『異常の構造』（講談社現代新書、1973）、『自覚の精神病理』（紀伊國屋新書、1970）、共編著に『生命と現実』（増補版、河出書房新社、2017）、『生命と死のあいだ』（河合文化教育研究所、2016）、『臨床哲学の知』（洋泉社、2008）、訳書にV・v・ヴァイツゼカー『パトゾフィー』（みすず書房、2010）、『ゲシュタルトクライス』（新版、みすず書房、1995）、M・ハイデガー／M・ボス『ハイデッガー　ツォリコーン・ゼミナール』（新装版、みすず書房、1997）、W・ブランケンブルク『自明性の喪失』（みすず書房、1978）など多数。

臨床哲学対話　いのちの臨床
木村敏対談集1

2017年3月27日　第1刷印刷
2017年4月 5 日　第1刷発行

著者——木村敏

発行人——清水一人
発行所——青土社
〒101-0051 東京都千代田区神田神保町1-29 市瀬ビル
［電話］03-3291-9831（編集）03-3294-7829（営業）
［振替］00190-7-192955

印刷・製本——シナノ印刷

装幀——鈴木一誌

Printed in Japan
ISBN978-4-7917-6976-6 C0010